醤《ジャン》から手作り！
「白金劉安」の美肌料理

「白金劉安」店主
那須正則

SHIROKANE RYUAN

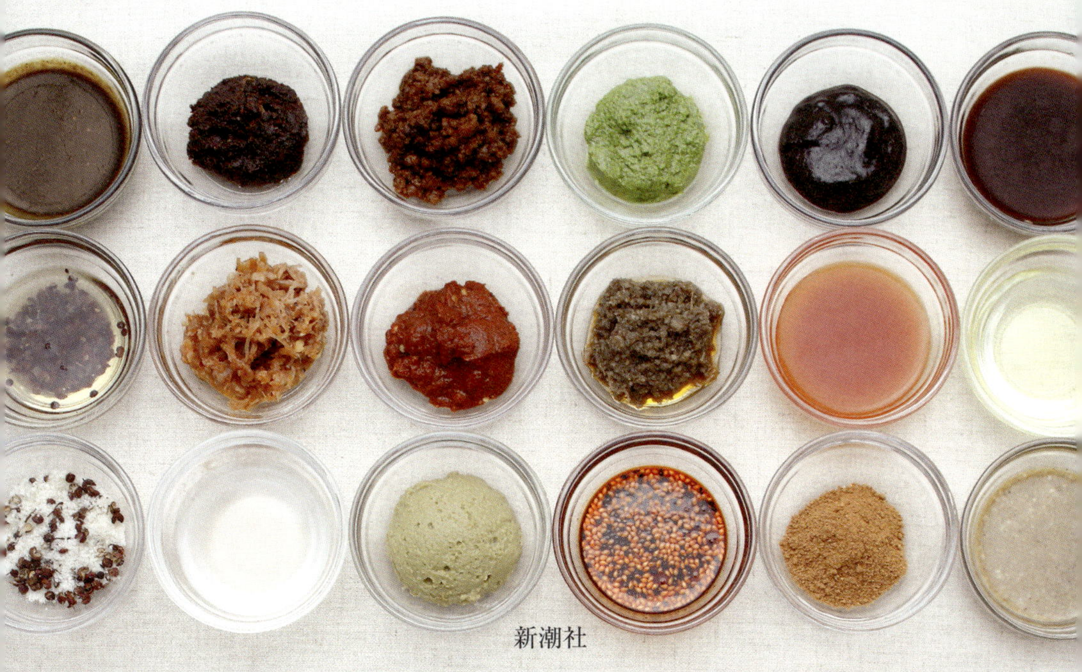

新潮社

はじめに

いつまでも健康で、美しく、長生きしたいと思うのは人の常です。しかし、そう願う皆様の食生活は、いかに危険に満ち溢れていることか！

多くの調味料・レトルト食品などに使われている添加物（アミノ酸など）の体内への蓄積と、それによって起こりうる身体への悪影響に、皆様はどれくらい気づいていらっしゃるでしょうか。

今回、この『醤から手作り！「白金劉安」の美肌料理』を上梓させていただいたのは、「日々の食事の管理」の重要性を、皆様に広くお伝えしたいからです。臨床中医（漢方）学における食餌療法に基づき、一般のご家庭でも実践できるよう、最も大事な食事を調理するのに欠かせない調味料「醤（ジャン＝ソース）」から、それを使った簡単かつ美味しい料理の作り方までを解説しています。調味料から作るのは面倒だと感じる方もいらっしゃるかもしれません。しかし、その手間を惜しんで健康を害しては、元も子もないのではないでしょうか。

私が漢方の世界に足を踏み入れたのは今から三十数年前、中国料理界の麒麟児と言われていた故岡野国勝（錦宝源）氏より、日本で初の本格薬膳料理講習会の事務局にお誘いいただいたことからです。

それをきっかけに別途ご紹介いただいたのが、日中政府交換医師で初来日されていた劉大器先生でした。まさに「有縁千里来相逢　無縁対面不相識」――縁が有れば、どんなに遠く離れていても（千里）逢うことができる。一方、縁が無ければ、すぐ近くにいても（対面）出会うことはない――です。このご縁のおかげで劉先生との長い漢方の旅がはじまりました。現在も劉先生には「食文化サロン　白金劉安」で学術顧問を務めていただいております。

さらに劉先生の導きにより、各診療科目において世界の臨床中医学をリードする、路志正先生、王永炎先生、晁恩祥先生、陸徳銘先生、呉銀根先生をご紹介いただき教えを請うておりますが、各先生方異口同音に「健康管理並びに、疾病の予防・治療を行う上でもっとも重要なのは『日々の食事の管理』である」と明言されています。

さあ皆様、ひと手間かけて「安心・安全な無添加オリジナル醤」を手作りしてみましょう！

那須正則

コラム 1

手間のかからない、美味しさはない

「簡単にすぐできて、美味しい料理」のレシピは世の中に溢れています。確かに、手軽に美味しくできると聞けば、忙しい皆さんはうれしく思われるかもしれません。

けれども、本当に手間のかからない、美味しい料理には、滅多に御目にかかれません。

他店より劉安へ移ってきたスタッフが、調味料（アミノ酸など）を使用しない劉安の「賄い食」を口にすると、当初は皆「何だか味気ない！　味が物足りない！　コクが足りない！」と不満をもらします。

ところが、2ヶ月、3ヶ月と経過して、前勤務先にごあいさつに行き、そこで出されたものを食べた彼らは、一転して「後味が悪く、もう食べられない」と、異口同音に言うようになるのです。

また、2歳のころから劉安を利用してくれている小学2年生のRちゃんという女の子がいます。彼女はもう6年以上、週1回ご両親と一緒にお店に通ってくれています。お母様によりますと、外食で調味料（アミノ酸など）を使用した料理がでてくると、きまって「野菜の味がしない」「後味が気持ち悪い」として一切口にしないそうです。もちろんRちゃんのご家庭でも、お母様は調味料（アミノ酸など）を使用した料理は作らないようにしているそうです。

これらは一体どういうことなのでしょう。

その答えは簡単です。劉安のスタッフは、調味料（アミノ酸など）を使わない食事を摂ることで、本来の味覚を取り戻したからです。舌にある、味覚のセンサーである味蕾が人工アミノ酸にNO！と言っている、それが「後味が気持ち悪い」という事実に表れているのです。

美味しい料理を作るために大事なことは基本的に三つ。

一つ目は『食材自身の持つ旨味分を十二分に引き出してあげること』。

二つ目は『なるべく食品添加物が使用されていない加工食品や調味料を選ぶこと』。

三つ目は、『できるだけ調味料は手作りの無添加調味料を使用すること』。

つまり、「無添加調味料を手作りするこ

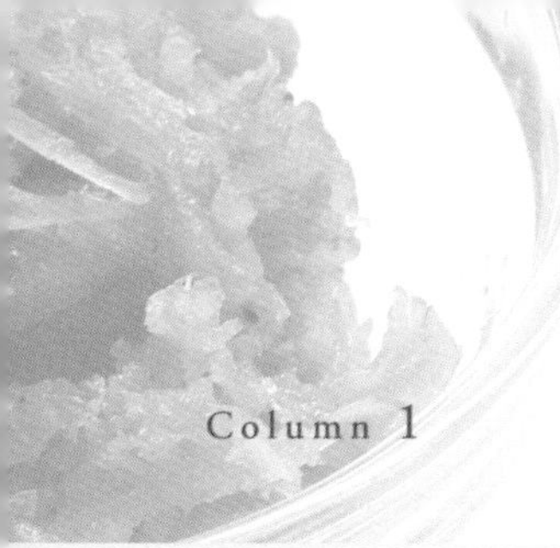

Column 1

と」に一手間、二手間かけることが大事なのです。前述した三つの条件が揃えば、すっきりした旨味と味わいのある美味しい料理がご家庭でできるのです。

もちろん、仕事に子育てにと忙しい現代に生きる皆さんの暮らしの中で、食事を作る時間を少しでも減らしたいという思いは共通でしょう。「調味料（アミノ酸など）を使えば簡単に味が決まるし、美味しく食べられる！　一体何がいけないの⁉」と思われるかもしれません。けれども、そこには重大な落とし穴があるのです。

多くの加工食品、あるいは混合調味料には、調味料（アミノ酸など）・酸化防止剤・ＰＨ調整剤などの食品添加物が使用されています。これらの食品添加物の中でも、特に調味料（アミノ酸など）の大量摂取は私たちの味覚を鈍くさせると言われています。それらは味蕾の機能を徐々に麻痺させるので、食材が持つ本来の旨味分に気づかなくなっていきます。ややもすれば、より多くの調味料（アミノ酸など）を使用せずにはいられなくなってくるのです。

本来は優秀な研究者や研究施設が整っている食品メーカーがなるべく自然食素材を用いた無添加調味料を作ってくれるとよいのですが……。

さあ、少々手間がかかりますが、安心・安全、手作りの無添加調味料、オリジナル醤を作ってみましょう。醤の食材はすべてお近くのスーパーマーケット・食品店・デパートの食品売り場で揃える事ができます。

あと必要なものは、あなたのちょっとした手間だけ‼

手間を惜しんで、身体には良くないが手軽に「オイシク」感じるものを摂り続けるのか！　ちょっとした手間をかけて、本当に身体に「美味しい」ものを食べ続けるのか！

あなた自身も含め、可愛いお子様など、ご自分の大切な人のことを思えば、自ずと明らかなはずです。

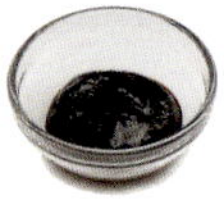

目次

CONTENTS

その他の調味料を使った料理

醤・料理を作る前に

- 醤、料理ともに、「フライパン」と記載がある場合、フッ素樹脂加工のフライパンを使用しています。フッ素樹脂加工でない場合は油の量が表示よりも多く必要です。
- 材料については、特に記載がない限り、以下をご使用ください。
  「料理用」と記載がある調味料の多くは食品添加物が含まれているので、使用しないでください。
  酢……純米酢
  酒……純米酒
  醤油……本醸造醤油
  砂糖……三温糖
  塩……添加物塩以外の塩
- cc＝ml、大さじ1＝15cc、小さじ1＝5ccです。
- 特に記載がない限り、料理の材料は2人分です。
- 特に記載がない限り、料理の材料の「水溶き片栗粉」は、水：片栗粉＝1：1です。
- 料理の材料の赤字は、この本で作ることができる醤・その他の調味料です。
- 醤によっては、殺菌すると長持ちします。詳しくはそれぞれの醤をご覧ください。

醤の殺菌方法

1　醤が完成したら、よく洗ったガラス瓶に入れ、ふたを閉める（この場合、醤を常温に冷まさなくてよい）。

2　蒸し器にガラス瓶を入れ、ふたをして沸騰してから50〜60分蒸して殺菌する。

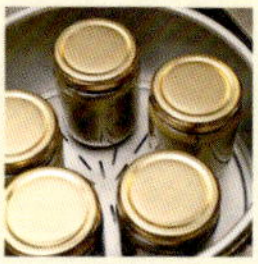

3　熱いうちに蒸し器から出して、必ずふたをしっかり閉め直す。

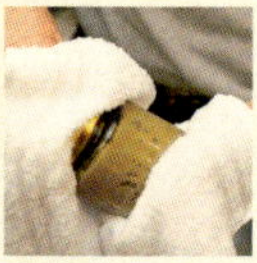

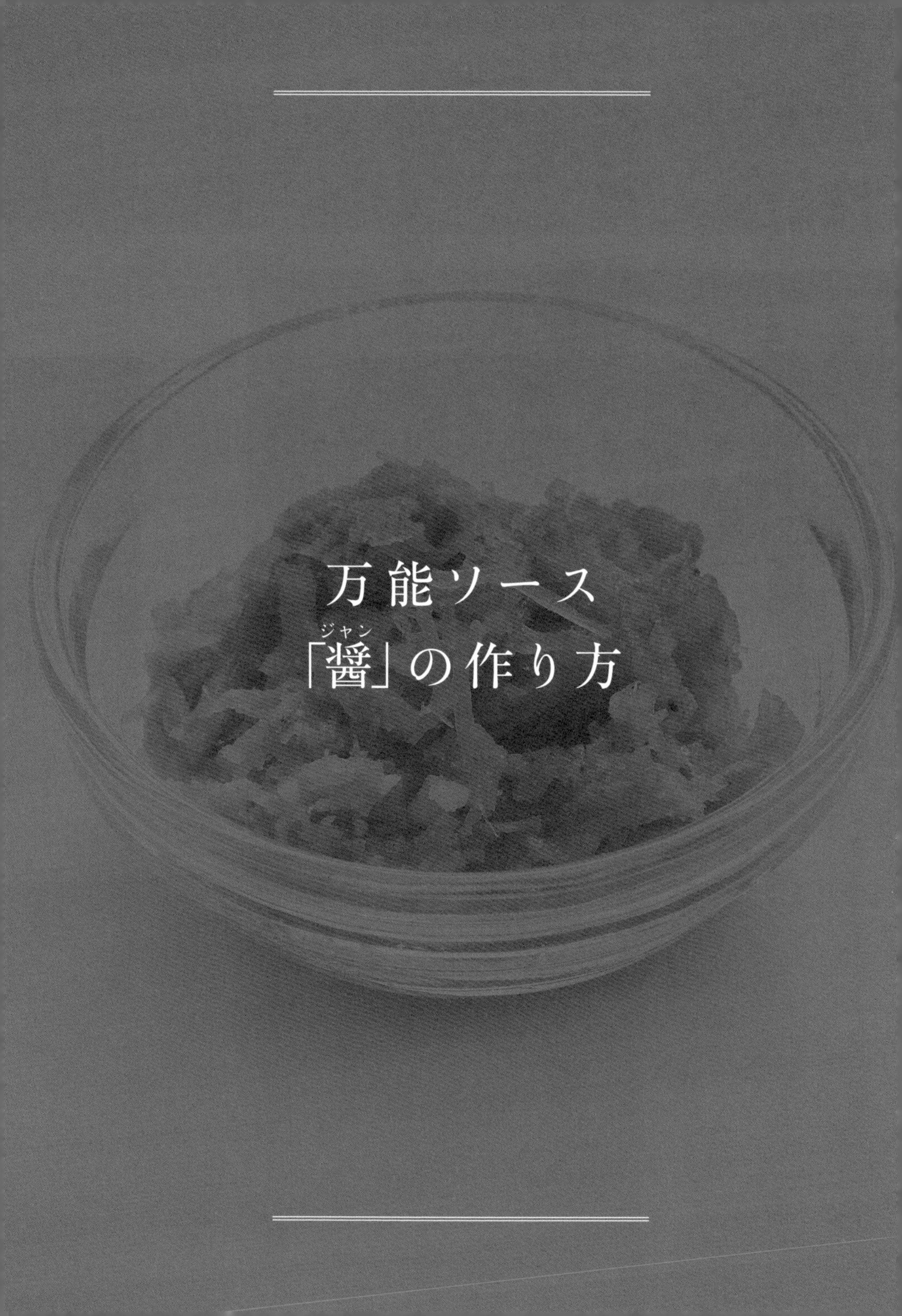

万能ソース
「醤《ジャン》」の作り方

甜《テン》麺《メン》醤《ジャン》

甘味万能味噌

食効　抗酸化作用、記憶力・集中力の向上、骨粗鬆症の予防、更年期障害の軽減

甜麺醤の主要食材は大豆を完全醗酵させた「八丁味噌」です。

大豆は良質の植物性タンパク質、食物繊維、大豆サポニン・イソフラボノイド・ビタミンEなどの抗酸化成分を有し、それらの働きを助ける、亜鉛・銅・マンガン・鉄・マグネシウムなどのミネラル分も豊富です。

また、脳の記憶をつかさどる神経伝達物質の原料になるレシチンを多く含むため、記憶力・集中力を高める働きがあります。

さらに骨粗鬆症の予防効果・更年期障害の軽減などの健康効果があり、9種の必須アミノ酸がＦＡＯ（国際連合食糧農業機関）・ＷＨＯ（世界保健機関）・ＵＮＵ（国連大学）の委員会が設定した基準値以上含まれると付与される『アミノ酸スコアが１００点』の優れ物なのです。これらの素晴らしい栄養効果を持つ甜麺醤は、何にでも応用でき、加工できる使い勝手の良い万能味噌です。

材料（約500g分）

八丁味噌…250g
砂糖…125g
酒…150cc
水…100cc
醤油…大さじ1
オリーブオイル…大さじ1
ごま油…大さじ1

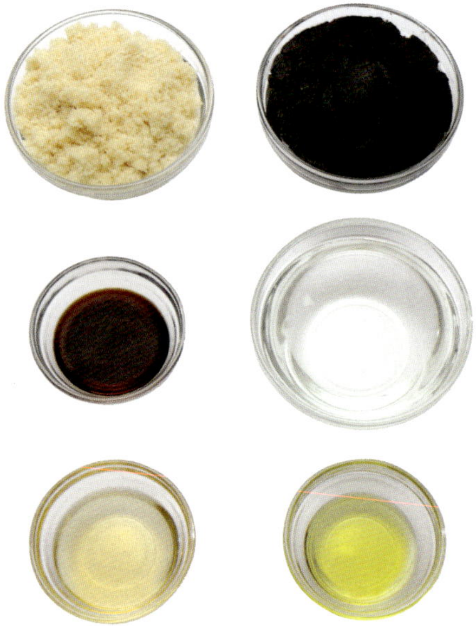

作り方

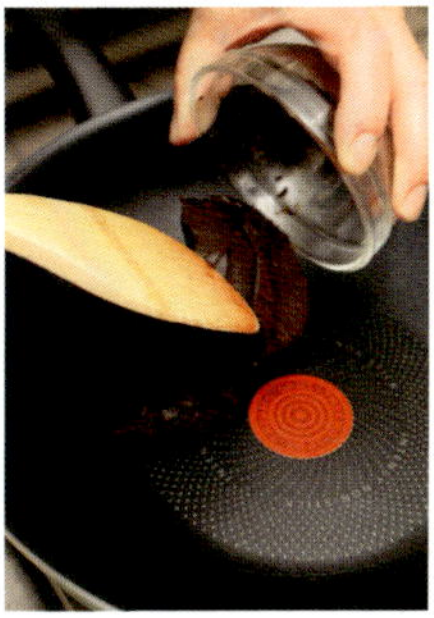

1　フライパンにオリーブオイルとごま油以外を投入し、中火にかける。全体がよく混ざってきたら、オリーブオイル、ごま油の順に少しずつ入れ混ぜる。

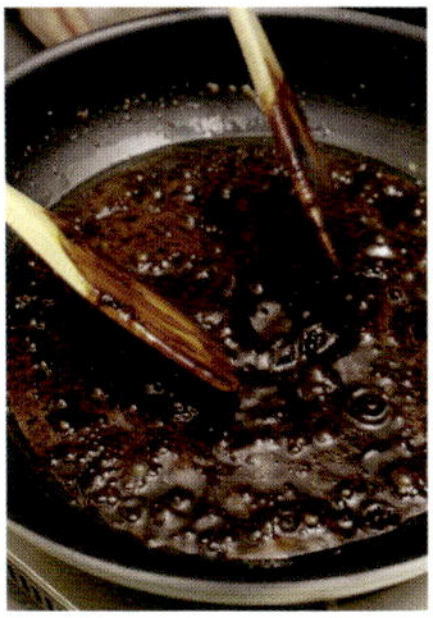

2　木べらでかき混ぜ、クツクツと沸騰してきたら弱火に落とす（絶対に焦がさないこと）。

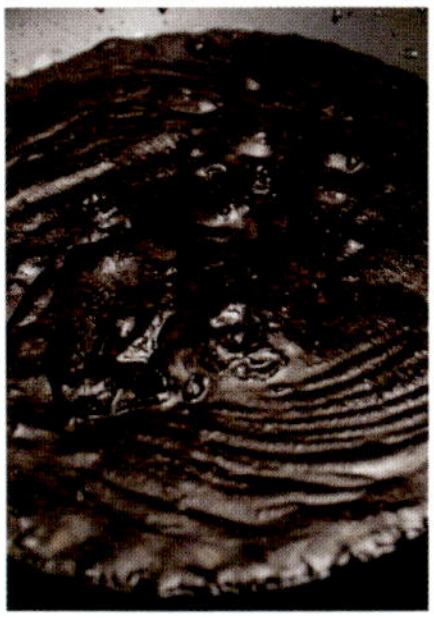

3　クレーターのように大きな泡が出てきたら、煮詰まってきた証拠。

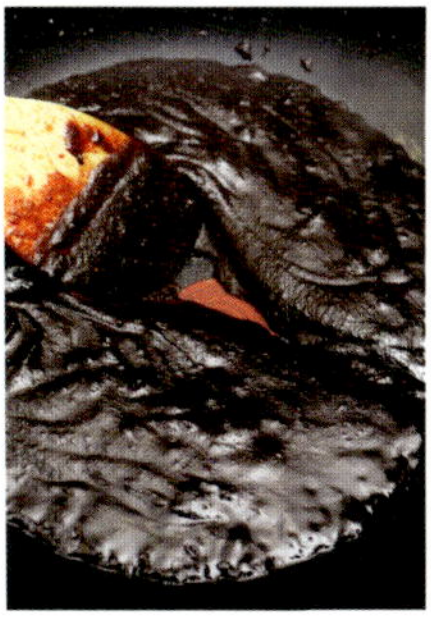

4　写真のようにとろみがつくまで練り上げたらできあがり。

◇常温に冷ましたら密閉容器に入れ、オリーブオイルあるいはごま油で表面に膜を張る（酸化・乾燥防止）。
冷蔵庫で約3ヶ月保存可能。

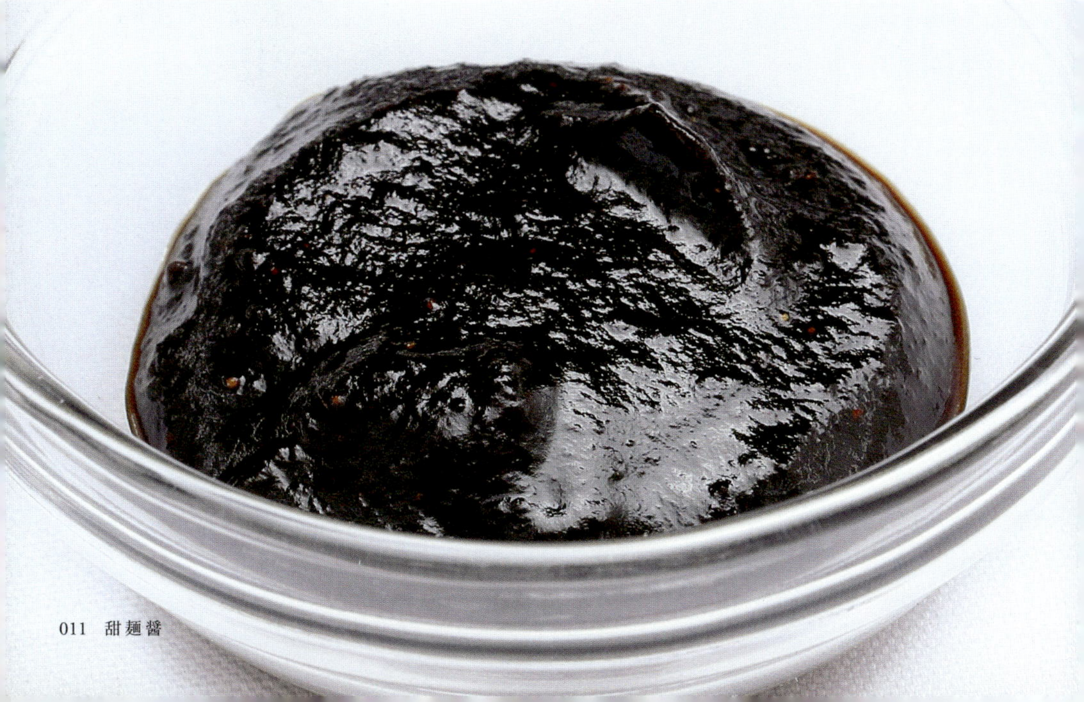

炸《ザー》醤《ジャン》 ∞ 万能肉味噌

甜麺醤を挽き肉と組み合わせたのが炸醤です。料理の際に大変使いやすい万能肉味噌です。

《挽き肉との組み合わせ例》

- 甜麺醤＋鶏挽き肉
- 甜麺醤＋豚挽き肉
- 甜麺醤＋牛豚挽き肉
- 甜麺醤＋牛挽き肉

等の組み合わせにより、好みの炸醤を楽しむことができます。

卵と合わせてオムレツ風に、サヤインゲン・タケノコ・カボチャ・キノコ類との炒め物、肉ジャガ、チャーハン、麻婆豆腐、麻婆ナス、玉ネギと合わせカレー味炒めなど、様々な料理によく合います。1回の使用量毎にラッピングして冷凍保存しておけば非常に便利です。

材料（約530g分）

牛豚挽き肉…500g
甜麺醤…120g（好みで増減）
ニンニク（みじん切り）…10g
ショウガ（みじん切り）…10g
酒…50cc
醤油…25cc
オリーブオイル…大さじ2

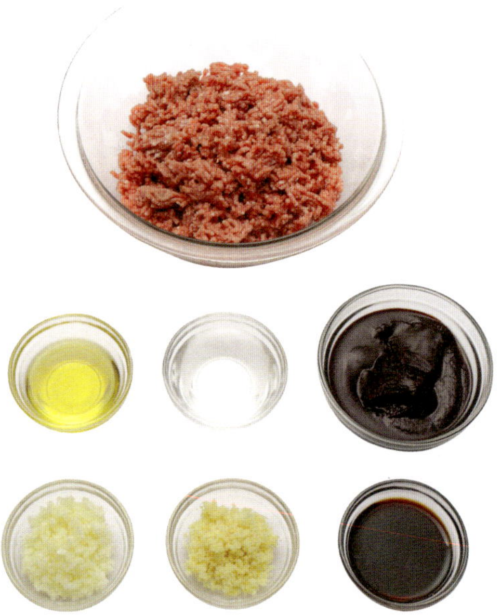

作り方

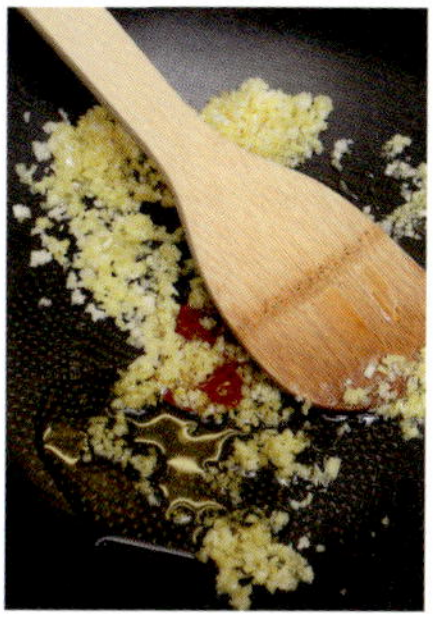

1　フライパンにオリーブオイルをひき、みじん切りにしたニンニク、ショウガを中火にかけ、焦がさないように炒める。

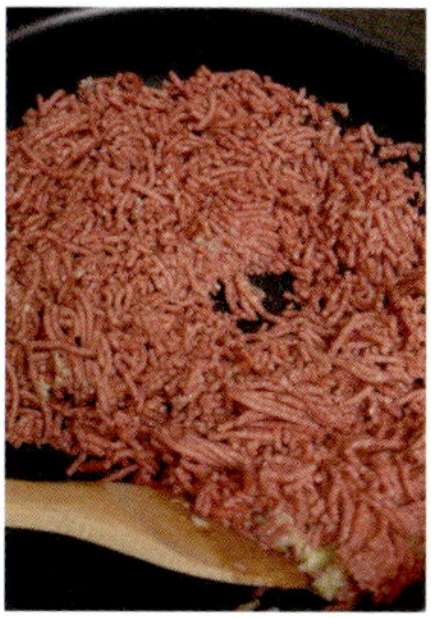

2　香りがたったら挽き肉を入れ、赤みがなくなるまで炒める。赤みがあると匂いが残るので、しっかり炒めること。

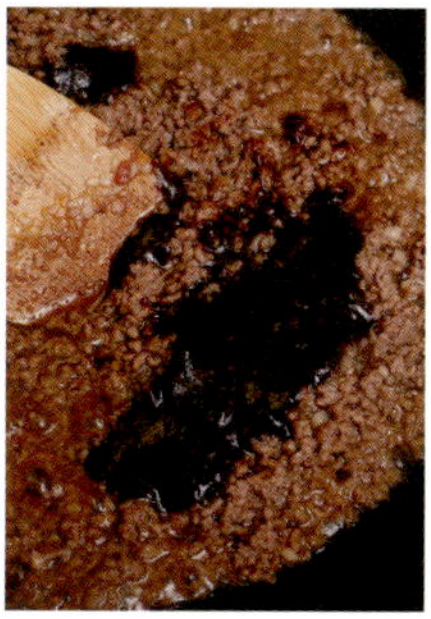

3　肉汁が透明になってきたら酒、醤油、甜麺醤を入れ混ぜる。

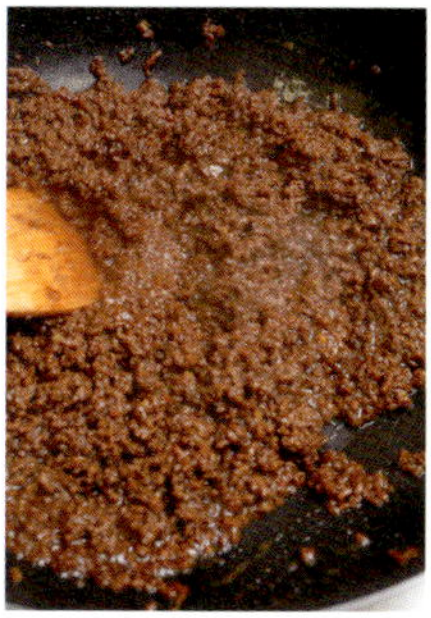

4　汁気がなくなるまで炒めたら完成。

◇常温に冷ましたら密閉容器に入れ、ラップで覆ってからふたをする(酸化・乾燥防止)。
冷蔵庫で約4～5日、冷凍庫で約3ヶ月保存可能。

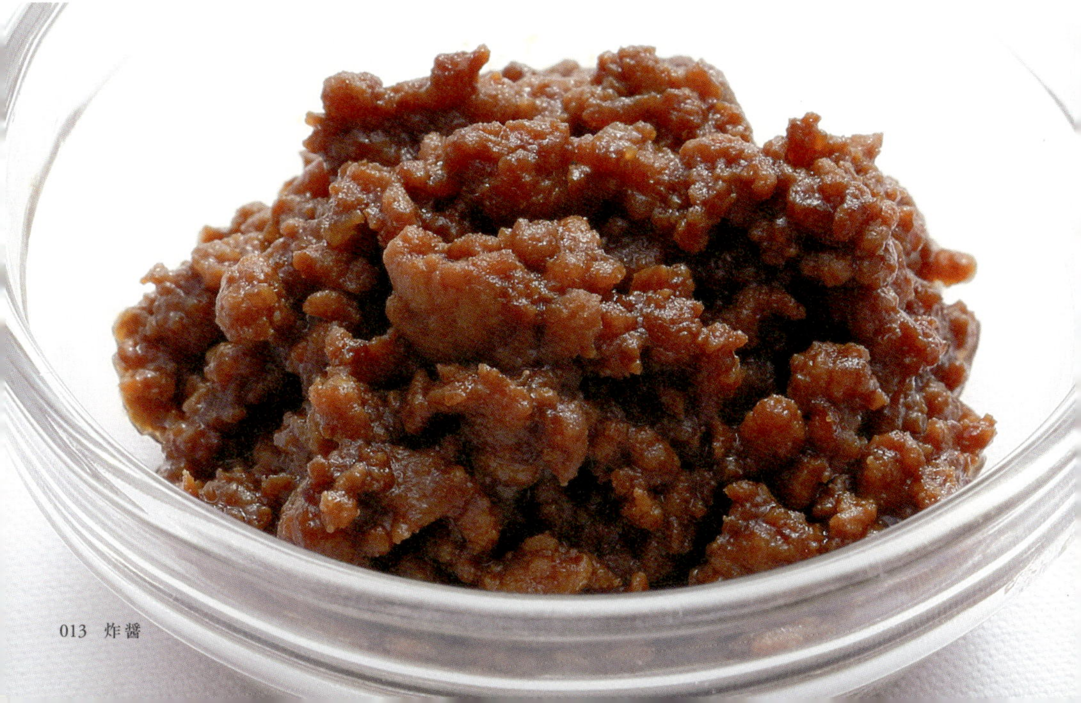

沙茶醤《サーチャージャン》

海鮮万能タレ

食効 抗酸化作用、疲労回復、体力増強、貧血改善、コレステロールの増加防止

沙茶醤の主要な食材は鱈、干し海老、干し貝柱、白ごま、黒ごまの5種類です。

まず良質なタンパク質を有し、ビタミンEやビタミンB群、ミネラル分もほどよく含んでいる低脂肪・低カロリーの鱈。同様に高タンパク質で低脂肪、カルシウム・銅・マグネシウム・鉄・カリウム・亜鉛・マンガン・リン等のミネラル分を豊富に含有するほか、抜群の貧血改善効果が期待されるビタミンB_{12}の宝庫である干し海老。高タンパク質でビタミンE、ビタミンB_{12}の他、アミノ酸、タウリン、亜鉛なども豊富な干し貝柱。そして、必須アミノ酸、タンパク質、ミネラル成分及びビタミンB_1などを豊富に含み、その油脂成分は血中のコレステロールの増加を防ぎ、動脈硬化を予防するという白ごま・黒ごま。

他にも、疲労回復・体力増強に作用するニンニク、発散作用・健胃作用・胃腸機能低下防止の働きがあるショウガ、抗酸化成分を多く含むオリーブオイル、ごま油を使用しています。

材料（約450g分）

生鱈（皮付き）…170g
（塩鱈の場合は材料から塩を減らすこと）
干し海老…35g
干し貝柱…15g
（1日前に酒30ccにつけて戻しておく。
戻した後の酒も取っておく）
玉ネギ（みじん切り）…100g
ニンニク（みじん切り）…30g
ショウガ（みじん切り）…25g
炒りごま（白・黒ミックス）…30g
水…300cc
醤油…小さじ½強
オリーブオイル…90cc
ごま油…大さじ2
酒…大さじ1
塩…小さじ⅓
一味唐辛子…1g

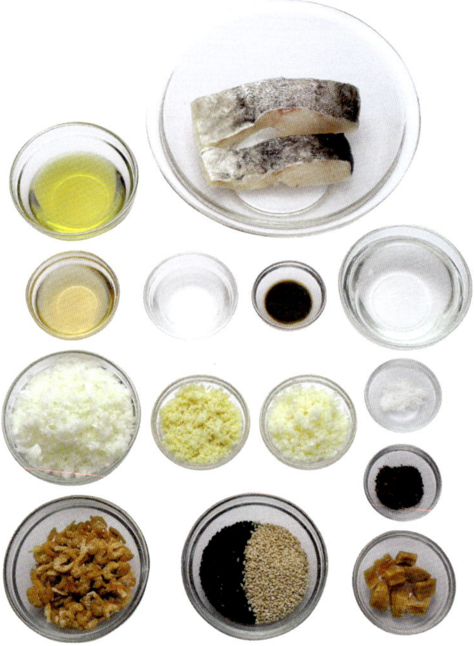

［準備］

干し海老、干し貝柱はざく切りしてからフードプロセッサーにかけて細かくしておく。
鱈は皮ごとざく切りして、フードプロセッサーにかけ、ペースト状にしておく。
炒りごまはすり鉢ですっておく。

作り方

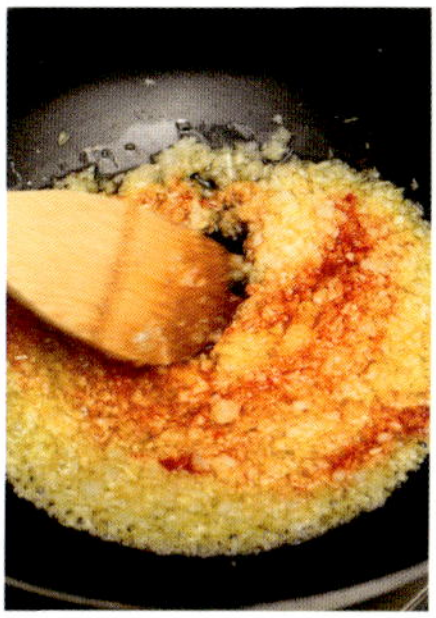

1　フライパンにオリーブオイルとごま油の半量を入れ、みじん切りにしたニンニク・ショウガ・玉ネギを中弱火で炒め、一味唐辛子を入れる。

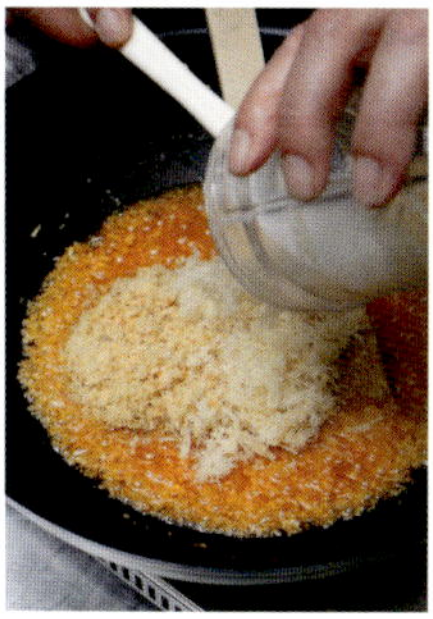

2　玉ネギが透明になったら干し海老、干し貝柱、炒りごま、塩を入れて5～6分炒める。

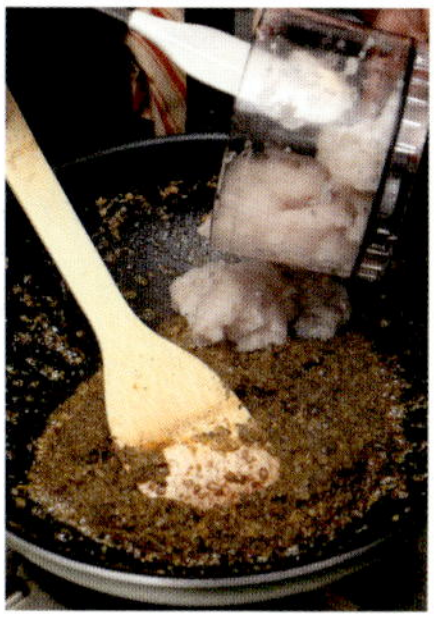

3　鱈、酒（材料分と、干し貝柱を戻した酒）、醤油を入れ、よく混ぜたら、水を入れ、焦げないように混ぜながら煮詰める。汁気が足りないと混ざりにくいので、その場合は分量外の水を100ccぐらいまで追加していく。

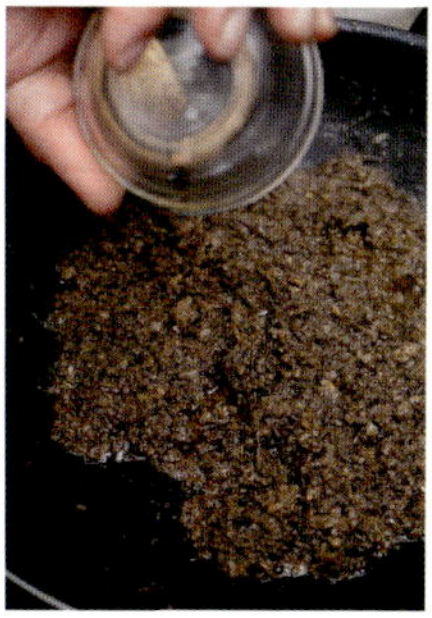

4　汁気がなくなるまで炒めたら、残りのごま油を香り付けに混ぜて完成。

◇常温に冷ましたら密閉容器に入れ、ラップで覆ってからふたをする（酸化・乾燥防止）。
冷蔵庫で約4～5日保存可能。殺菌（P8参照）しておけば、冷蔵庫で約3ヶ月保存可能。

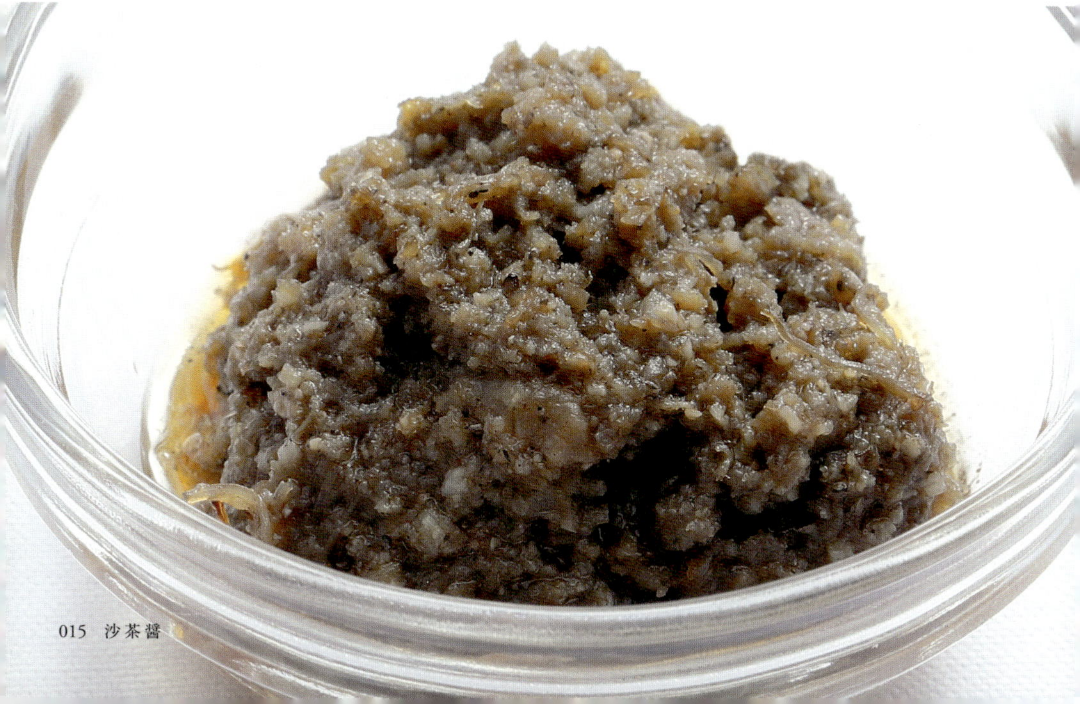

XO《エックスオー》醤《ジャン》

貝柱の活力美容健康醤

食効

美肌効果、新陳代謝の促進、疲労回復、肩こり改善、心臓・肝臓機能の改善、脳神経細胞の保護、小児の発育促進、男女の性ホルモン調整

XO醤の主要食材は、良質なタンパク質を非常に多く有し、低脂肪の干し貝柱、干し海老です。これらは、心臓や肝臓の機能を向上させ、肝細胞を保護し、脳の神経伝達物質の調整に幅広く関わるタウリンを豊富に含むほか、強い抗酸化作用のあるビタミンE、貧血予防・精神安定（さまざまな神経症状）に寄与するビタミンB_{12}を非常に多く含みます。

また、ミネラル分として生体酵素の活性に関わり、男女の性ホルモン調整・精子の形成・小児の発育促進・味覚改善などに関与する亜鉛も大量に有しています。

さらに、アミノ酸の仲間であるグリシンやアスパラギン酸も多く含有しますが、その中でもグリシンは体内に広く分布し、肌の潤い保持に欠かせないコラーゲンの3分の1を構成するほか、睡眠の質を向

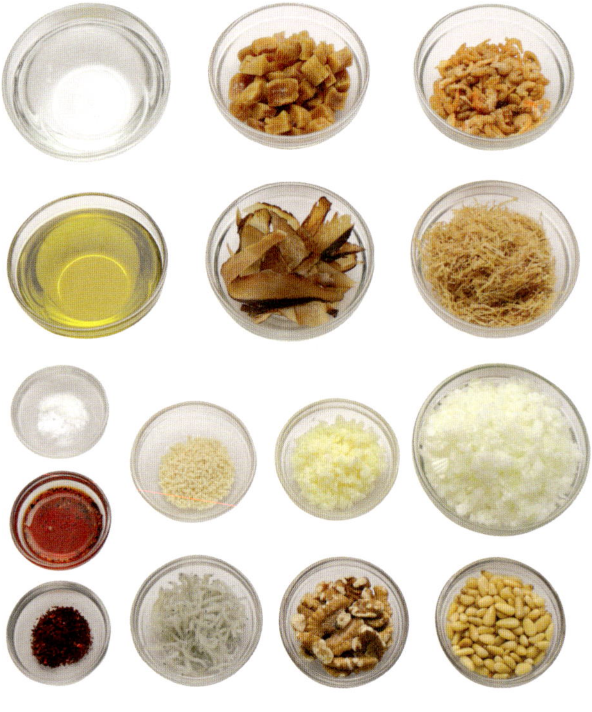

上させることも最近わかってきています。さらにアスパラギン酸は旨味成分としての働きのほかに、新陳代謝の促進、疲労回復、肩こり改善、疲労物質の排出を促す作用を含んでいます。
　他の食材として、肌を潤し、生活習慣病の予防や眼精疲労を改善するビタミンB群、ビタミンEや鉄分、マグネシウム、マンガン、リン、亜鉛などのミネラル成分のほか、抗コレステロール作用のある不飽和脂肪酸を多く含む、松の実、くるみを使用しています。

材料（約550g分）

干し貝柱**a**…60g
（1日前に酒120ccにつけて戻しておく。戻した後の酒も取っておく）

干し海老**a**…20g
（1日前に酒40ccにつけて戻しておく。戻した後の酒も取っておく）

玉ネギ（みじん切り）…100g

ニンニク（みじん切り）…10〜15g
※好みで増減

オリーブオイル…**a**50cc、**b**200cc

鶏ガラスープの素（無添加）…5g

一味唐辛子…1.5g

薬膳辣油…大さじ½〜1½
※辛さの好みで増減

塩…小さじ½
※塩分の好みで増減

A
松の実…30g
くるみ…25g
干し貝柱**b**…20g
干し海老**b**…15g
切りイカ…20g（1cm位のざく切り）
こうなご…10g
削り節（厚切りのもの）…10g

［準備］
●酒で戻した**a**の干し貝柱60gは丁寧に裂いておく。
●酒で戻した**a**の干し海老20gはみじん切りにしておく。
●**A**はすべてミルで細かくしておく。くるみや削り節などはざく切りにしてからミルにかける。

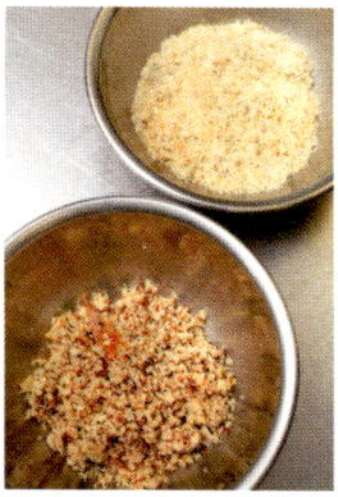

作り方

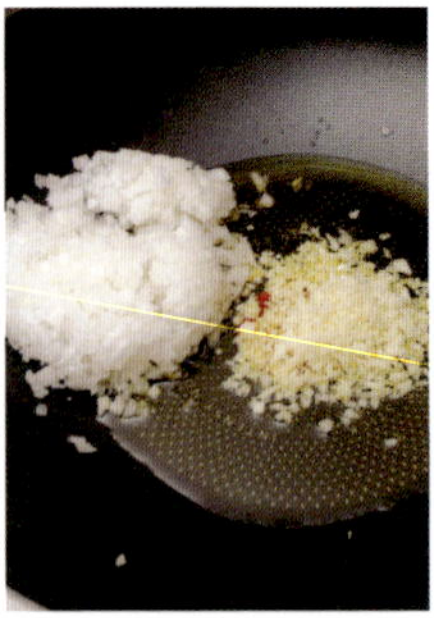

1　フライパンにオリーブオイル**a**の50ccをひき、みじん切りにしたニンニク、玉ネギを入れ中火で炒める。

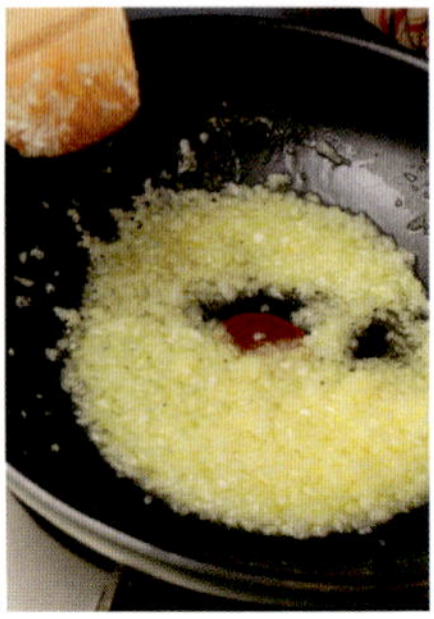

2　玉ネギがあめ色になるまでしっかり炒めること。

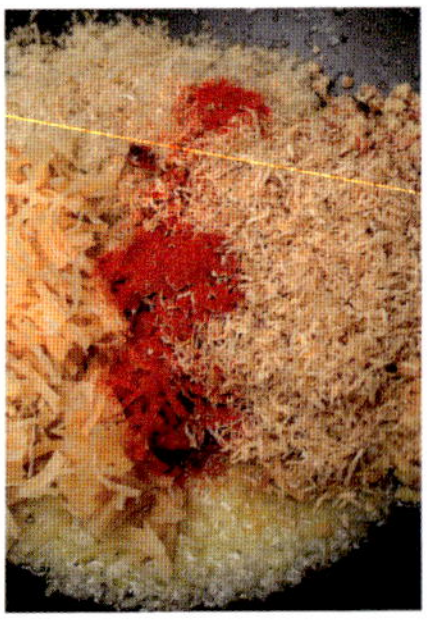

3　細かくした**A**と、干し貝柱**a**、干し海老**a**、鶏ガラスープの素、一味唐辛子、貝柱と海老を戻した酒、オリーブオイル**b**を加えて煮詰める。

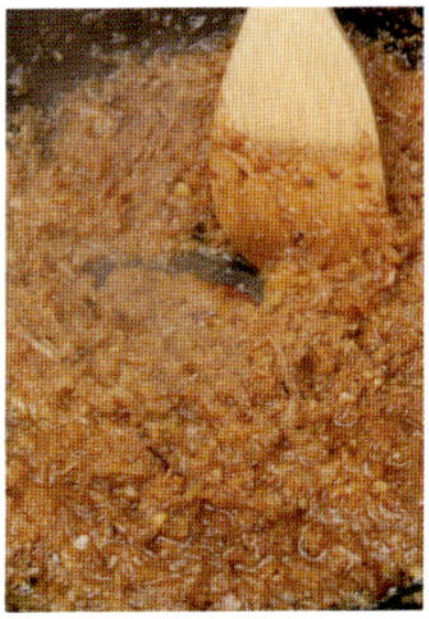

4　底が焦げつかないようにかき混ぜながら汁気が飛んだら火から下ろす。薬膳辣油と塩を好みの分量で入れて味を調えたら完成。

◇常温に冷ましたら密閉容器に入れ、ラップで覆ってからふたをする（酸化・乾燥防止）。冷蔵庫で約4〜5日保存可能。殺菌（P8参照）しておけば、冷蔵庫で約3ヶ月保存可能。

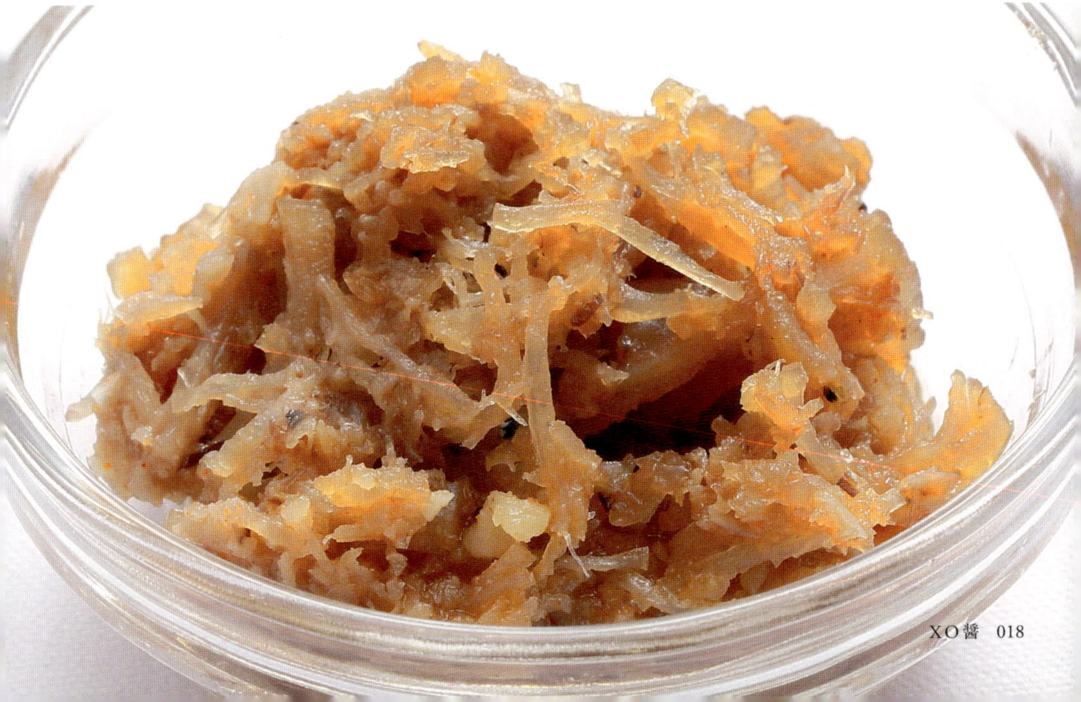

芝《ツー》麻《マー》醤《ジャン》

ごま丸ごと万能タレ

食効

美肌効果、免疫力強化、肝機能強化、便秘予防、生活習慣病予防など

芝麻醤の主要食材のごまは、主に必須アミノ酸メチオニンを多く含む良質なタンパク質や、腸を刺激して排便を促す働きのある不溶性食物繊維を多く含む食物繊維、基礎代謝のエネルギーとして必要な脂質、脳の基礎代謝に必要な糖質、肝機能の強化・肌のアンチエイジング・血中コレステロール低下・ガン予防・免疫力増強など優れた抗酸化作用を発揮する最強の微量元素「セサミン・セサミノール・セサモリン・セサモール」、ビタミンB群・Eの他、強力な抗酸化作用のあるセレン等のミネラル成分を有しています。

さらにこの醤は、美肌効果・便秘予防・生活習慣病予防に効果のある脂肪酸の中で最も酸化しにくいとされるオレイン酸が主成分のオリーブオイル、ごま油で調整しています。

作り方

◇常温に冷ましたら密閉容器に入れ、オリーブオイルあるいはごま油で表面に膜を張る（酸化・乾燥防止）。冷蔵庫で約1ヶ月保存可能。

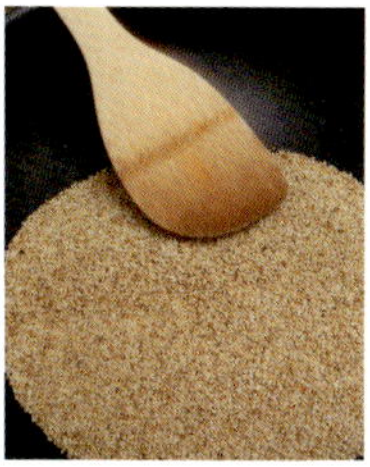

1　フライパンにごまを入れて炒る。香ばしい香りがしてプツプツはじける音がするまで根気よく炒ったら火から下ろして粗熱を取る。

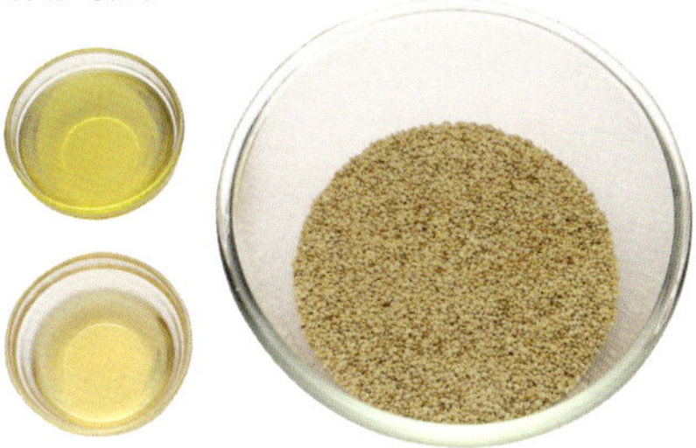

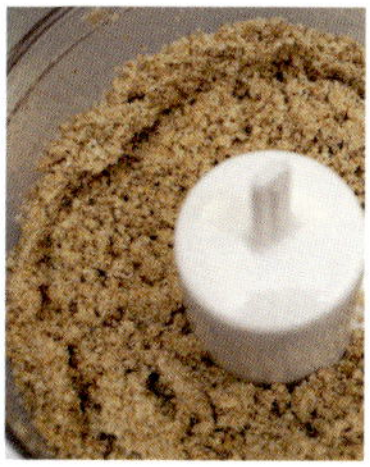

2　**1**とオリーブオイル、ごま油を必ず5〜6回に分けて、ミルやフードプロセッサーでペースト状にする（ごまの油分を十分に抽出するため）。

材料（約200g分）

炒りごま（白or黒）…150g
（好みにより、半々でも可）

オリーブオイル…60cc
（好みで増量してもよい）

ごま油…大さじ2

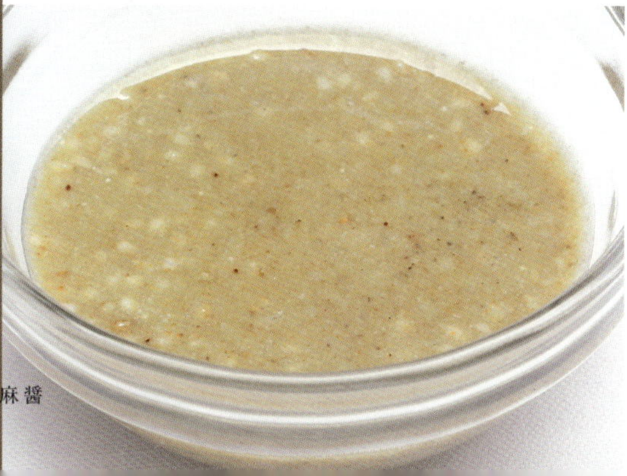

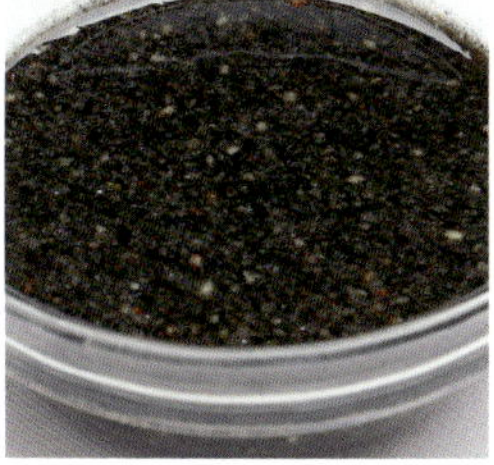

黒ごまも白ごまと同様に作る。
2種類をミックスしてもよい。

オイスター醤《ジャン》

牡蠣丸ごと濃縮エキス

食効

アンチエイジング、免疫力強化、肝機能強化、生体酵素の活性、活力増進、貧血改善、有害物質のデトックス、小児の成育促進、男女の性ホルモン調整、味覚障害の改善など

オイスター醤の主要食材は生牡蠣です。新鮮な生牡蠣を丸ごと用い、牡蠣の滋養成分をすべていただきます。その良質なタンパク質は、必須アミノ酸9種類を含むヒトに必要な全20種類のアミノ酸を有します。

また、貧血を改善する造血作用には欠かせないビタミンB12・鉄・銅・コバルト、活力の源となるグリコーゲンや、肝機能を高め肝臓の解毒作用を強化し、肝細胞の再生を促進するタウリンなどを豊富に含む他、糖質・脂質のエネルギー代謝促進や骨格形成・性機能維持に関わるマンガンも含まれています。

さらに、百数十種類もの生体酵素の活性に関わり、男女の性ホルモン調整・小児の成育促進・味覚障害改善・精子の形成等に寄与する亜鉛や、抗酸化酵素の主成分でガンや老化を予防し、有害物質のデトックス（解毒）に有効な微量元素であるセレンを多量に含んでいます。セレンはアンチエイジングでも注目されている必須ミネラルです。

材料（約350g分）

生牡蠣…500g
（加熱用牡蠣でも可）

酒…大さじ2

水溶き片栗粉…大さじ1
（※水：片栗粉＝2：1）

ザラメ糖…20g
（ない場合は三温糖でも可）

塩…小さじ1

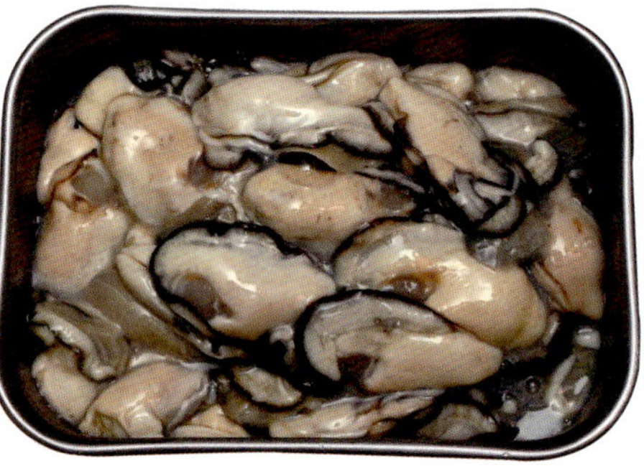

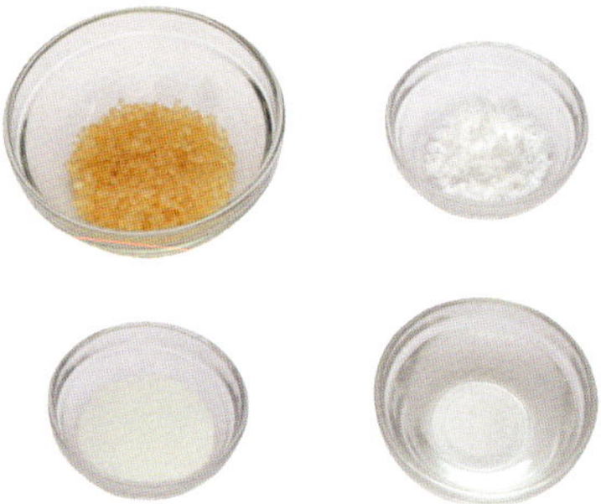

［準備］

生牡蠣は海水と同程度の塩水で洗って、水を切っておく（加熱用牡蠣でも水は切っておく）。

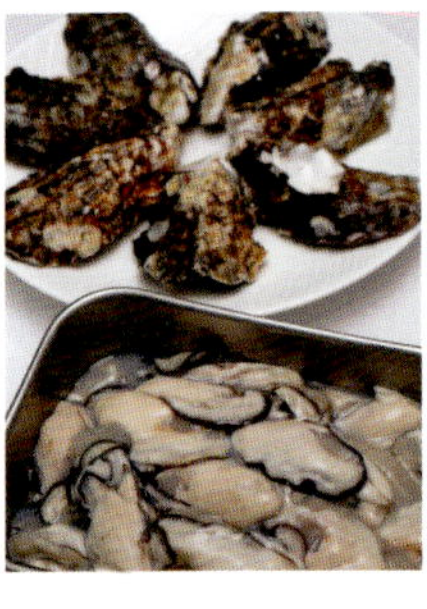

干し牡蠣を作る際にできる茹で汁を煮詰め、カラメルなどで味や色を調整したのが市販のオイスターソースですが、レシピのオイスター醤は、新鮮な生牡蠣を丸ごと使用するためやや緑がかった色味になります。

作り方

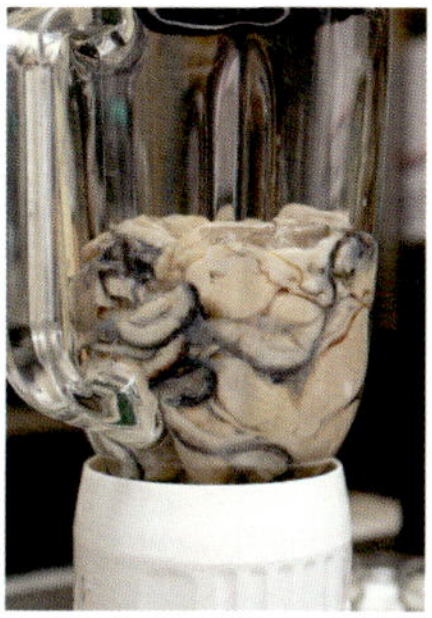

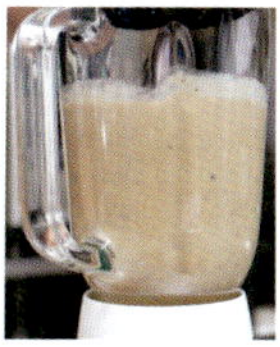

1　生牡蠣はミキサーでなめらかなペースト状にする。

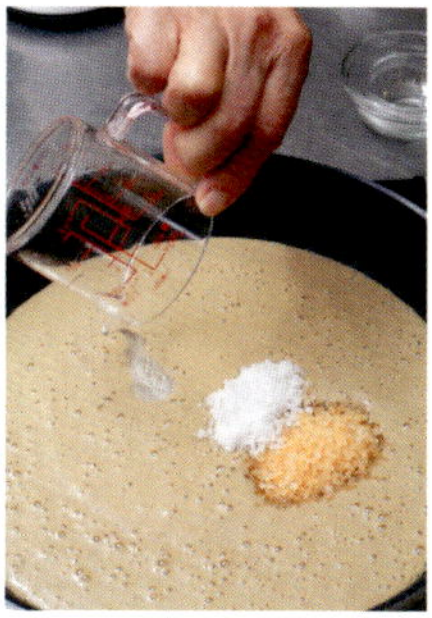

2　フライパンに**1**を入れ、酒、ザラメ糖、塩を加え、よく混ぜながら、強火で沸かす。

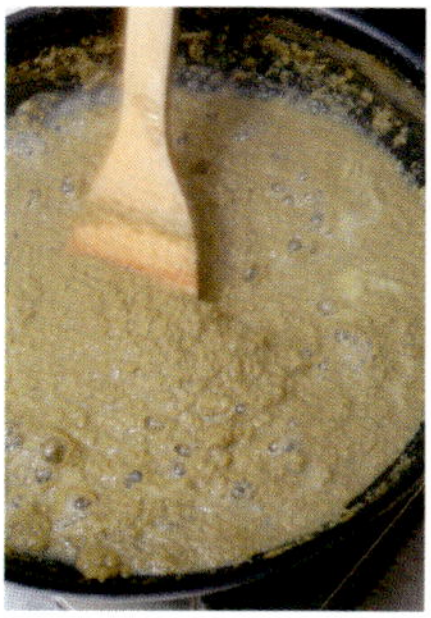

3　沸いたら中火に落とし、焦がさないように混ぜながらギリギリまで煮詰める。鍋底が焦げやすいので、十分に注意すること。

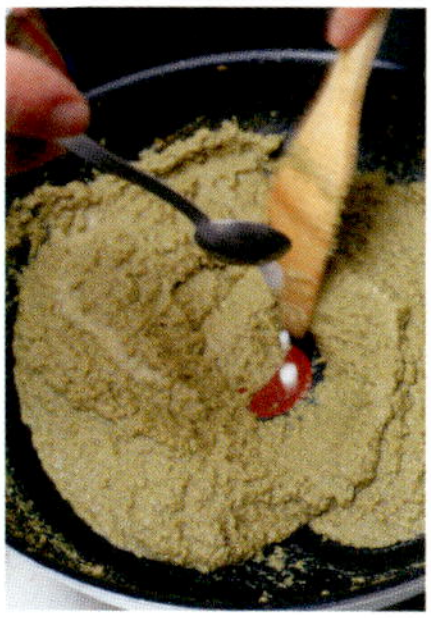

4　全体が、木べらですくってポタポタおちる程度に煮詰まったら、水溶き片栗粉を加え素早く混ぜて完成。

◇常温に冷ましたら密閉容器に入れ、ラップで覆ってからふたをする（酸化・乾燥防止）。冷蔵庫で約4～5日保存可能。殺菌（P8参照）しておけば、冷蔵庫で約3ヶ月保存可能。

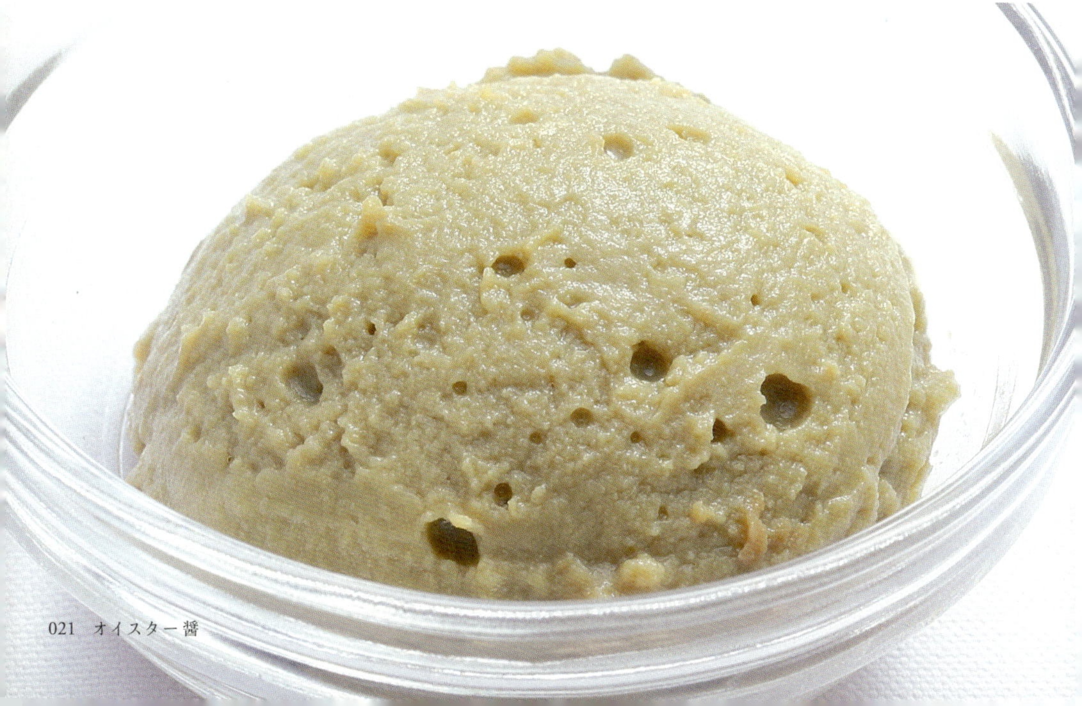

豆《トウ》板《バン》醤《ジャン》

醗酵辛味エキス

食効

免疫力強化、抗酸化作用、体内脂肪の分解促進

　豆板醤の主要食材は、空豆・唐辛子です。空豆は生体のタンパク質の基となる9種の必須アミノ酸を全て含む他、抗酸化作用すなわち細胞のガン化や老化を防ぐ働きや免疫力強化の働きがあるとされるビタミンB群や鉄・マグネシウム・マンガン・セレン・亜鉛等のミネラル分や食物繊維を豊富に含みます。

　乾燥した空豆が板状になっていることから豆板醤（豆板の醤）と呼ばれています。実は、本来の豆板醤は辛くなく、私達が通常使用している辛い豆板醤は、豆板辣醤と呼ぶのが本来の正しい呼び名です。

　醗酵させて作った豆板醤は、辛味の中にも旨味のある塩分の少ない上品な仕上がりになります。辛味成分のカプサイシンが体内の脂肪燃焼を助けてくれます。ただ辛いだけでなく深い旨味のある辛味が欲しい時、あるいはアクセントとして少々の辛味が欲しい時には打って付けのスーパー醤です。

材料（約500g分）

干し空豆…60g
（水で戻したもの…120g）
鷹の爪…50g
青唐辛子…30g
水…1200cc
酒…70cc
生麹…50g
塩…50g
砂糖…30g
花椒の実…2g
甘草…2g（なくてもよい）

※空豆は、大豆水煮やミックスビーンズでも代用可能。その場合は上記レシピで120g使用。

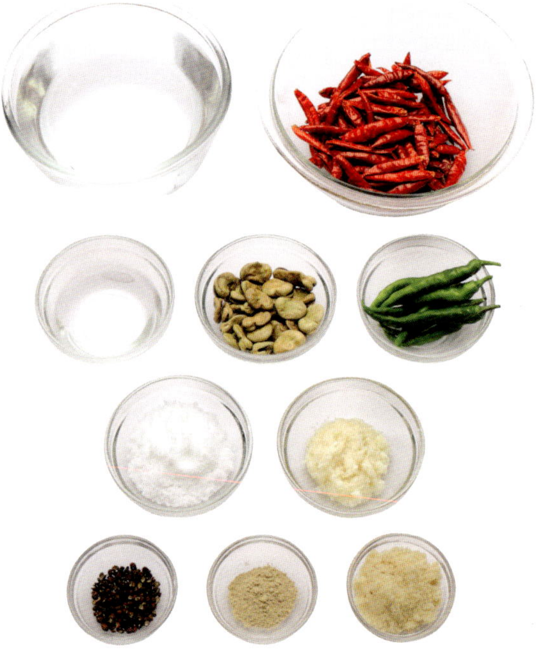

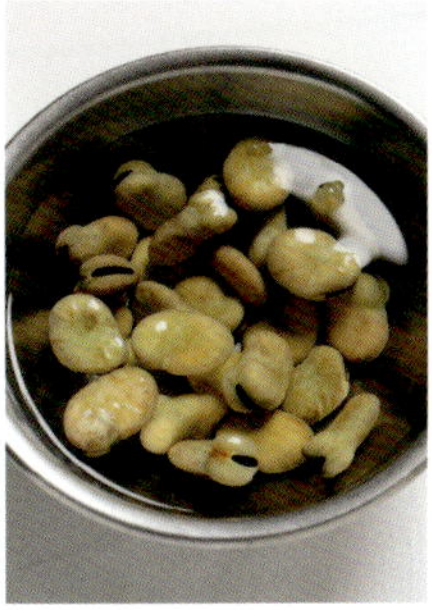

［準備］

●干し空豆は丸1日水で戻しておく
（戻し汁は使用しない）。
（大豆の水煮を使用する場合はそのまま使用。水は捨ててよい。）

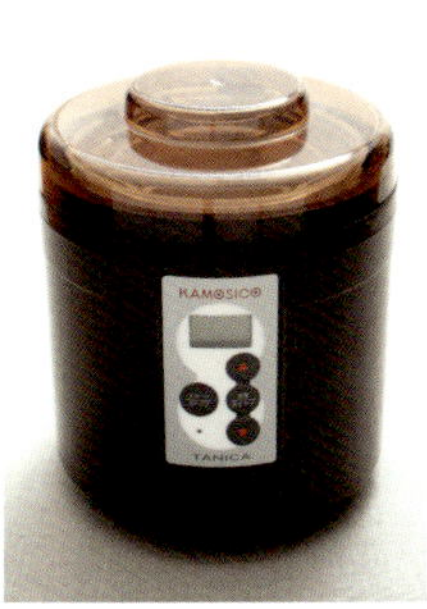

●生麹は40℃ぐらいに温めた酒大さじ3（分量外）で3〜4時間ふやかしておく。その際、写真のような醗酵器を使うと便利（写真はKAMOSICOという醗酵器）。

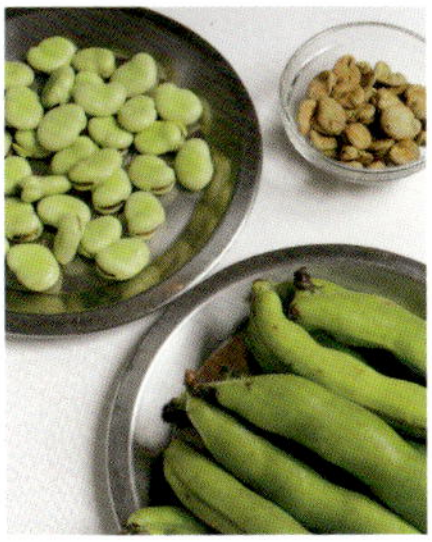

干し空豆がなかったら、
生の空豆をさやから出して、
4日〜1週間天日に干す。
干すと重さが大体$\frac{1}{3}$になる。

※麹菌は納豆菌と相性が悪いので、絶対に材料・器具などの近くに納豆を置かないこと。また、豆板醤の制作過程では、納豆を食べたり触れたりすることも避ける。

作り方

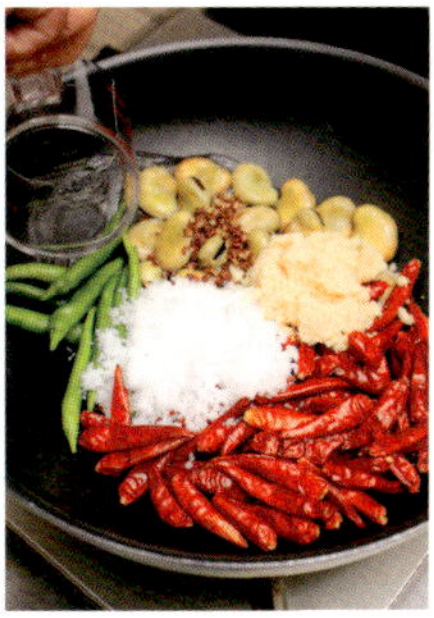

1　フライパンに水切りをした空豆を入れ、さらに生麹を除いた全ての材料を投入し、強火にかける。

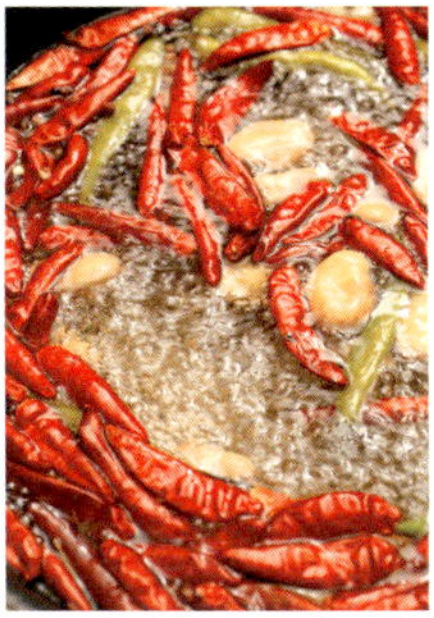

2　沸騰したら中弱火にしてふたをし、20分ほど蒸し煮にする。

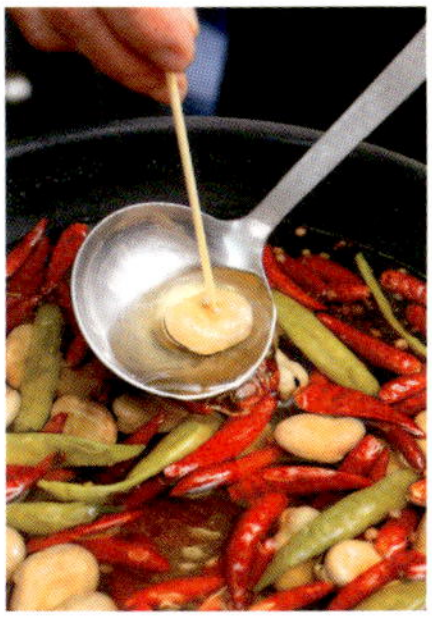

3　豆に竹串が刺せる位に柔らかくなったら自然冷却する。

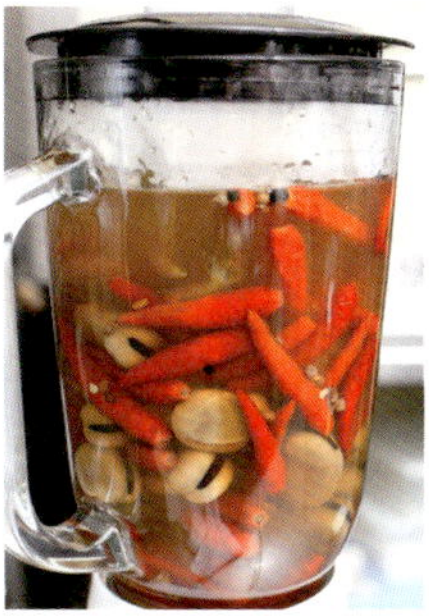

4　常温まで下がったら、ミキサーでペースト状にする。

作り方

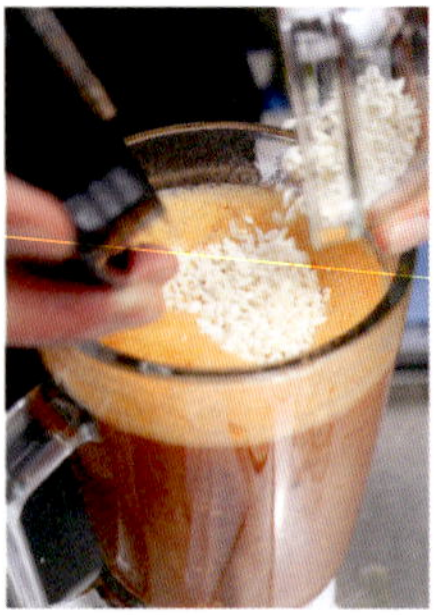

5　なめらかなペースト状になったら、ふやかしておいた生麹を投入し再びミキサーにかける。

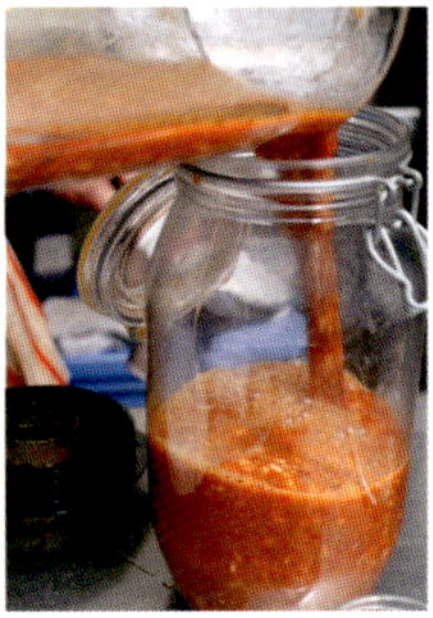

6　混ざったらよく洗ったガラス瓶などの密閉容器に移し替える。

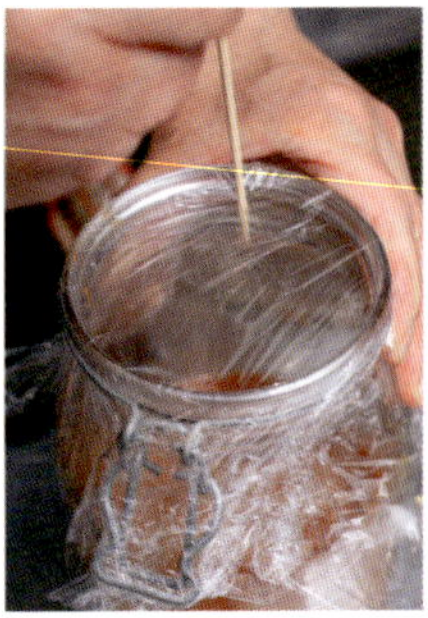

7　**6**の容器は麹の息が出来るようにふたをしない。代わりにラップを二重にして、竹串でいくつか穴をあけて、25℃以上の暖かいところで醗酵させる。

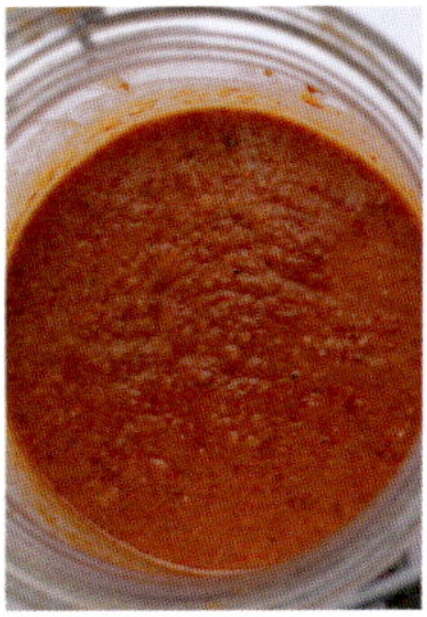

8　1日2〜3回空気が入るよう、箸などで混ぜる。醗酵条件で異なるが、約2週間〜1ヶ月経過し、全体量の半分くらい気泡が立ってきて、十分醗酵したら、容器のふたをしてすぐ冷蔵保管をする。そのまま半年〜1年寝かせて完成。

◇冷蔵庫で約半年保存可能。
◇1ヶ月後から食べられるが、寝かせた方がより味に深みが出る。

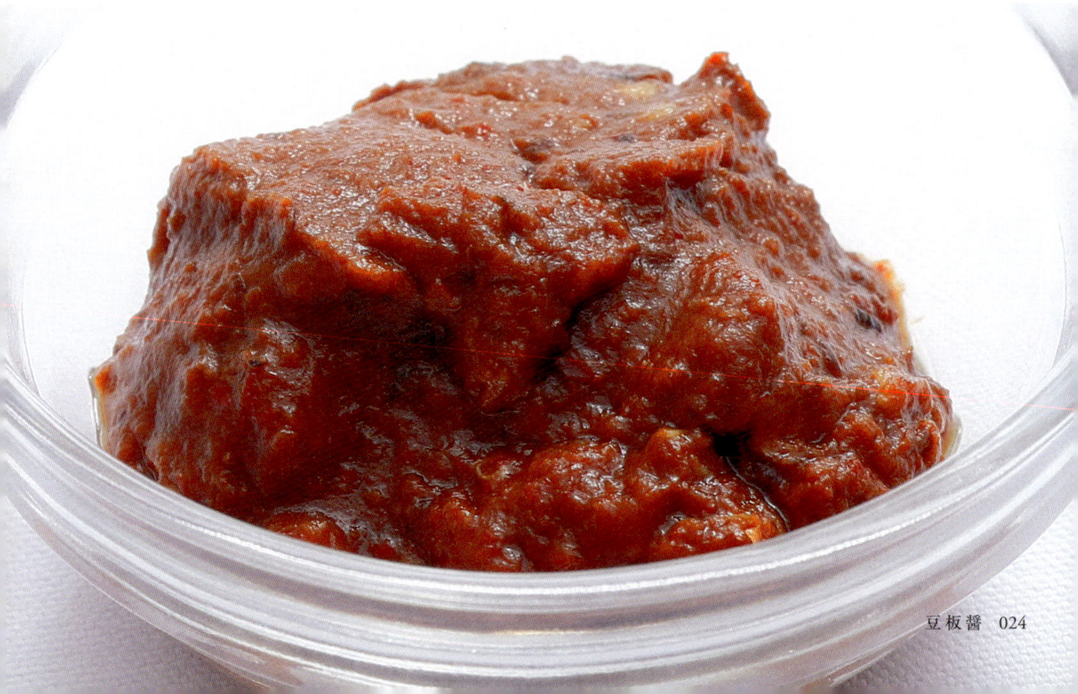

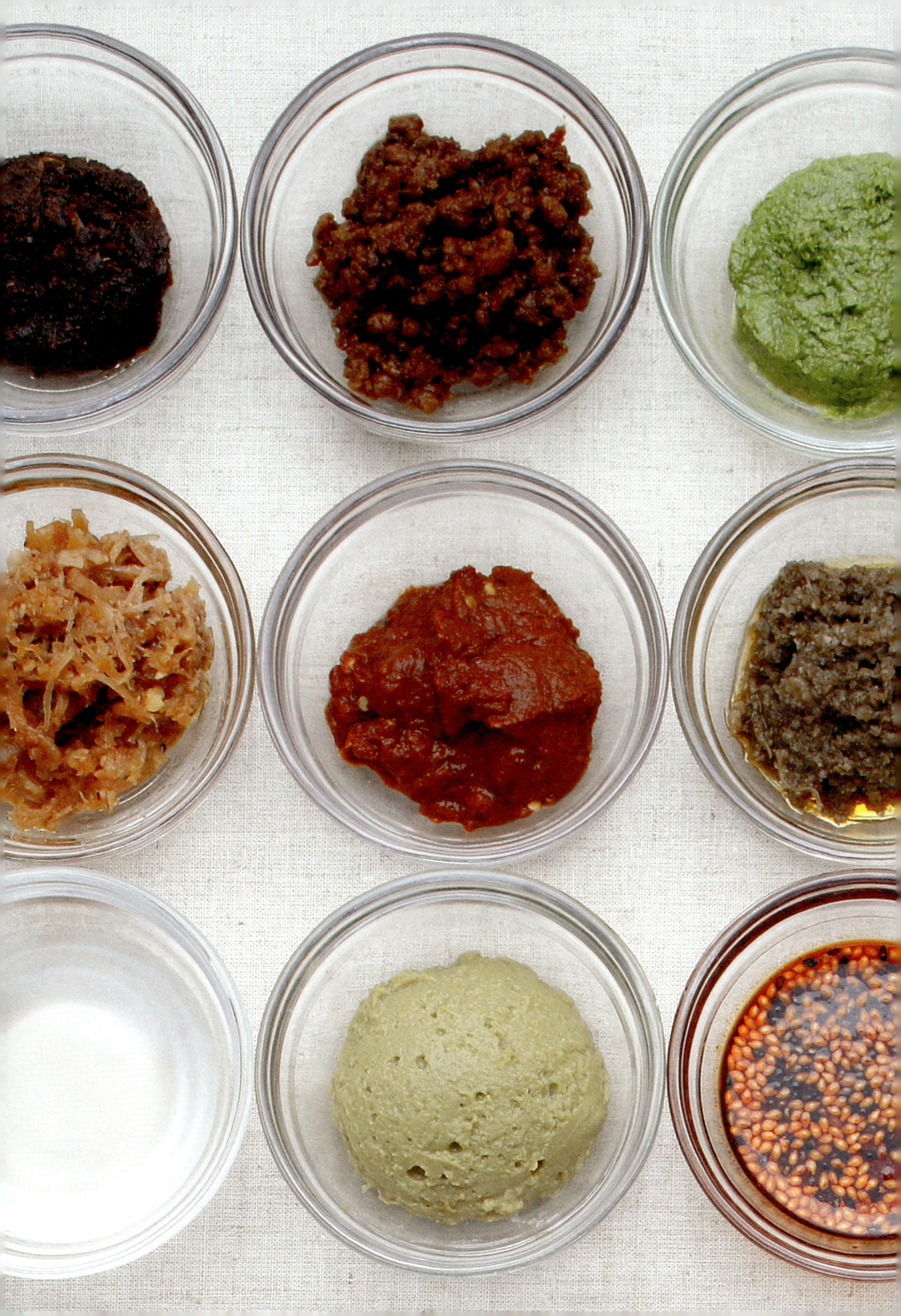

豆《トウ》豉《チ》辣《ラー》醤《ジャン》

二種混合醗酵調味料

食効 免疫力強化、抗酸化作用、血糖値上昇の抑制、記憶力・集中力の向上、美肌効果

豆豉辣醤の主要食材は、黒豆を醗酵させた「豆豉」と、「豆板醤の、2種類の醗酵調味料です。

豆豉は近年、糖の吸収を抑え、血糖値の上昇をおだやかにする特定保健用食品として注目を浴びていますが、その原料となる黒豆は、良質で多量の植物性タンパク質・食物繊維を含み、アントシアニン・イソフラボン・大豆サポニン・ビタミンEなどの抗酸化成分、それらの働きを助ける亜鉛・鉄・マグネシウム・マンガン等のミネラル分が豊富に含まれています。また、脳の記憶物質のもとになるコリンも多く含むため、記憶力・集中力を高めます。ビタミンEの60倍もの抗酸化作用を持ち、抗酸化酵素の主成分として知られるセレンも含み、ガン・脳血栓・心筋梗塞の予防に寄与する他、活性酸素の分解により肌・血管などの老化を遅らせるアンチエイジング効果ももたらしてくれます。臨床漢方で、黒豆は美肌効果・アレルギー体質改善・浮腫み改善・解毒・免疫力強化に有効とされています。

材料（約200g分）

豆豉（みじん切り）…60g
ニンニク（みじん切り）…20g
ショウガ（みじん切り）…20g
長ネギ（みじん切り）…20g
豆板醤…60g
酒…小さじ2
オリーブオイル…75cc

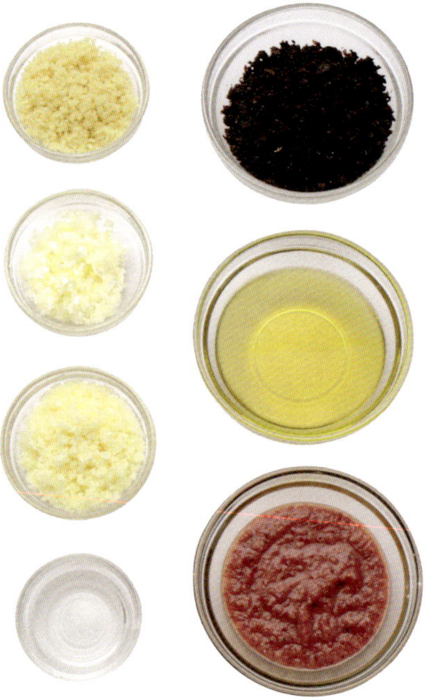

作り方

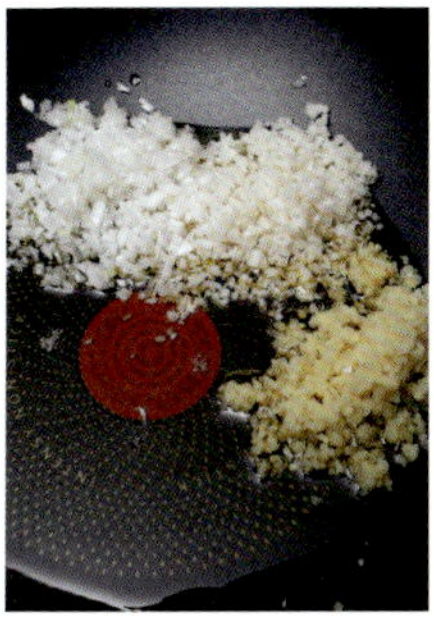

1　フライパンにオリーブオイルをひき、みじん切りにしたニンニク、ショウガ、長ネギを加え、弱火にかける。

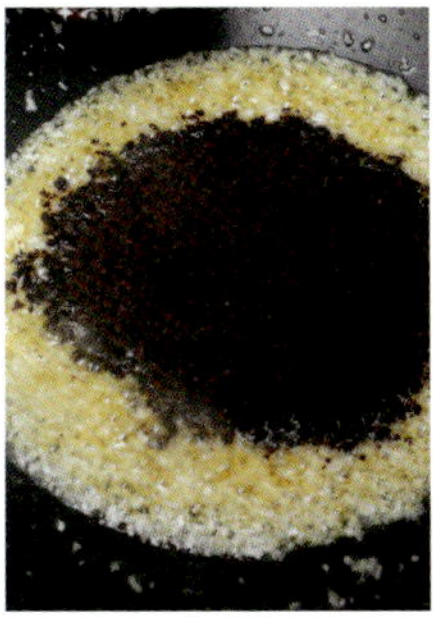

2　香りがたったら、豆豉を加えてよく炒める。焦げやすいので注意すること。

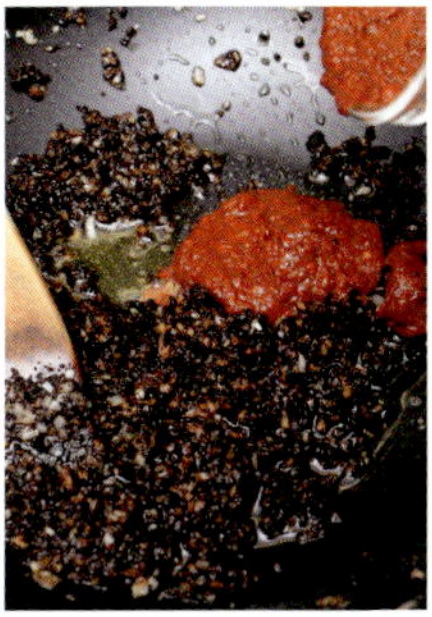

3　豆板醤と酒を加えてさらに炒める。

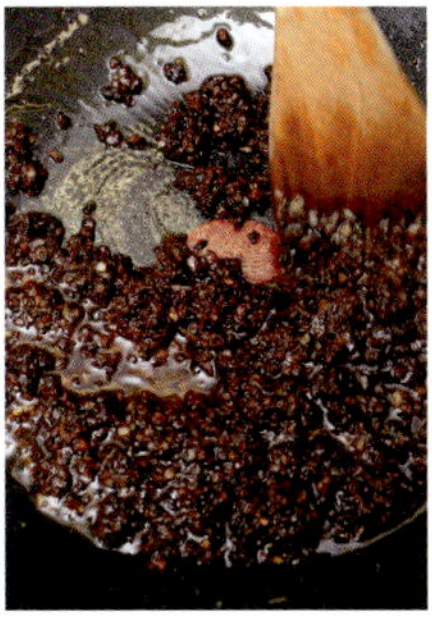

4　フライパンの汁気が飛んだら完成。

◇常温に冷ましたら密閉容器に入れ、ラップで覆ってからふたをする（酸化・乾燥防止）。
冷蔵庫で約3ヶ月保存可能。

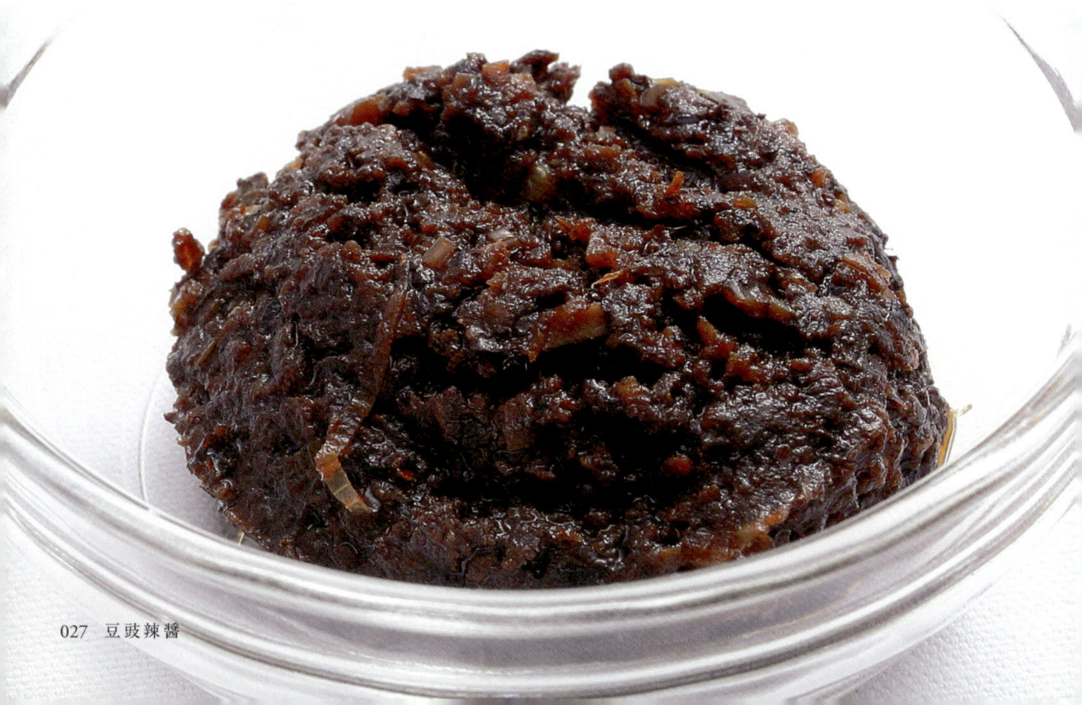

椒《ジャオ》麻《マー》
免疫力強化のネギ素ダレ

食効
免疫力強化、抗酸化作用、肝機能強化

椒麻の主要材料は、万能ネギ（青ネギ）です。その他材料は花椒・ショウガ・ごま油で、免疫力強化には抜群の効果が期待できる素ダレです。

万能ネギの他、ワケギ・アサツキ・葉ネギ・九条ネギ等の青ネギには、豊富なβカロテン・ビタミンB群・ビタミンE等が含まれています。

ショウガは、抗菌・解毒作用に優れ、強い抗酸化力を持っています。

また、ごま油には肝機能を高める作用があるセサミン・セサミノールなどのゴマリグナンが豊富に含まれています。

椒麻醤には欠かせない椒麻（素ダレ）ですが、ほかの醤との組合せで、甘酸っぱい味から辛味まで、しかも美容効果・免疫力強化に資する「身体に美味しく！　肌に美味しい！」ドレッシングを楽しむことができます。

作り方

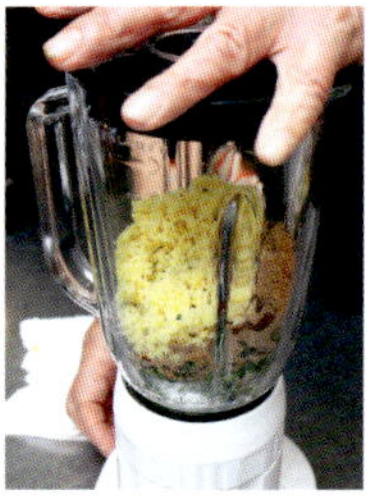

1　ショウガ、万能ネギはみじん切りにして、花椒粉と一緒にミキサーに入れる。

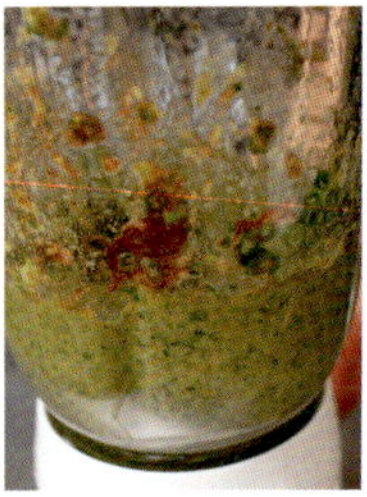

2　ごま油を少しずつ加えながらミキサーでペースト状にしたら完成。

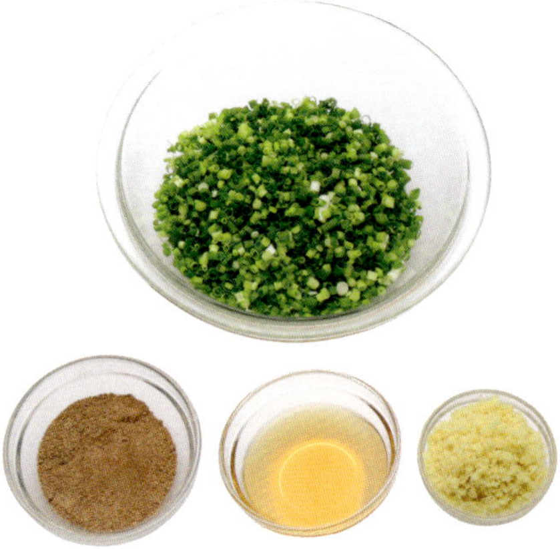

材料（約200g分）

万能ネギ（みじん切り）…150g
ショウガ（みじん切り）…50g
ごま油…150cc
（様子を見て適量加える）
花椒粉…25g

※花椒：ショウガ：万能ネギの割合が1：2：6になればよい。

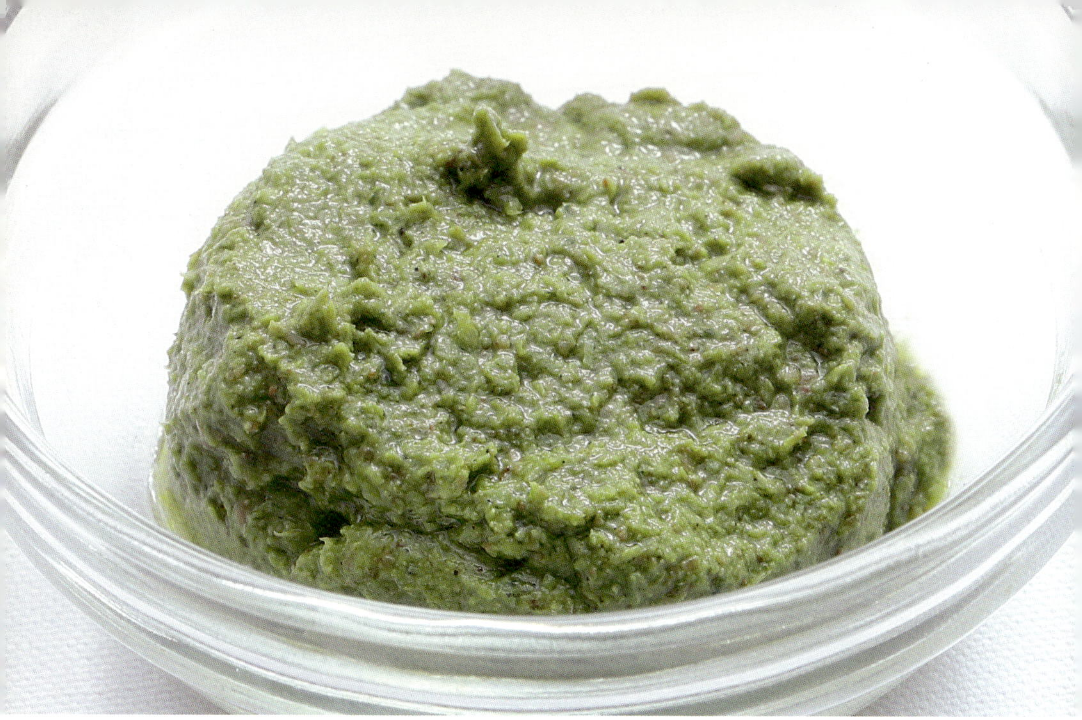

◇密閉容器に入れ、ごま油で表面に膜を張る(酸化・乾燥防止)。
冷蔵庫で約1ヶ月保存可能。

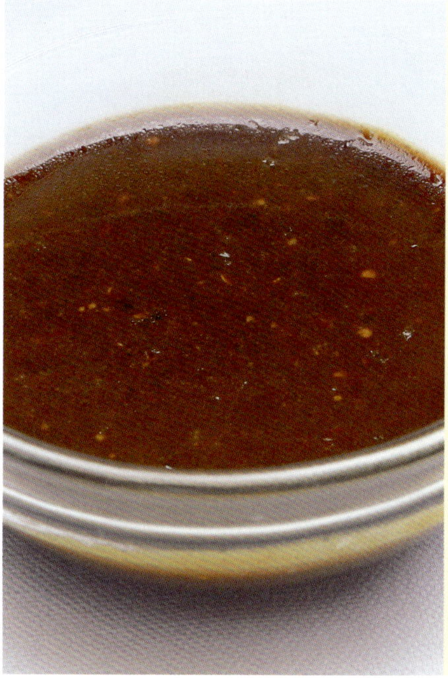

椒《ジャオ》麻《マー》醤《ジャン》

椒麻醤は、免疫力強化、抗酸化作用などアンチエイジングに対し有効な食効が期待される「椒麻」を素ダレにして、溜まり醤油、酢などで調整した、シンプルですが、奥深い味わいの美味しい醤です。

なるべく作り置きせず、使用するごとに作った方が美味しくいただけます。

材料(約230g分)

椒麻…大さじ4
溜まり醤油…大さじ6
酢…小さじ3
酒…小さじ1
砂糖…大さじ2(好みで増減)

作り方

材料をすべてよく混ぜたら完成。

糖《タン》醋《ツー》醤《ジャン》 ⊗ 甘酢ソース

食効 ⊗ 疲労回復、新陳代謝の促進、美肌効果、血行促進、便秘症改善、肝機能保護、食欲増進

糖醋醤の主要食材は酢・メロン・パイナップル・トマトジュースです。臨床漢方では「酸味＝酢酸は肝臓に通じる」とし、近代医学でも酢酸は、血糖値の上昇を抑える・疲労回復・便秘症改善・食欲増進・カルシウムの吸収を促す働きがあるとされています。

メロンの主成分はショ糖・ブドウ糖・果糖などの糖類と体内のナトリウムを排出させるカリウム、水溶性食物繊維として知られるペクチンやタンパク質分解酵素です。

パイナップルは糖質の分解・代謝を促すビタミンB_1を多く含み、疲労回復に効果のあるクエン酸、肉類の消化を促進するタンパク質分解酵素や便通を促進し、身体の毒素の排出（デトックス）を促す食物繊維も豊富に含まれています。

トマトの酸味はクエン酸とリンゴ酸で、疲労回復や血行の促進、新陳代謝を促進し体内の老廃物を排出する役目を担う他、βカロテンの2倍の抗酸化作用があるとされるリコピンを豊富に含んでいます。

材料（約420g分）

メロン…100g
パイナップル…100g
トマトジュース（無塩）…100cc
酢（米酢or黒酢）…80cc
水…75cc
醤油…大さじ1⅓
砂糖…70g
塩…小さじ2

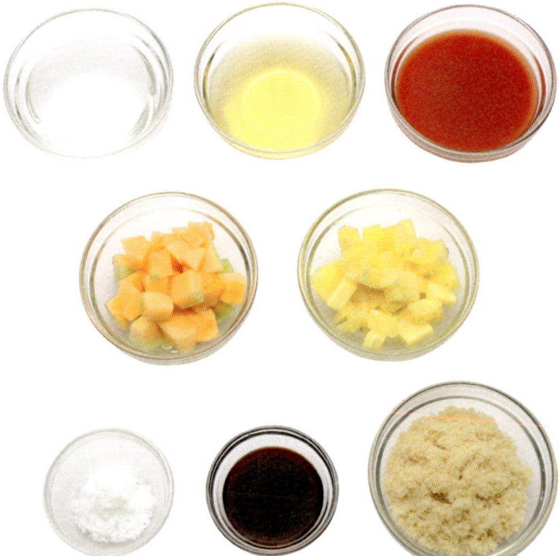

作り方

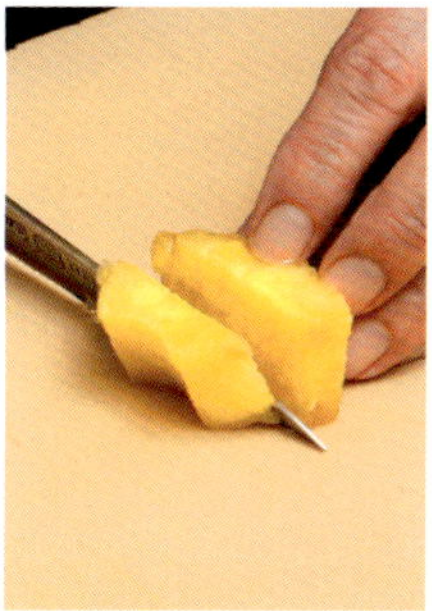

1　メロン、パイナップルはざく切りにしておく。特にパイナップルは繊維が残りやすいので、必ず繊維を切るように包丁を入れること。

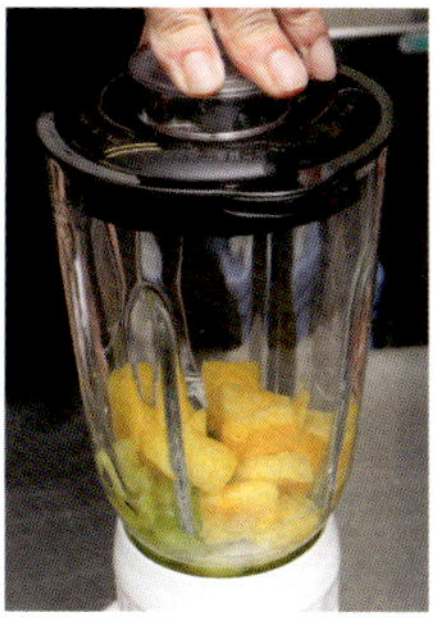

2　メロン、パイナップル、水をミキサーにかけ、だまが残らないよう滑らかなソース状にする。

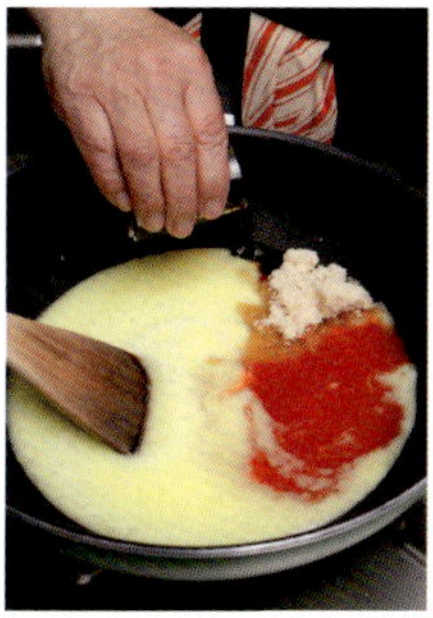

3　フライパンに**2**と砂糖、トマトジュース、醤油、塩を入れ、よくかき混ぜながら強火で沸かす。

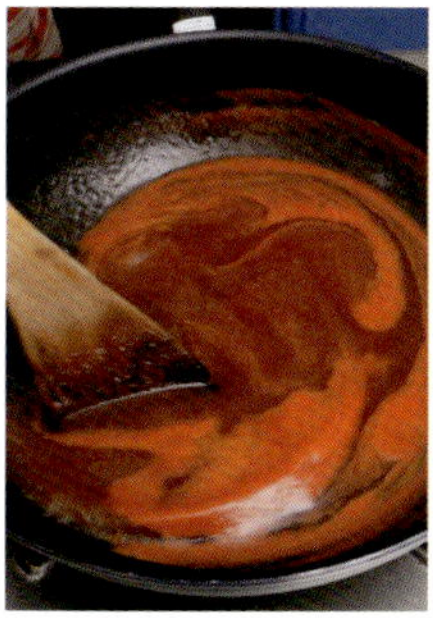

4　沸いたら少しとろみがつくまで中弱火で煮詰めたあと、酢を加えてさらに2〜3分中弱火にかけて完成。

◇常温に冷ましたら密閉容器に入れる。冷蔵庫で約2週間保存可能。
殺菌（P8参照）しておけば、冷蔵庫で約3ヶ月保存可能。

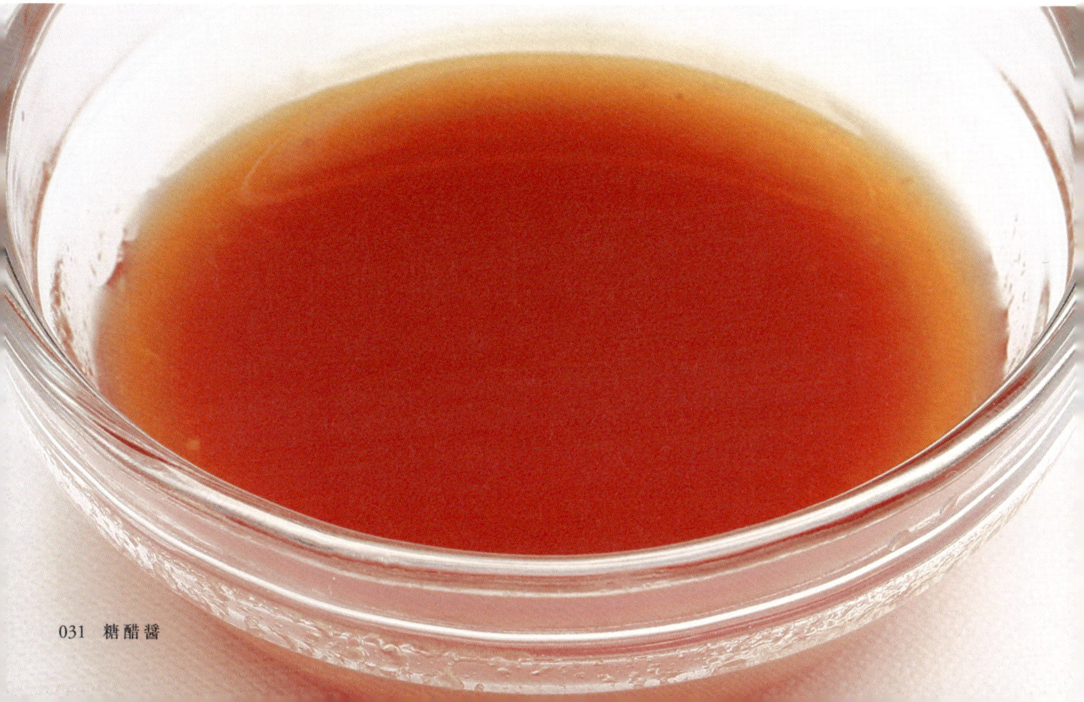

コラム 2

なぜ、調味料から手作りするのか

私がなぜ市販の混合調味料をなるべく使わずに、手作りをしてほしいと訴えるのか。その理由は市販されている多くの混合調味料には食品添加物が入っているからです。それらの食品添加物の過剰摂取は、私たちの腸にいるおよそ１００兆個の腸内細菌の環境を悪化させ、免疫力を低下させると言われています。

「そんなに神経質にならなくても大丈夫ですよ。だって、国が認めている食品添加物でしょう。便利だし、メーカーが作っている品なら安心だし、価格も高くないし……」

そのように思う方も多いでしょう。現在、我が国では８０１種類の食品添加物（２０１３年）が認可されています。

では食品添加物とは何なのか。一つは、石油などの化学製品で合成して造られた「合成添加物」と呼ばれる食品添加物。二つ目は、自然界に存在する物質からエチルアルコール・ヘキサン・アセトン・プロピレングリコール・亜硫酸化合物・アンモニア化合物などの溶媒で特定成分を抽出した「天然添加物」と呼ばれる食品添加物です。

食品添加物研究者によれば、加工食品を多く利用する人は、1日あたり概算で10gの食品添加物を摂取していると言われています。つまり1年で、３・６５kgになります。

離乳食が終わり一般食、つまり家族と同じ食事を仮に3歳から始めたとすると、小学校を卒業する12歳の頃すでに37kgを摂取。15歳の中学卒業時で47kg、成人した20歳の頃には何とおよそ66kgもの食品添加物を摂取していることになるのです。

確かに、食品添加物のおかげで私たちはいつでもスーパーやコンビニで美味しいお弁当、物菜、ドレッシング付きサラダ、サンドウィッチ、ポテトチップス、加工食品などを手に入れることが出来ます。また、スーパーに行けば献立の提案がしてあるＰＯＰがあり、食材の横には『食材と調理するタレ（ソース）』などの混合調味料がセットになっていて、さらに食品メーカー・スーパーマーケット側で、著名な料理家や料理研究家のアドバイスを添えて献立を考えてくれます。

けれども、これらの加工食品・混合調味料

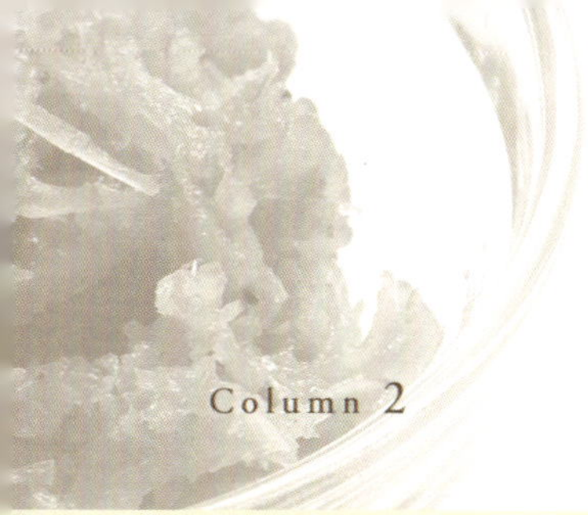

Column 2

の多くに食品添加物が使用されている現実があります。いったい私たち消費者が追い求める「利便性・低価格」の代償は何なのでしょうか。

たとえばその一例として、現在アレルギー・アトピー症は社会問題になるくらい多くの人たちが苦しんでいます。その因果関係には諸説ありますが、大きな原因の一つとして「当該者の両親も含め、本人の食生活・食歴も大いに関係しているのではないか」と言われています。その中でも、「食品添加物の過剰摂取が腸内細菌（善玉菌・悪玉菌・日和見菌に大別される）の環境を悪化させ、免疫力低下によるアレルギー・アトピー症を発生させる要因の一つと思われる」という説も有力なものとして医学界でも論議されています。

食の安全が叫ばれる昨今ですが、10年・20年・30年と長期に渡り、私たちは数十・数百種類の食品添加物を、知らず知らずのうちに毎日毎日摂取しています。自分自身の健康、さらには将来を担う子供たちの健康は本当にこのままで大丈夫でしょうか。

自分のためにも、自分の大切な人のためにも、保存料・添加物なしの調味料（＝醤）を是非手作りしてみてほしいのです。

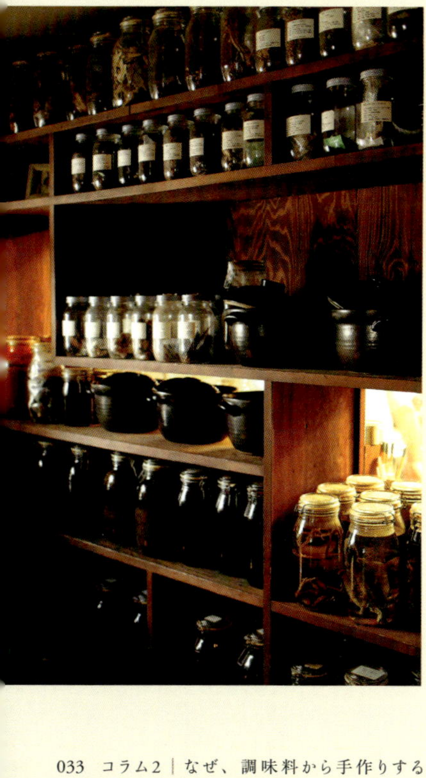

醤を使ったタレ＆ドレッシング

醤は組み合わせても単品でタレとして使っても、大変美味しく頂けます。ここでは私のお勧めの組み合わせをご紹介いたします。オリジナルでお好みの組み合わせを探してみて下さい。

《醤を組み合わせて美味しい》

醤を組み合わせるにあたっては、お好みの比率でお楽しみ下さい。細かく刻んだ松の実やくるみを入れると、更に抜群の食効（美肌効果・抗加齢効果・代謝促進効果など）が期待できます。

●野菜サラダ（冷、温）、餃子などに。

◇沙茶醤＋葱油＋花椒塩＋酢（黒酢、米酢）＋薬膳辣油or豆板醤（好みで）

◇沙茶醤＋花椒油＋花椒塩＋酢（黒酢、米酢）＋薬膳辣油or豆板醤（好みで）

●焼き豆腐や、焼き野菜（例：焼きナス）などに。

◇沙茶醤＋甜麺醤＋酢（黒酢、米酢）＋薬膳辣油or豆板醤（好みで）

●野菜サラダ（冷、温）、餃子、白身魚のフライなどに。

①椒麻＋糖醋醤

②椒麻＋糖醋醤＋芝麻醤

③椒麻＋糖醋醤＋芝麻醤＋薬膳辣油or豆板醤

※①～③は徐々に醤を加えていき、変化を楽しみながら頂くのもお勧めです。

《そのまま美味しい》

醤をそのままタレとして使って下さい。みじん切りにしたネギやニンニクなど、お好みの薬味を足したり、辛味のお好きな方は薬膳辣油or豆板醤を加えても美味しく頂けます。

●しゃぶしゃぶのタレ（牛肉・豚肉・羊肉）に。

オイスター醤

●田楽（豆腐・こんにゃく・焼きナス・焼きネギなど）、味噌カツのタレに。

甜麺醤

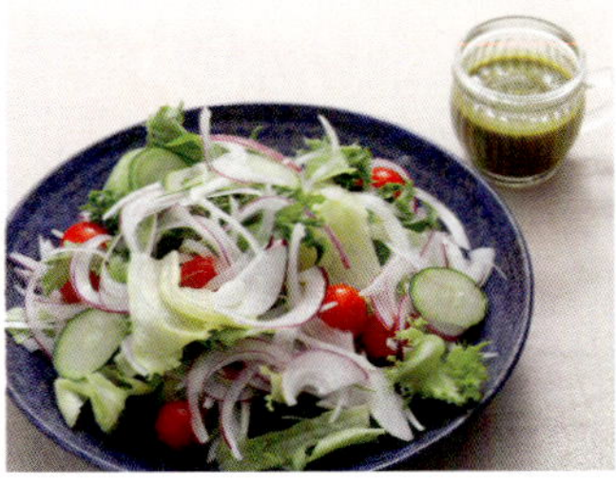

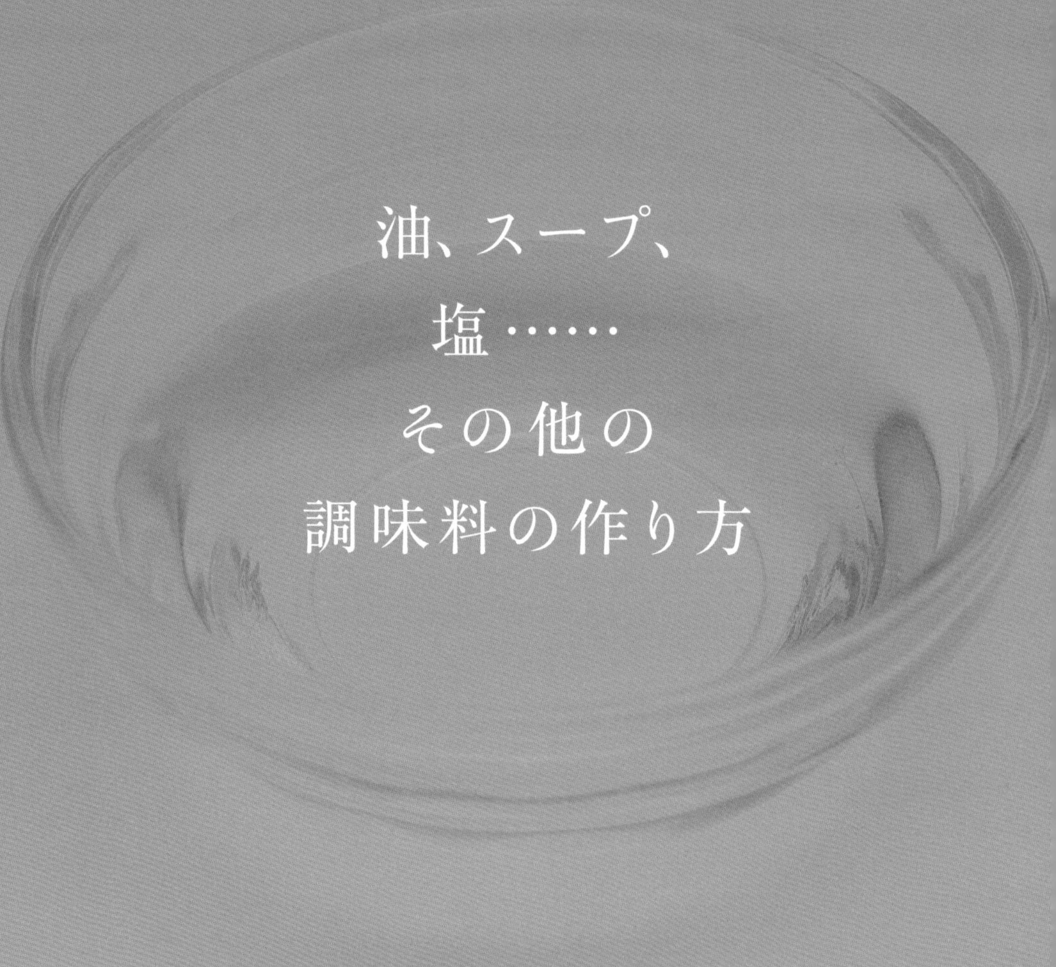

油、スープ、塩……その他の調味料の作り方

甜《テン》醤《ジャン》油《ユ》

漢方甘醤油ダレ

食効

消化機能強化、健胃整腸、食欲増進

甜醤油は、生薬の香り高い、コクのある甘めの漢方醤油ダレで、雲白肉《ウンパイロー》のタレとして一般的です。ほかにも餃子や冷菜などの漬けダレのベースとして使ったり、炒め物や煮込みに加えたりと、実は幅広く使用できて便利です。本格的な味なのに、作り方も材料を入れたらとにかく焦がさないように、根気よく煮詰めるだけの簡単さ。

ニンニク・酢・辣油・豆板醤・芝麻醤などと組み合わせるのもお勧めです。

今回使った生薬は、腹部冷痛や下痢を防止し、消化機能を強化してくれる桂皮と、食欲不振や消化不良、嘔吐などの症状に効くと言われる陳皮、そして殺菌作用があり、健胃・駆虫作用もある花椒を使用。

美味しいだけでなく、おなかにも優しいタレが、この甜醤油なのです。

材料（約300g分）

長ネギ（みじん切り）…20g
ショウガ（みじん切り）…6g
醤油…250cc
酒…100cc
砂糖…175g
桂皮の粉
（シナモンパウダー）…5g
陳皮の粉…2.5g
花椒粉…2.5g

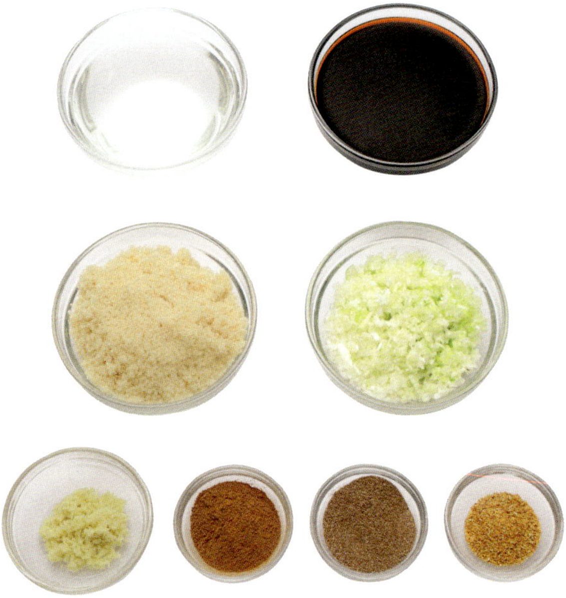

作り方

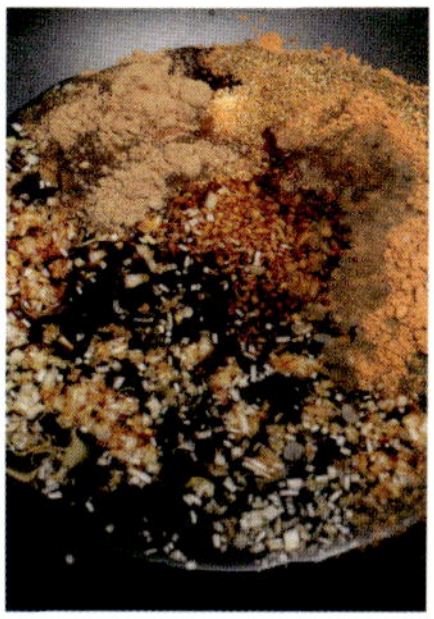

1　ショウガ、長ネギはみじん切りにして、材料全てをフライパンに入れて強火にかける。

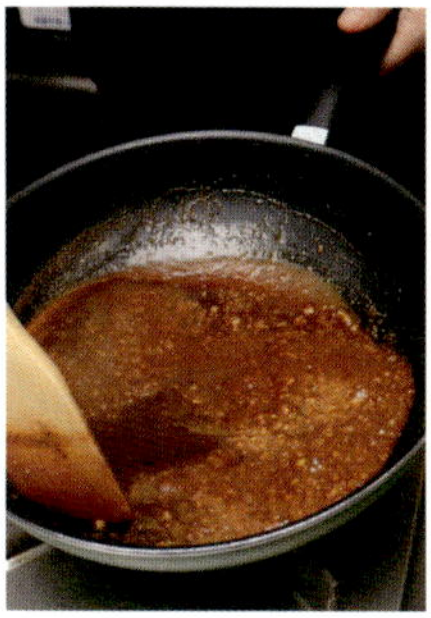

2　沸騰直前に弱火にして、焦がさないように煮詰める。

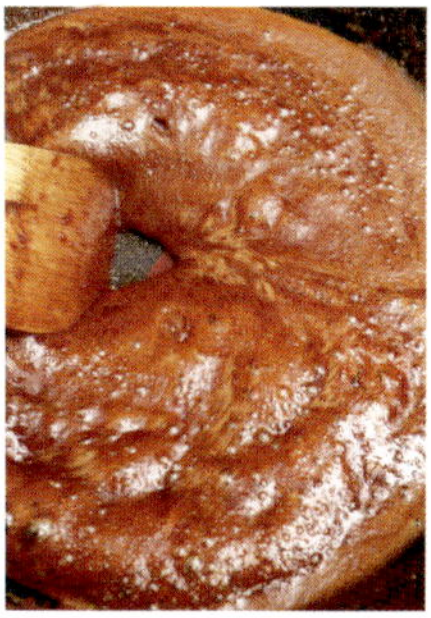

3　だんだんとろみがついてきたら、あともう少し。

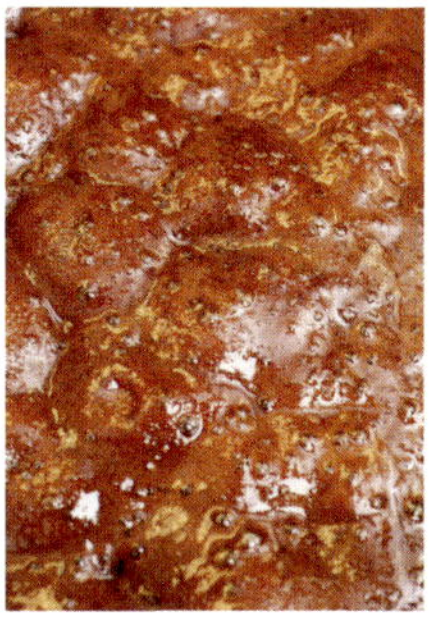

4　ボコボコとクレーターのような泡が立ってくるまで煮詰めたら完成。シロップ程度のとろみがよい。

◇常温に冷ましたら密閉容器に入れる。冷蔵庫で約1ヶ月保存可能。
殺菌（P8参照）しておけば、冷蔵庫で約3ヶ月保存可能。

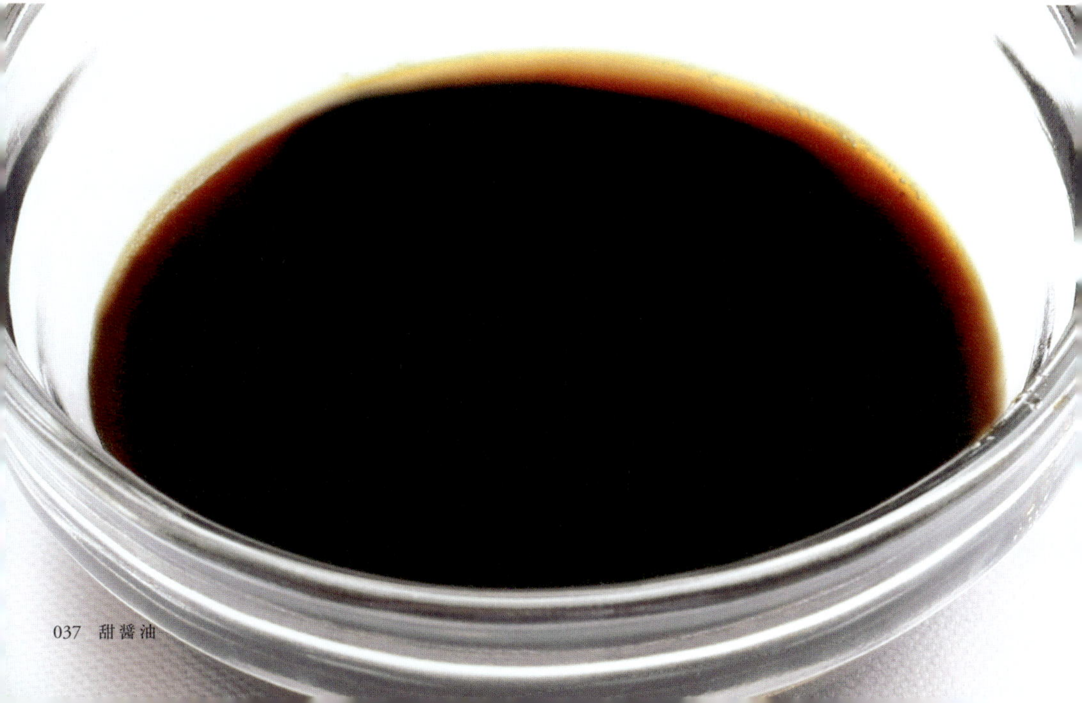

薬《ヤク》膳《ゼン》辣《ラー》油《ユ》

身体に美味しい健康辣油

食効 免疫力強化、体内脂肪の分解促進、血行促進、消化の促進、健胃整腸

薬膳辣油の主要食材は唐辛子です。サポートする生薬として、陳皮、桂皮、八角、丁字、花椒の実、和山椒の実の6種類と、抗酸化油のオリーブオイル・ごま油を使用します。

唐辛子の辛味成分カプサイシンは体内脂肪の分解促進・消化の促進・血行を良くする効能を持っています。さらに免疫力強化ビタミンのβカロテンを大量に含む他、ビタミンB_1／B_2／B_3／B_5(パントテン酸)／B_6、ビタミンE、ビタミンKも豊富に含みます。また、アンチエイジングで注目され有害物質のデトックス(解毒)に有効な微量元素セレンや鉄・マンガン・亜鉛・リン・カリウム・カルシウムを豊富に含みます。

この唐辛子と6種類の生薬(それぞれの生薬の食効はP46の七香粉を参照)を抗酸化油のオリーブオイルでじっくり時間をかけて煮詰め、辛味成分や生薬の有効成分を十二分に抽出した薬膳辣油は、抜群の健康効果が期待できるのです。

材料(約350g分)

長ネギ(青い部分)…1本分
ショウガ(皮付き)…½個
炒りごま(白・黒ミックス)…25g
※ごまをすってもよい
オリーブオイル…
a300cc、**b**40cc
ごま油…大さじ2
一味唐辛子…75g
鷹の爪…3〜4本
桂皮の粉(シナモンパウダー)…1.5g
陳皮の粉…1.5g
八角の粉(大茴香)…1.5g
丁字の粉(丁香)…1g
花椒の実…1g
和山椒の実…1g
砂糖…1.5g
(あれば甘草…1.5g)

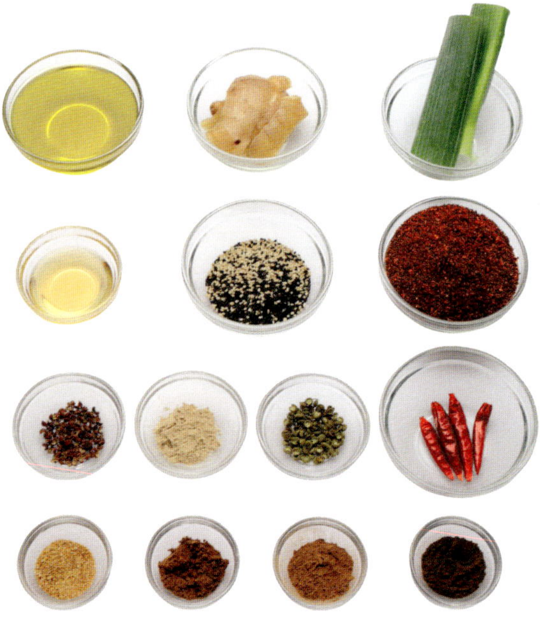

作り方

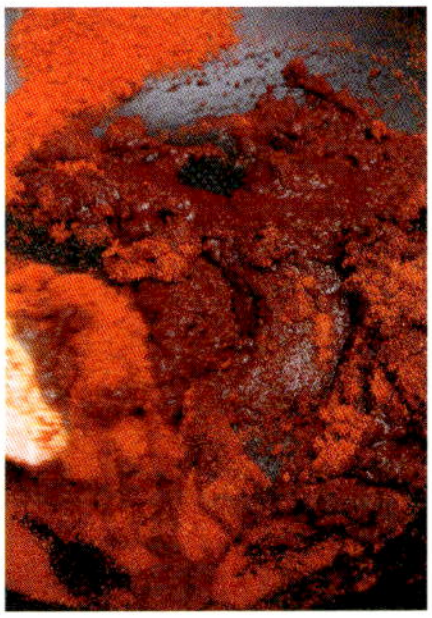

1　フライパンで一味唐辛子とオリーブオイル**a**を少量加え、粉っぽさがなくなる程度になじませておく。

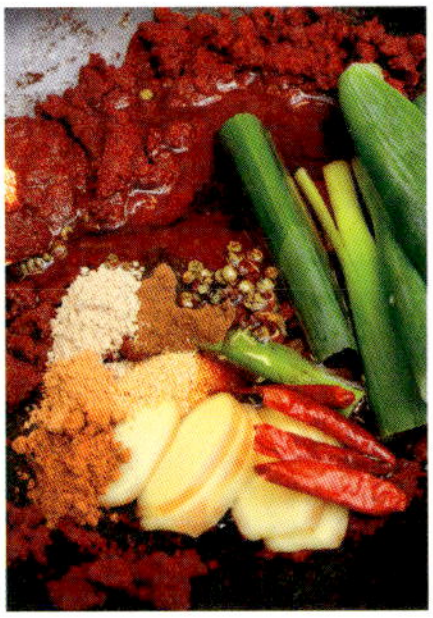

2　ショウガは皮ごと3mm程度にスライスし、長ネギは10cm程度に切る。フライパンに炒りごま、ごま油、オリーブオイル**b**を除いた全ての材料を入れ、中火にかける。

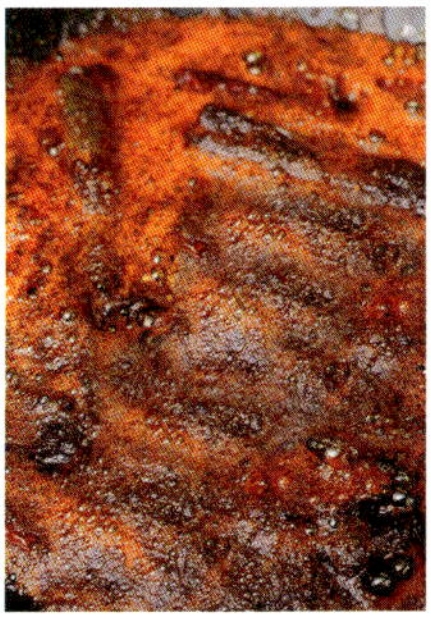

3　沸騰したら、オリーブオイル**b**を入れて、弱火～中弱火で20～25分程度煮詰め、じっくり辛味成分を抽出する。

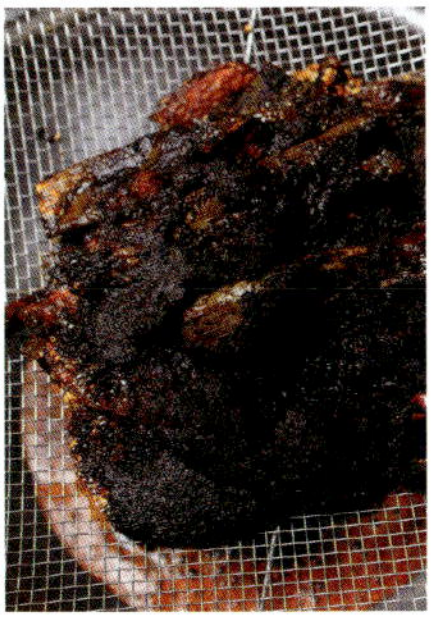

4　長ネギが黒っぽくなったら火を止め、網などでこす。70～80℃に温度が下がったら、最後に炒りごまとごま油を混ぜ入れて完成。こした鷹の爪はできあがりに入れてもよい。

◇常温に冷ましたら密閉容器に入れる。常温で約3ヶ月保存可能。
◇唐辛子などの残滓(残りかす)が気になる場合は、こす時点で目の細かい網を使用するとよい。

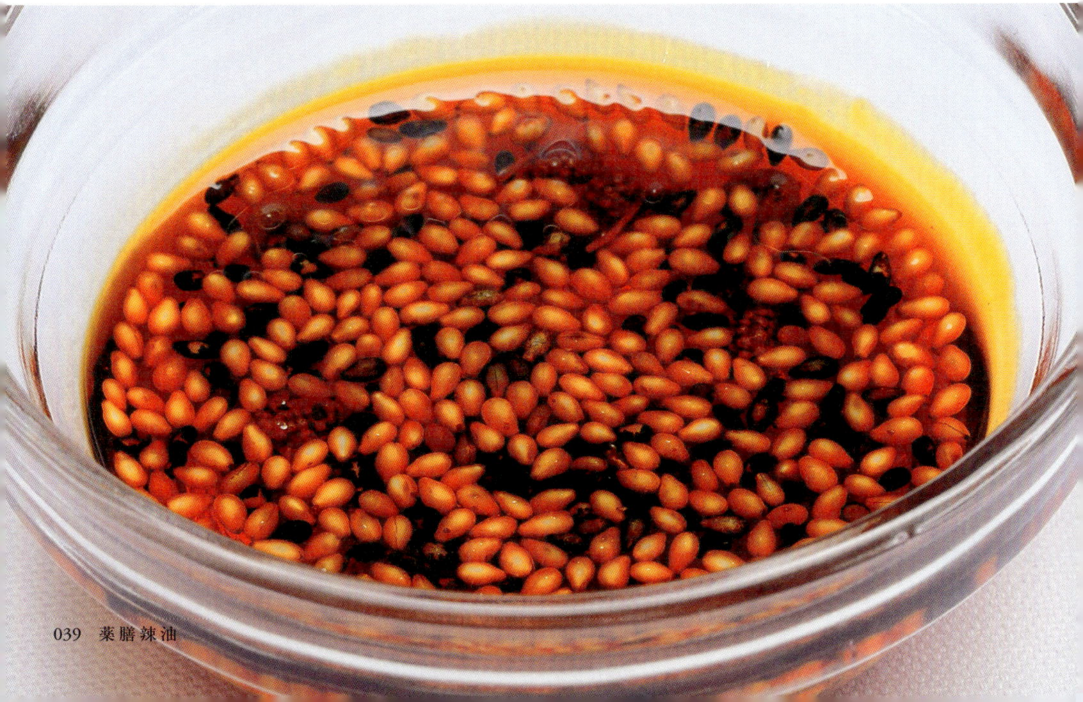

葱《ツォン》油《ユー》 ❀ 青ネギ香油《シャンユー》

食効 ❀ 免疫力強化、疲労回復、抗酸化作用、血行促進

葱油は長ネギの青い部分から、香りや有効成分を油に抽出した、北京料理には欠かせない香油で、料理をシンプルに仕上げることが出来ます。

長ネギには、βカロテン・ビタミンB_1／B_2／B_3／B_5（パントテン酸）／B_6／B_9（葉酸）・ビタミンC・ビタミンE等のビタミン類が豊富に含まれています。

また、ニンニク・玉ネギなどと同様、アリシンが含まれているので、血行を良くしたり、疲労回復効果が期待できる他、アリシンが低温の油脂に溶けることで変化する、アホエンという硫黄化合物には非常に高い抗酸化作用があり、脳の活性化や免疫力強化、抗コレステロール作用などがあることで最近注目されています。

豊富に含まれるβカロテン・ビタミン群は免疫力の強化に役立ちます。

◇常温に冷ましたら密閉容器に入れる。常温で約3ヶ月保存可能。

材料（約200g分）

キャノーラ油…300cc
長ネギ（青い部分）…300g
ショウガ（厚めにむいた皮部分）…30g
花椒の実…8g

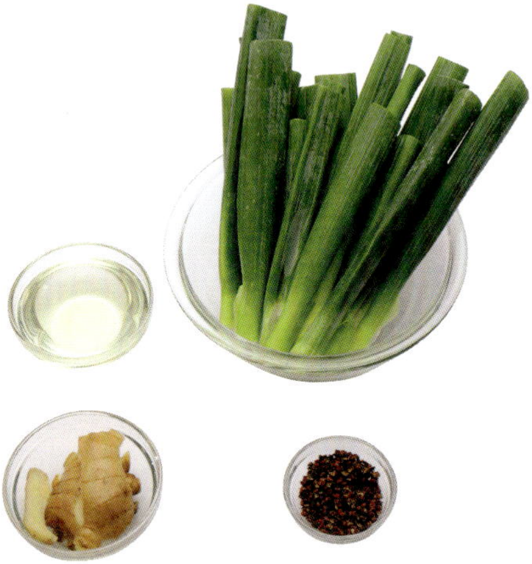

作り方

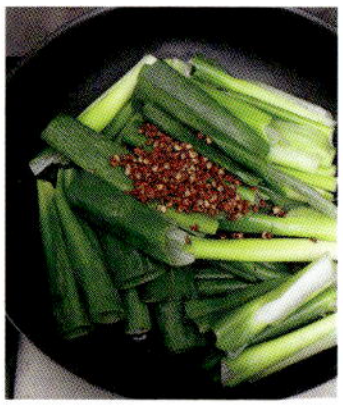

1　キャノーラ油、長ネギ、花椒をフライパンに入れ、油がグツグツするまで強火で加熱する。

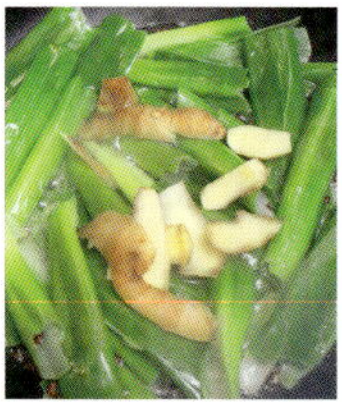

2　長ネギが少ししんなりしてきたら中弱火にしてショウガを入れる。

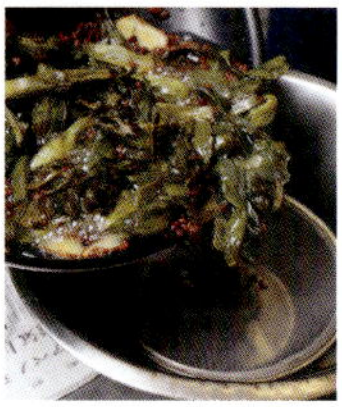

3　全体にこんがり焼き色がついたら、網でこして完成。

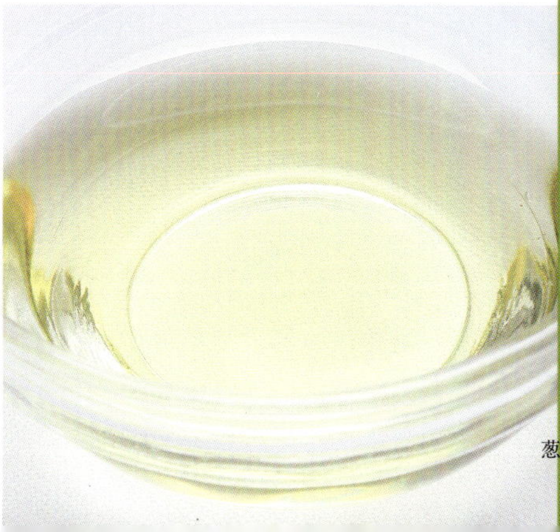

花椒《ファオジャオ》油《ユ》

山椒風味の香《シャン》油《ユー》

食効

食欲増進・殺菌効果

花椒の香りと食効成分を油に抽出したもので、食欲を増進し、味を引き締めます。身体を温め、殺菌作用もあります。

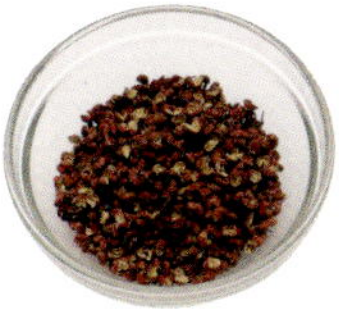

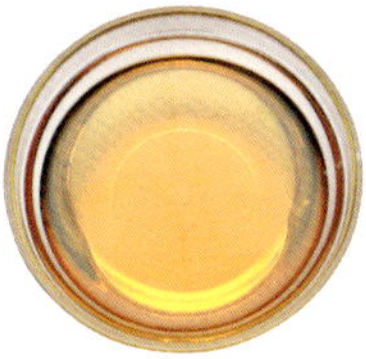

◇常温に冷ましたら密閉容器に入れる。常温で約3ヶ月保存可能。

材料（約100g分）

花椒の実…16g
ごま油…100cc

作り方

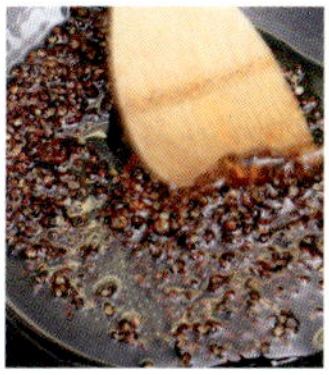

1　材料をフライパンに入れ、強火にかける。沸いたら焦がさないように弱火で加熱する。

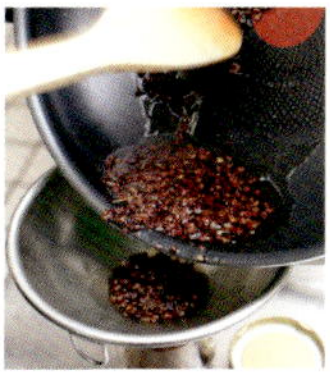

2　油に花椒の香りが移り、花椒が黒くなったら完成（網でこしてもよい）。

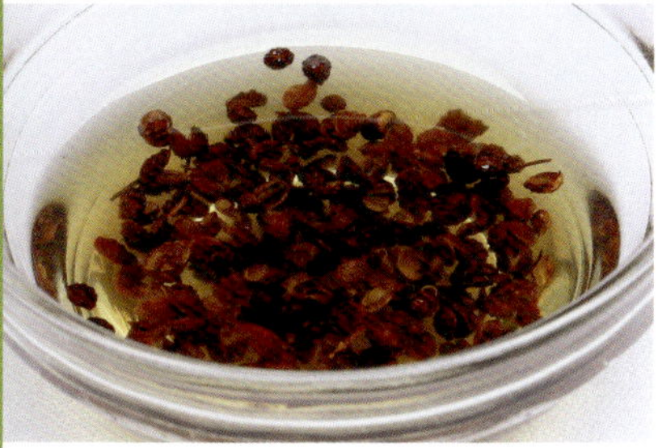

花椒《ファオジャオ》塩《エン》

山椒風味の焼き塩

食効

食欲増進・殺菌効果

花椒の香り成分を塩に採り込んだもので、花椒油と同様の効果があります。特にシンプルな揚げ物にマッチします。

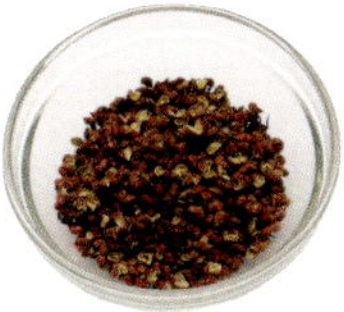

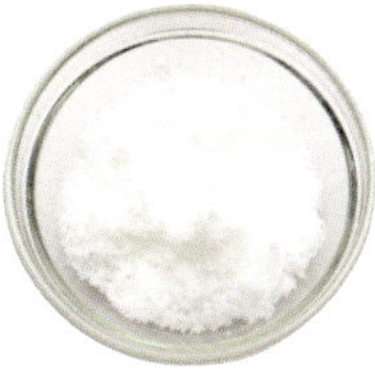

◇常温に冷ましたら密閉容器に入れる。常温で約3ヶ月保存可能。

材料（約70g分）

花椒の実…20g
塩…50g
※花椒：塩の割合が3：7になればよい。

作り方

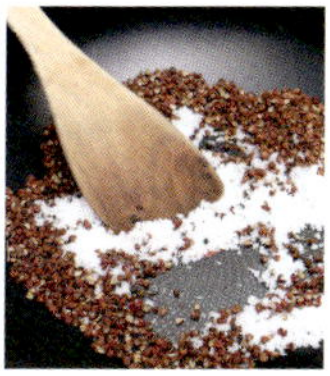

1　フライパンで塩をまず強火で軽く炒り、花椒を入れる。焦げないように注意。

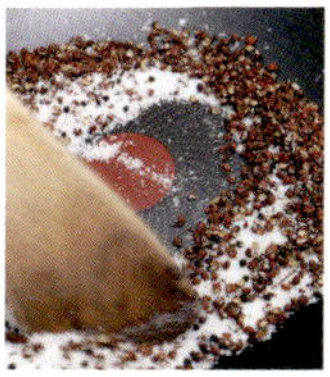

2　塩にほんのり色がつき、香りが移ったら完成。密閉容器で保存する。

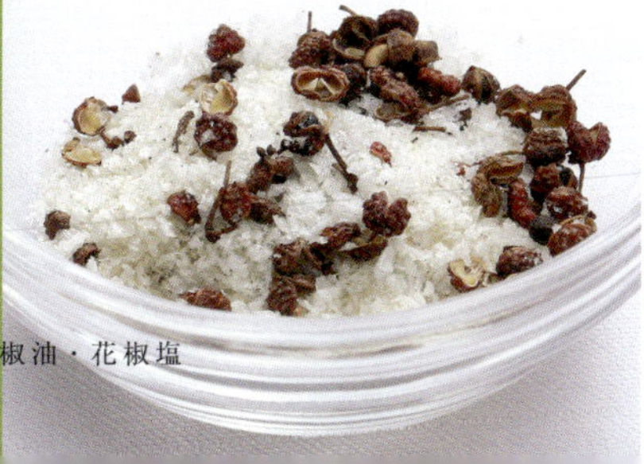

毛湯《マオタン》 ꕥ 基本スープ

食効 ꕥ 美肌効果

毛湯は、あらゆる料理に使用できる基本スープです。この本で紹介している料理の材料にある「スープ」というのは、この毛湯を使用しています。ちなみに、「湯」というのは中国語で「スープ」という意味です。

本来はモミジ（鶏の足先）・鶏ガラ・豚背骨・老鶏などの食材からスープを採りますが、ここでは、誰でも簡単に入手でき、コラーゲンたっぷりの美味しいスープを採ることが出来る「手羽先」を使用しています。

スープを採った後の「手羽先」は、滷水《ルースイ》（P44）で煮込んだり、ほぐして棒々鶏に、サラダのトッピングに、鶏茶漬けに……と広く利用出来ますが、軽く塩をふっただけでも美味しくいただけます。毛湯から手作りすることで、本格的な中華料理がご家庭で味わえます。ぜひ作ってみてください。

材料（約1500cc分）

水…2000cc
鶏手羽先…20本
長ネギ（青い部分）…100g
ショウガ（皮付き）…½個
酒…200cc
花椒の実…20粒（好みで増減）

［準備］

鶏手羽先はボウル等に入れ、流水で軽く洗っておく。

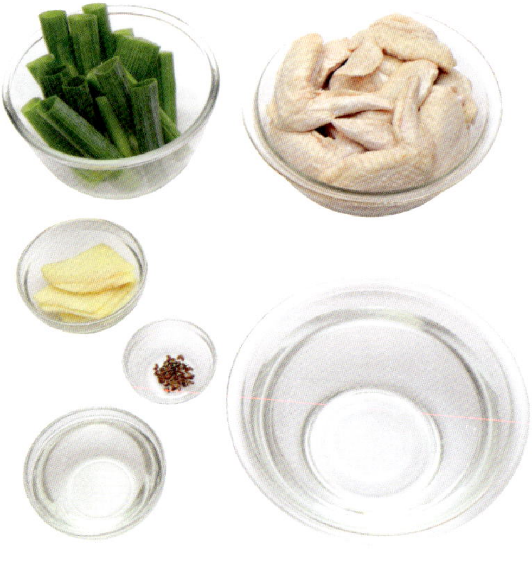

毛湯は、滷水を除き、鶏ガラスープで代用することができます。料理などで毛湯の代わりにスープを使用する際は、以下の作り方を参照してください。

スープの作り方

水600ccに鶏ガラスープの素（無添加）を大さじ1混ぜる。

作り方

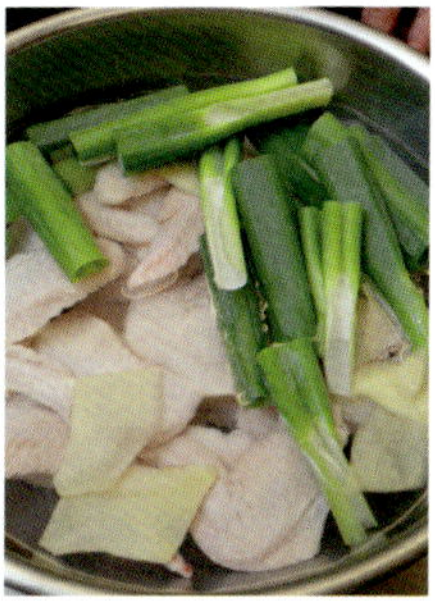

1　長ネギはぶつ切りに、ショウガは皮ごと4～5mmくらいの厚さにスライスする。鍋に花椒以外の材料を全て入れ、強火にかける。このとき、必ず水から火にかけること。

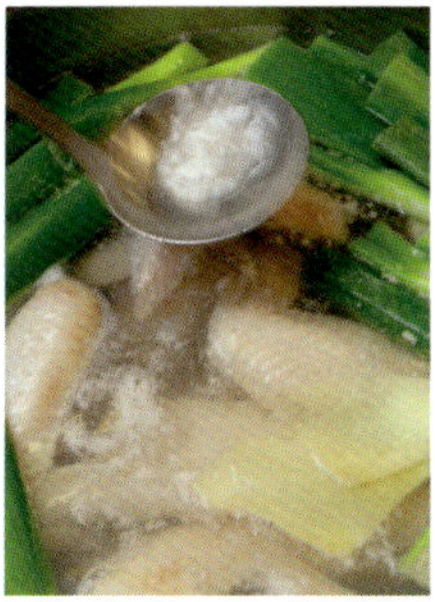

2　こまめにあくを取り、沸騰したら中火にして15～20分煮る。

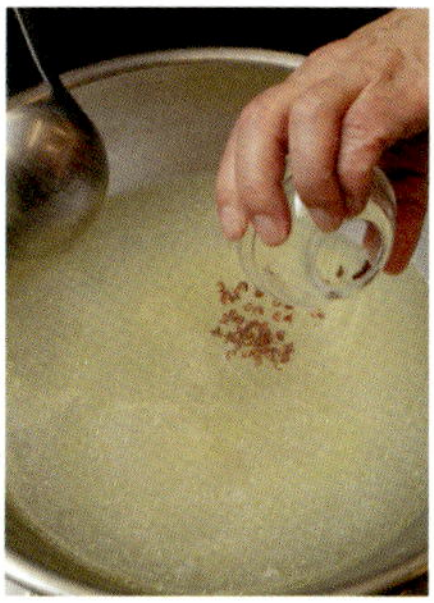

3　弱火にして、手羽先、長ネギ、ショウガを取り除き、花椒を入れ5分煮る。

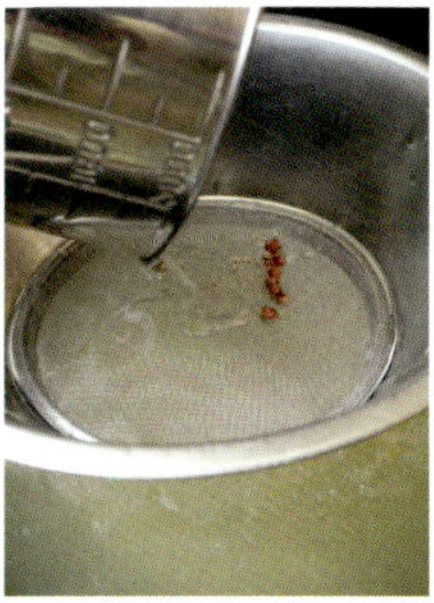

4　網でこして完成。

◇常温に冷ましたら密閉容器に入れる。冷蔵庫で約4～5日、冷凍庫で約3ヶ月保存可能。
◇残った手羽先は、軽く流水で洗い、キッチンペーパーなどで水気をとったあと、冷蔵または冷凍にて保存しておくか、滷水（P44～45）で煮込んだり、棒々鶏などに用いると美味しく頂ける。

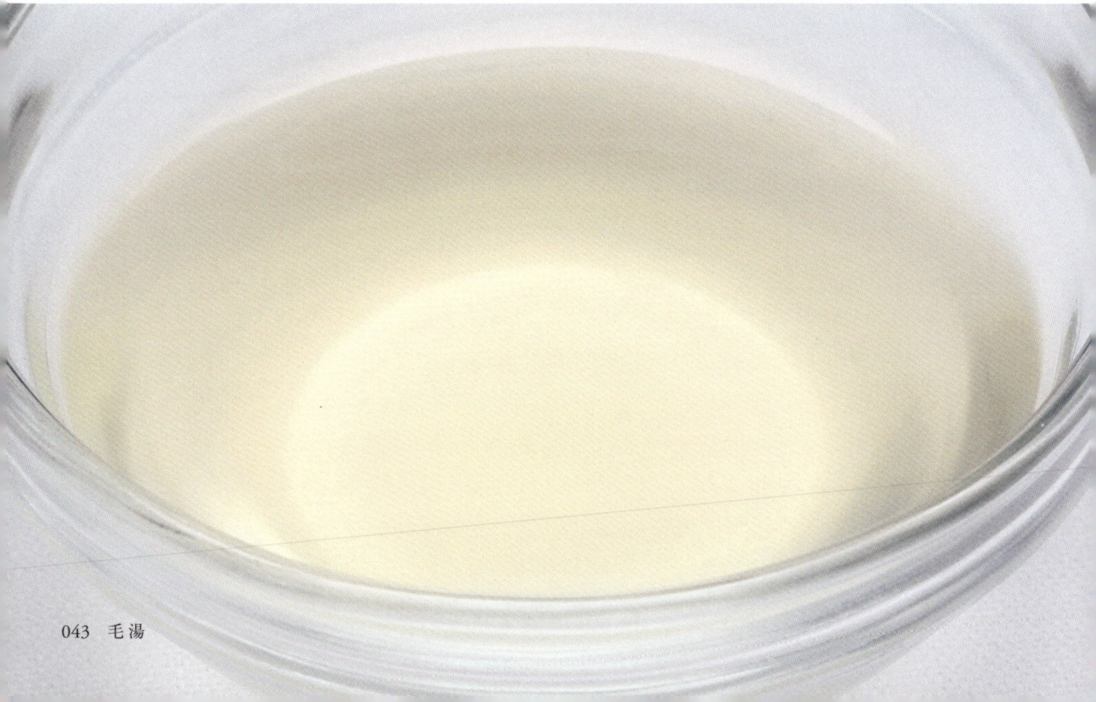

滷《ルー》水《スイ》

漢方万能コラーゲンタレ

食効

美肌効果・胃腸機能強化

滷水の「滷」とは、生薬と共に食材を煮込む料理方法のことで、肉類・魚類・豚足・内臓類など食材の生臭さを消し、食欲をそそる独特の風味をつけることが出来ます。

また、冷めても美味しいので、冷菜に利用することもできますが、添付のタレとして酢・豆板醬・豆豉辣醬・薬膳辣油・和からしなどとの相性も楽しむことができるほか、使用される生薬の薬効として、胃腸機能の強化が期待されます。

ここでは生薬として、桂皮・陳皮・八角・花椒・丁字などの生薬を使用しています。好みに合わせて甘草を追加してもよいでしょう。

また、本来は、鶏モミジ・豚骨・ネギ・ショウガ等の食材で滷水用のスープを作りますが、ここでは家庭でも作りやすいように毛湯で代用しています。

材料（約1500cc分）

毛湯…1500cc
（必ず毛湯を使うこと。
味が落ちるのでスープ代用不可）

醤油…270cc

酒…150cc

水…60cc

ザラメ…120g

A

桂皮の粉（シナモンパウダー）…7.5g

陳皮の粉…6g

八角の粉（大茴香）…6g

花椒粉…3g

丁字の粉（丁香）…1.5g

※**A**の生薬は、なければ市販の五香粉24gを使用してもよい。**A**に追加で甘草2gを入れてもよい。

※醤油の分量、カラメルの糖度、五香粉の分量は、好みで増減してもよい。

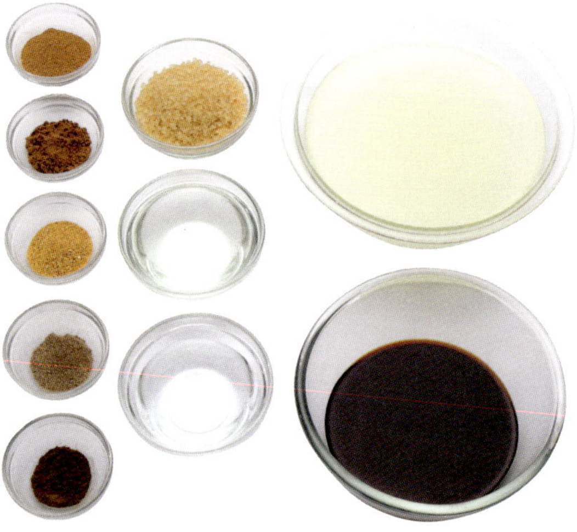

作り方

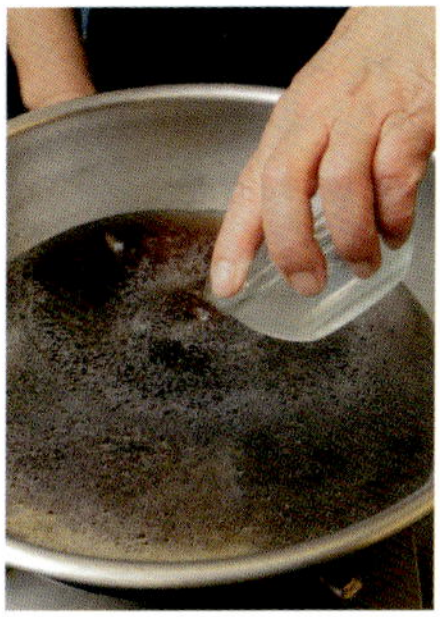

1　毛湯、醤油、酒を鍋で沸かす。

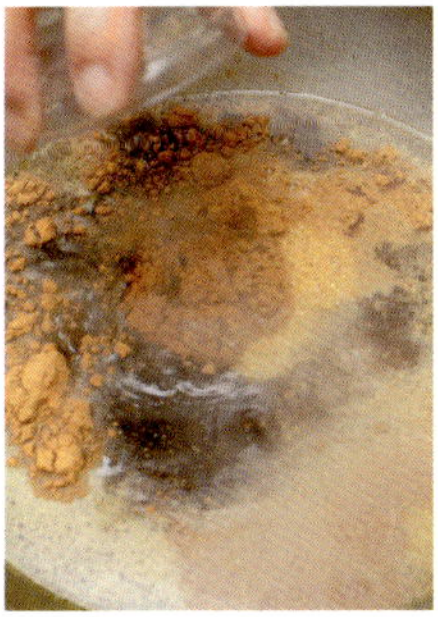

2　**1**の毛湯が沸騰したら弱火にして、**A**を入れ、よく混ぜる。

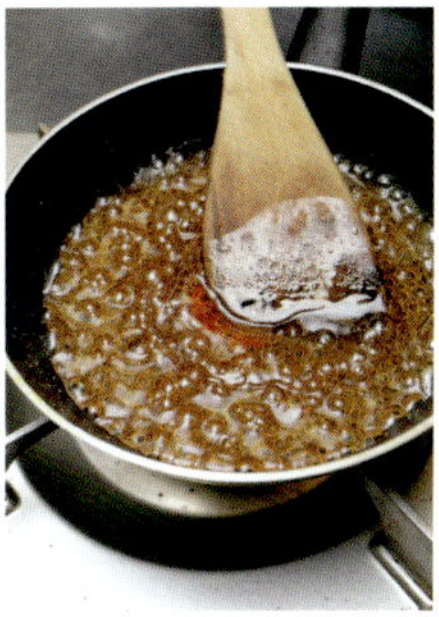

3　カラメルを作る。水とザラメをフライパンに入れ、中火でよくかき回す。カラメルがクツクツしてきたら、焦がさないよう中弱火にして、少し濃い茶色になったら火を止める。

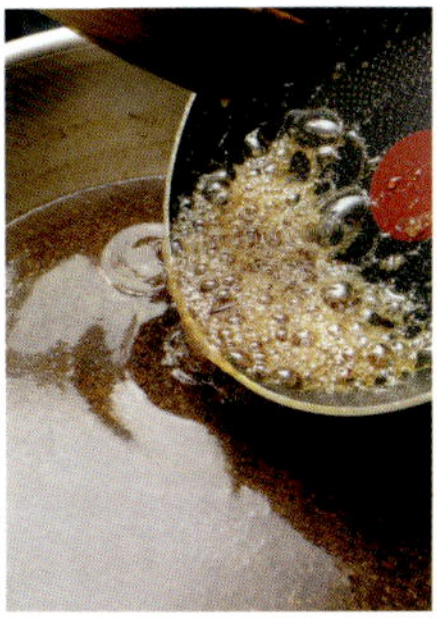

4　**2**に**3**のカラメルを入れ、よく混ざったら自然冷却して完成。カラメルを入れるとき**3**の温度が低いと、カラメルが固まってしまうので注意。

◇常温に冷ましたら密閉容器に入れる。冷蔵庫で約4～5日、冷凍庫で約3ヶ月保存可能。
◇滷水は継ぎ足して何度も使うと味に深みが出てよい。

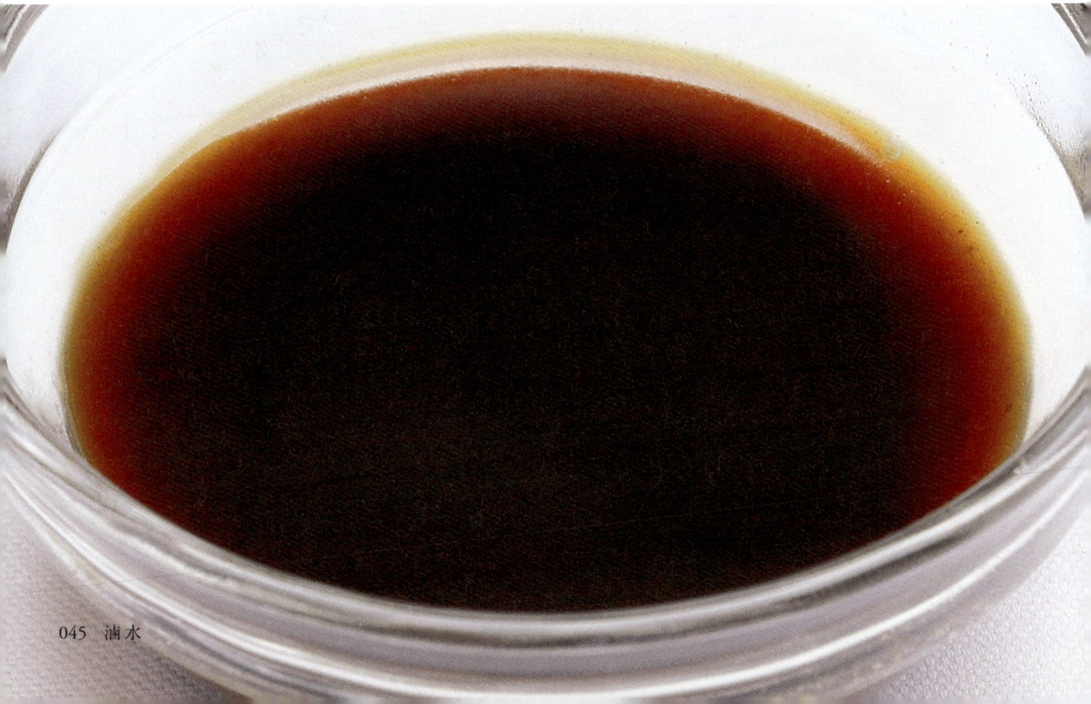

七《チー》香《シャン》粉《フン》

※ 7種生薬混合香辛料

食効 ※ **臓器機能強化、健胃整腸、腹部冷痛防止、嘔吐防止**

この「7種生薬混合香辛料」は、五臓（心・肝・腎・肺・脾臓）六腑（胃・胆のう・大腸・小腸・膀胱・三焦）の機能を補完強化したり、食材の臭味を除去する他、腐敗を防止するのに役立ちます。

《七香粉の生薬の効能》

①桂皮：腹部冷痛防止・下痢防止・消化機能強化
②陳皮：食欲不振改善・消化不良防止・嘔吐防止
③八角：胃腸機能強化・食欲減退改善
④甘草：去痰・咳止・潤肺・解毒作用・諸薬の調和
⑤花椒：健胃・胃腹冷痛防止・嘔吐防止・駆虫
⑥丁字：消化機能強化・健胃・嘔吐防止・殺虫作用
⑦茴香：健腎・健胃・腹部冷痛防止・嘔吐防止

材料（38g分）

桂皮の粉（シナモンパウダー）…10g
陳皮の粉…8g
八角の粉（大茴香）…8g
甘草の粉…4g
花椒粉…4g
丁字の粉（丁香）…2g
茴香の粉（フェンネル）…2g

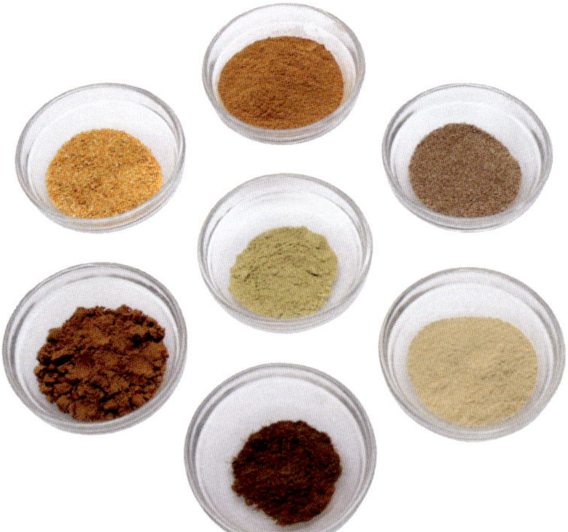

作り方

材料をすべてよく混ぜれば完成。
密閉容器に入れて保存しておく。
◇それぞれの生薬の増減はお好みで。

◇密閉容器に入れる。常温で約3ヶ月保存可能。

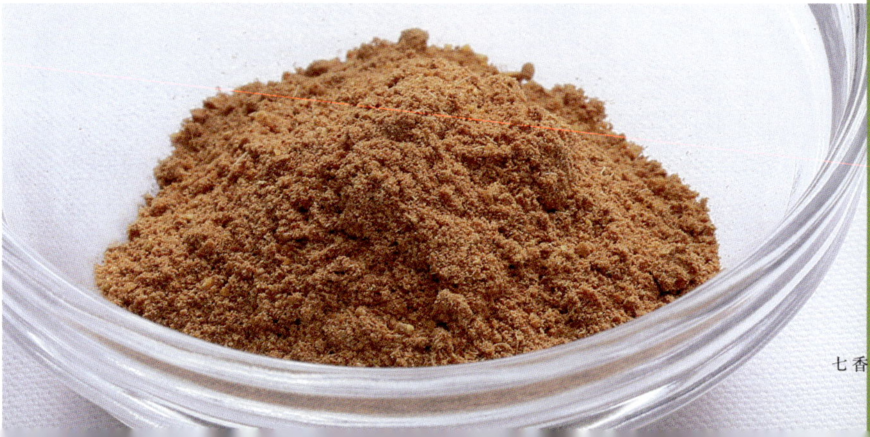

野菜の下処理

お客様から、「野菜や果物の農薬はどの様にして落とせば良いですか?」とよく質問を受けます。以下は、私が長年実践している野菜の下処理方法です。これらを行うことで、農薬はある程度除去することができます。

◆用語

「たわし」:「たわし①」は土や泥落とし用、「たわし②」は仕上げ用に使用。

「チョロ水」:水道の蛇口を絞ってほんの少しだけチョロチョロと水を流すことで、目安は、4分=1リットルの流水量。

「流水」:中程度からやや強い流水量。

「浸け洗い」:ボウルなどに水を張り野菜を入れた後、ザルをかぶせ(皿などでザルが浮かないよう重石をする)完全に野菜に水が被るようにしたあと、「チョロ水」にて10分程度洗うこと。

「振り洗い」:ボウルなどに水を張り野菜を入れて「流水」で振るように洗うこと。

「流し洗い」:野菜を直接「流水」で洗うこと。

「塩こすり」:手のひらに取った塩で、さっと洗った野菜をこすること。

A|ジャガイモ・サツマイモなどのイモ類

「たわし①」を使い、「流水」で土や泥を落とし、「たわし②」で「流し洗い」をした後「浸け洗い」をする。調理する前に「流し洗い」をするとさらによい。

B|ニンジン・ダイコン・カボチャ

土が付いていれば「たわし①」を使い「流水」で洗い流した後、「たわし②」で仕上げの「流し洗い」をする。

C|ゴボウ・レンコン

Bと同様にした後、「浸け洗い」をする(レンコンは穴の部分の汚れも注意する)。

D|キャベツ・レタス・白菜

先ず、外側の葉を1～2枚取ってから、使う枚数の葉だけ外し「振り洗い」をした後「浸け洗い」をする。最後に「流し洗い」で完了。

※包丁で切り分けておくと、その切断面から劣化しやすいので、なるべく使用する量に合わせて葉を外した方が良い。

E|キュウリ・ナス・トマト・リンゴなど

「塩こすり」のあと、「流し洗い」をする。

※トマトは表皮を湯むきするとさらによい。

※リンゴは表皮と果実の間に相当分の栄養成分が有るので、できれば丸ごと使いたい。気になるのであれば、「塩こすり」を2度しても良い。

F|アスパラガス・サヤインゲン・スナップエンドウ・オクラなど

「振り洗い」をした後「浸け洗い」をし、仕上げに「流し洗い」をする。

※炒める場合も、茹でる場合もこの下処理を行う。

G|ホウレン草・小松菜・春菊・チンゲン菜など

「振り洗い」をした後、「浸け洗い」をし、仕上げに「流し洗い」をする。

※茹でる場合はこの下処理を行う。

※炒め物の場合、「流し洗い」をした後、さらに10秒くらいさっと茹でて農薬除去し、調理するとさらに良い。

H|ブロッコリー・カリフラワー

使い勝手の良いように切り分けた後、「振り洗い」をし、さらに「浸け洗い」をした後、たっぷりの湯で茹でる。

I|レモン・グレープフルーツ・オレンジなどの柑橘類

●果実のみ食す、あるいは料理する場合・使用する前に必ず軽く「流し洗い」をしておく。

●果実・果皮全て食す、あるいは料理する場合:「たわし①」で「流し洗い」のあと「浸け洗い」をし、仕上げに再度「流し洗い」をする。

※果実の表皮に農薬を噴霧したり、浸したりしてあるので、農薬が直接、手・まな板・包丁などに付着するのを防ぐため、果皮を使用しない場合も洗う。

※レモン(有機・無農薬栽培は除く)の皮を料理に使用すると付着している農薬や防カビ剤などが料理に溶解する恐れがあるので、なるべく使用しない。〝レモンティー〟に使うレモンの輪切り、ウイスキー・焼酎等の炭酸割りに使用するカットレモンも同様。

コラム 3

食の意義・食養生の歴史と知恵

食とは、体をつくるもの。

言うまでもなく生きていく上で最も大事なことのひとつです。21世紀の国家運営の最も重要な施策の一つが、『安心・安全な食の確保』です。それには食育が欠かせません。

政府が推進している食育では「健康を維持管理するためにも1日30品目の食材を摂取しましょう！」などとあります。「毎日毎日30品目の食材を用意して、食べ続けなければ健康を維持することが難しくなってくる……」と考えると、逆にその事がストレスになって不安になり落ち着かず、イライラするという声を多く聞きます。

では、どうすればよいのでしょうか。

「1日30品目の摂取」についてはとりあえず無視し、まず1週間を一つの単位として考えて下さい。1日7〜8品目の食材でも、1週間あれば無理なく50品目もの食材を摂取することが出来ます。つまり、1週間トータルでの栄養摂取を考えていただければ問題ありません。誰でも簡単に目標をクリアできる摂取方法です。

私のおすすめは、「MY食材日記帳」を作ること。ノートに1週間ずつ摂取した食材を記入してみて下さい。

肉類・魚類・野菜類・果実類・海藻類・豆類・乾物類・その他に分類して記入していくと、使用した食材の傾向が手にとるようにわかりますので、1ヶ月に一度その傾向をチェックして不足傾向の食材があれば、次の1ヶ月で調整して下さい。

大きなくくりとして春夏秋冬の3ヶ月毎に見直します。そうすることにより1年間を通じ、無理なく不足分を補完することが出来ます。「MY食材日記帳」で、おおいに食事を楽しんでいただきたいと思います。

中国の臨床漢方食養生の世界では、先人たちが『食』の安全を確保するため、200年・500年・1000年……と気の遠くなるような時間を費やし膨大な人間の臨床データを収集してきました。

たとえば、今まで口にした事のない肉類・魚貝類（淡水／海水）・野菜類・果実類・キノコ類・昆虫類・爬虫類・草木類・鉱物類など

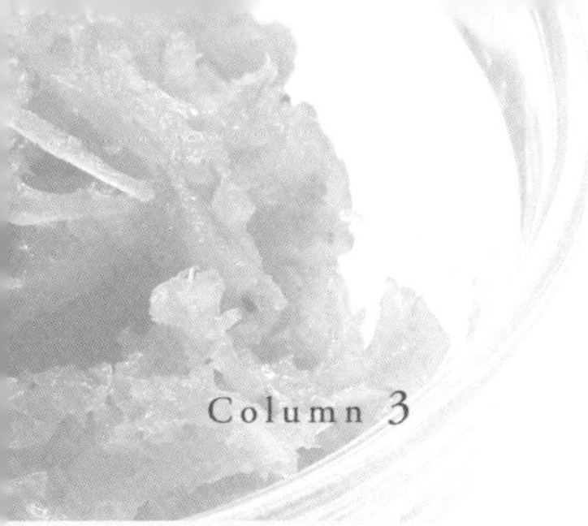

Column 3

を皇帝太医院（皇帝の為の病院）に正式採用する場合、いちばん保守的な正式採用条件として最低3世代90年間（1世代30年が基本）にわたり、相当数を動員した、人による治験データを収集したとされています。薬物・毒物の継続摂取はそれらの成分が体内に蓄積し、隔世遺伝する可能性があると考えられていたからです。

すべて実際に人が口に入れ、甘い、酸っぱい、苦い、辛い……を感じ、食べる事を繰り返すことにより「身体が冷えてゆくのか、逆に温まってゆくのか、どちらでもないか」、「食材として使うのか、あるいは薬として使うのか」、「無毒か、少し毒があるか。毒がある場合にはどの程度の毒か」、「どのくらいの量だと効果があるか、あるいは麻痺するのか、どのくらいの量だと死に至るか」……などなど、歴代の研究者たちが何代にもわたり詳細な研究成果や膨大な治験データを引き継ぎ、記録して後世に残してくれています。

一例として『中国古典食譜（Chinese classical recipes）主編者：劉大器』では、周代（BC１０６６）～清代（AD１９１１）までの３０００年間に発刊された千余の文献に登場する古典食譜（レシピ）一万一千余の内、三千数百余が記載されていますが、そこに登場する調味料は、「蜂蜜・蜜水・砂糖・黒糖・氷砂糖・醋・塩・醤油・辣椒・香油・五香調料（花椒・茴香・桂皮・丁香・小茴香）・五味調料（塩・砂糖・醋・醤・椒）・作料（椒・姜・葱など）・豉・豉汁・姜汁・酒」などです。

これらの調味料はすべて天然物、あるいはそれらを加工、醗酵、調合したもので、先人たちの知恵が詰まっています。つまり少なくとも紀元前11世紀から１９１１年の清代終焉までの３０００年間は、食品添加物としての調味料（アミノ酸など）は使用していなかったことになります。

今日に残されている臨床漢方の食養生には、先人たちが多大な犠牲を払って収集した得がたい臨床データが膨大に残されています。今日に生きる私達は、その貴重な食養生の知恵をおおいに利用させていただこうではありませんか。

サプリメントは万能ではない

「食生活にそんなに気を遣わなくても、栄養はサプリメントで摂れるから大丈夫」

そんな風に思っている人もいるかもしれません。

しかし私は、サプリメントはあくまでもビタミン類、ミネラル分、コラーゲンなどが不足している場合の栄養補助食品として使用すべきと考えています。普段の食生活でどうしても不足する時にサプリメントの助けを借りるのが良いと思います。

というのも、サプリメントの過剰摂取は健康障害を起こす場合があるからです。

成分を天然素材から抽出したとしても、最終的には何らかの人工的な手を加えているのがサプリメントだからです。

自然界に存在する無毒な成分は身体をすんなり通過出来ますが、人工的に作られた成分、あるいは有毒な成分に関しては肝臓のチェックを受けなければなりません。チェックが多ければ多いほど肝臓が疲弊します。肝臓の役目の一つとして解毒作用があります。薬も最終的には肝臓での解毒作用を受けて無毒化され、体外に排出されていきます。

サプリメントは薬ではないからといっても、同様に肝臓での解毒作用を受けており、肝臓に負担がないわけではないので、過剰な摂取はお勧めできません。

栄養補助食品としてアメリカで開発され、今や全世界に普及しているサプリメントですが、余りに過剰な摂取は肝障害を起こすなど、開発国アメリカでも問題になりました。

現在、数十種類以上のありとあらゆるサプリメントを手にする事が出来ますが、あくまでも栄養補助食品として、できれば信頼できる医師と相談しながら上手に使っていきましょう。

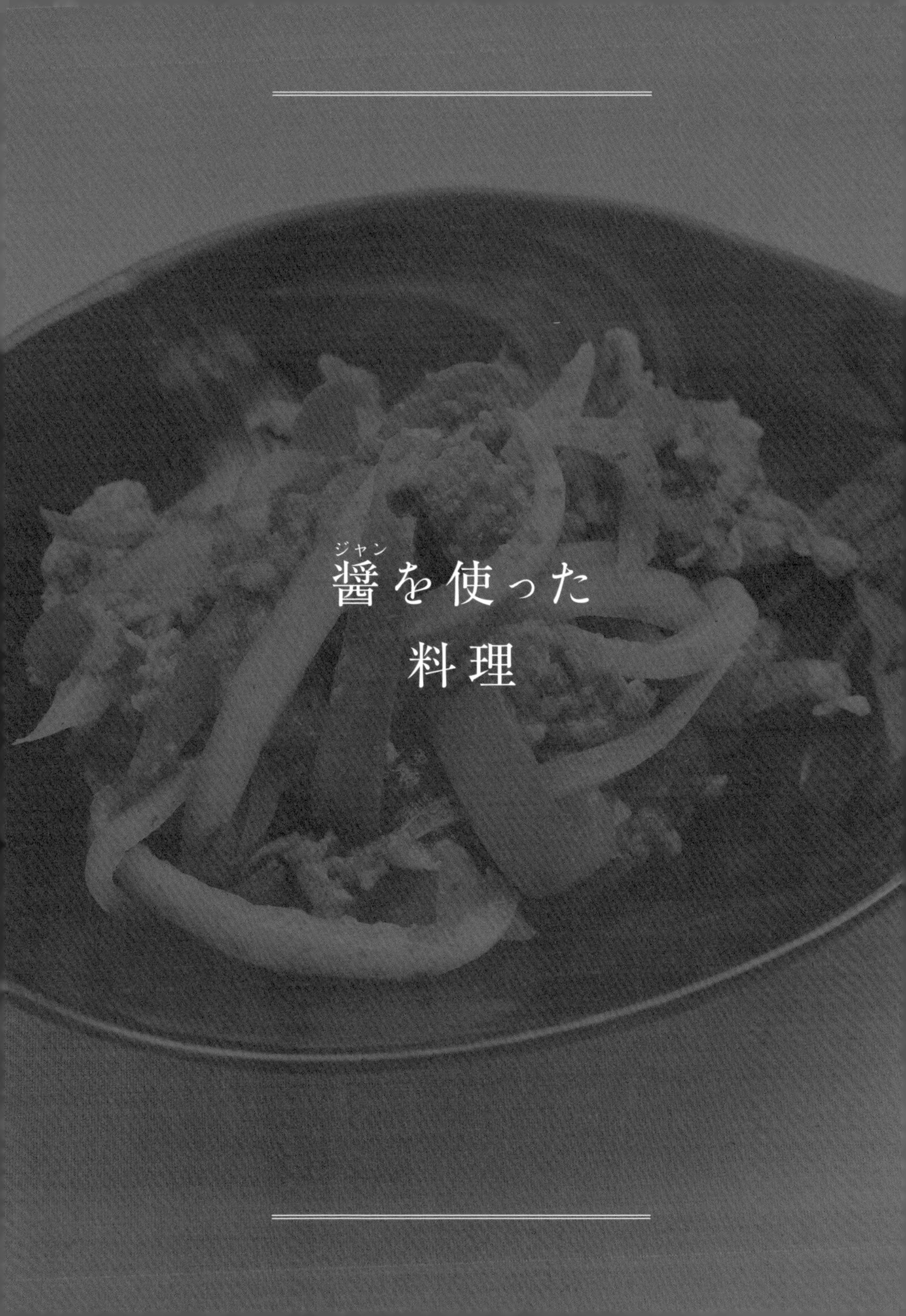

醤《ジャン》を使った料理

甜《テン》麺《メン》醤《ジャン》

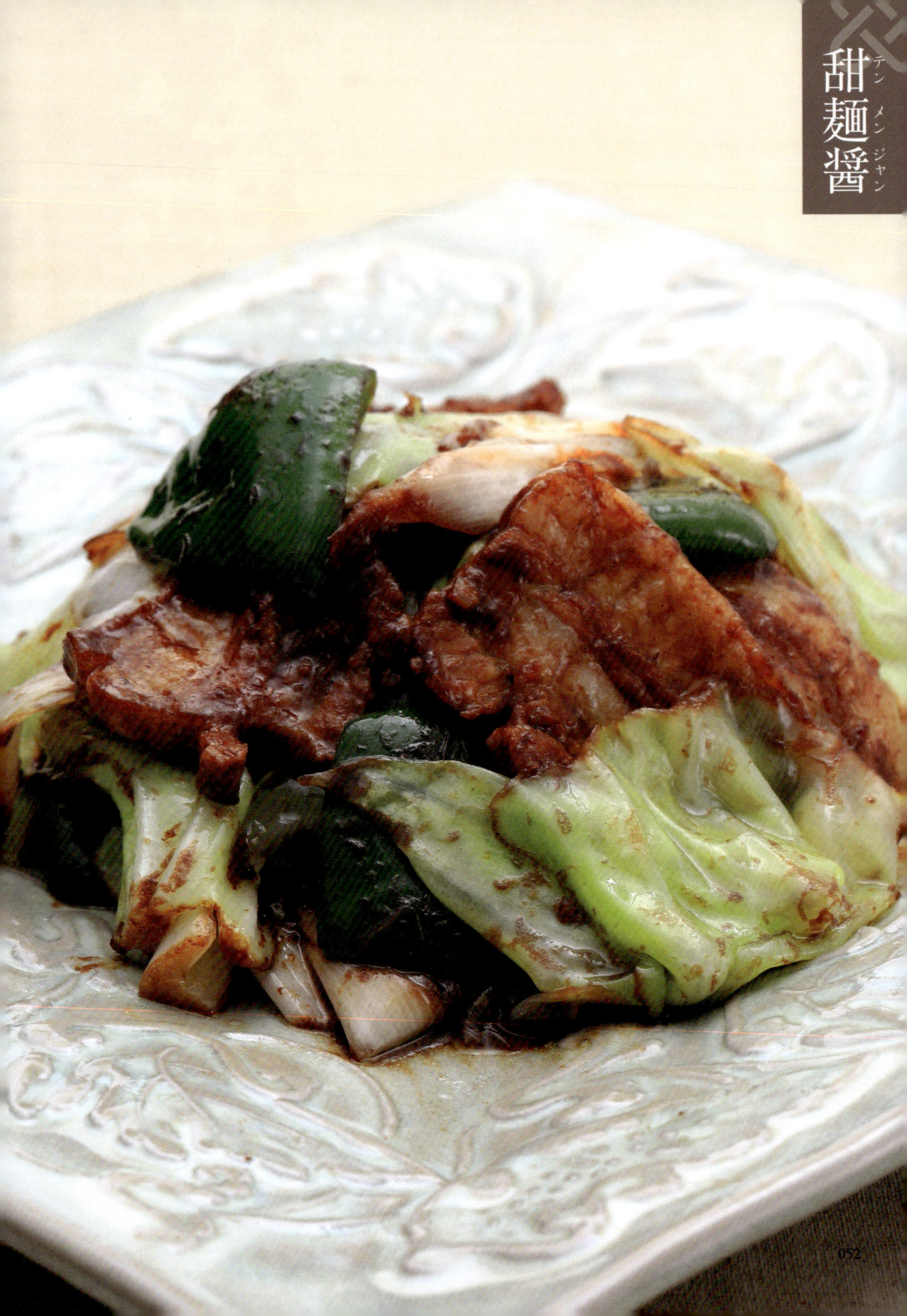

甜麺醤

ジューシー回鍋肉《ホイコーロー》

豚バラ肉の旨味がぎゅっとつまったブロック肉を、丸ごと茹でて使うのがポイント!

材料

豚バラブロック(茹でたもの)…120g
キャベツ…180g
ピーマン…85g
長ネギ…60g
甜麺醤…大さじ3
酒…大さじ1
水…大さじ1
オリーブオイル…大さじ1強
こしょう…適量

[準備]

肉の臭み消しのため、大きな鍋に分量外の水、長ネギの青い部分、ショウガの皮を入れて、湯が沸いたら豚バラブロックを入れ、30分ほど茹でる。このとき、水から豚バラを入れてしまうと、肉の旨味が流れてしまうので注意。常温に冷めるまで鍋に入れておき、3mm程度にスライスする。

作り方

1 キャベツは適当な大きさにちぎり、ピーマンは乱切り、長ネギは斜め切りにする。
2 フライパンにオリーブオイルをひき、ピーマン、長ネギ、キャベツの順に入れて、やや強火で炒める。
3 野菜がしんなりしてきたら、スライスした肉を入れ、さっと炒める。
4 酒と水で溶いた甜麺醤を入れ、素早く全体を炒めて、こしょうで味を調えたら完成。

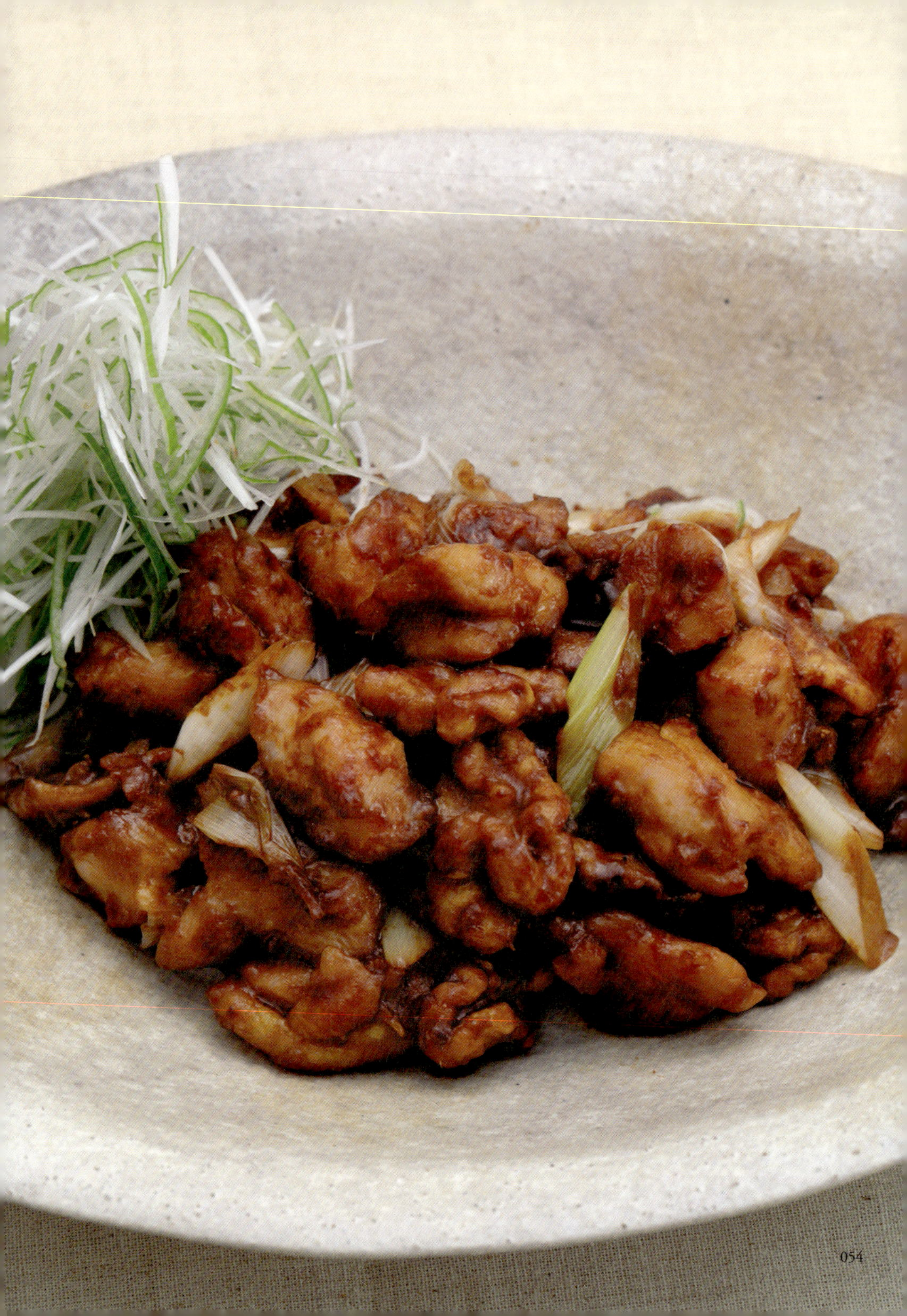

甜麺醤 鶏とくるみ炒め

やわらかい鶏と香ばしいくるみを、
甜麺醤の甘みがやさしく包んだ逸品!

材料

◆肉の下味
鶏もも肉…100g
卵…¼個(全卵)
塩麹…小さじ1
酒…小さじ1
醤油…小さじ½
オリーブオイル…小さじ¼
片栗粉…大さじ1
こしょう…少々

◆その他材料
くるみ…40g
長ネギ…60g
ショウガ(みじん切り)…5g
甜麺醤…大さじ1½
毛湯(スープ)…大さじ3
酢…小さじ½
オリーブオイル…小さじ1

[準備]

1 鶏肉を流水で洗い、キッチンペーパーなどでよく水気をとり、小さめの一口大に切る。
2 **1**に塩麹、酒、醤油、こしょうをよく揉み込んで、溶いた卵を揉み込み、片栗粉を混ぜ合わせたあと、オリーブオイルを軽く混ぜて30 分おく。

作り方

1 ショウガはみじん切りに、長ネギは1cmくらいの斜め切りにする。
2 フライパンにオリーブオイルをひき中火にかけ、ショウガを入れて香りが出たら、鶏肉を軽く表面に火が通る程度に炒める。
3 くるみ、長ネギを入れて炒め、毛湯で溶いた甜麺醤を入れて汁気がなくなるまで煮詰める。
4 仕上げに酢を回しかけ、あおったら完成。

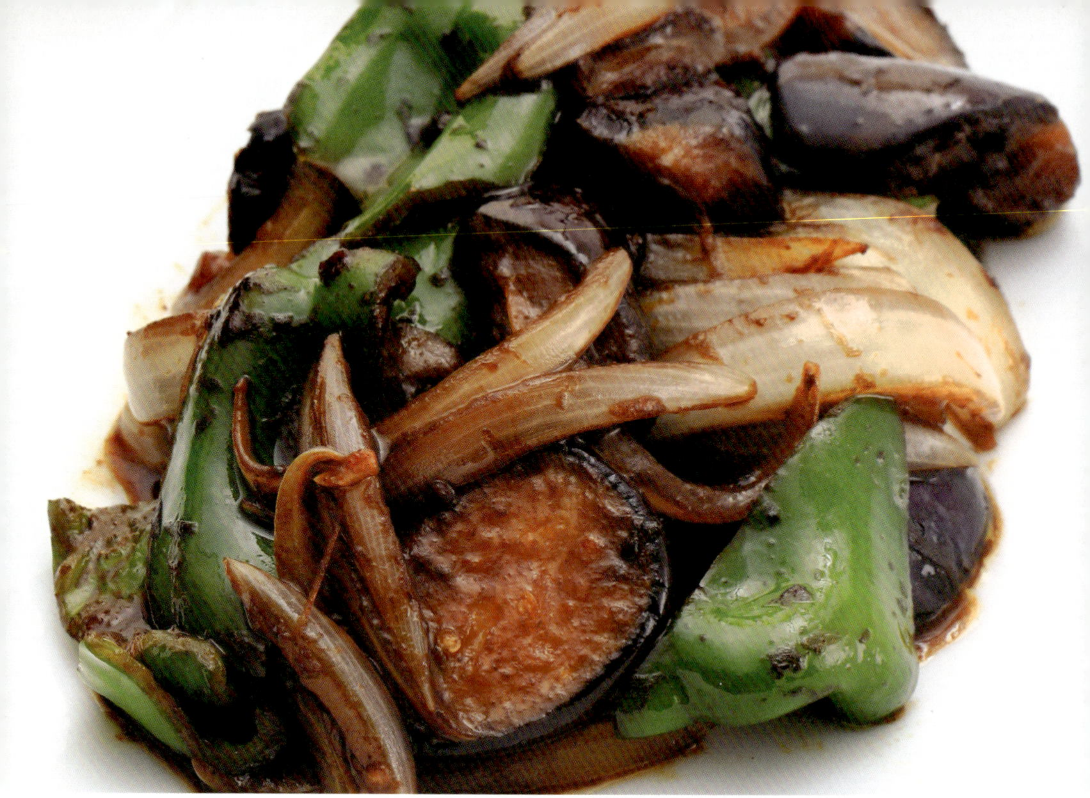

甜麺醤 ナスピー甘辛炒め

ピリッと辛みがきいたナスが主役。
ご飯が進む味！

材料

ナス…180g
ピーマン…85g
玉ネギ…150g
甜麺醤…大さじ2
豆鼓辣醤…小さじ2
酒…大さじ3
酢…小さじ1
オリーブオイル…大さじ2⅓
こしょう…適量

作り方

1　野菜は食べやすい大きさに切る。

2　フライパンにオリーブオイル少々と豆鼓辣醤を入れ、中火にかけて香りを出す。

3　残りのオリーブオイルを加え、ナス、ピーマン、玉ネギの順に入れて炒める。

4　酒で溶いた甜麺醤を入れ、やや汁気がなくなるまで炒める。

5　こしょうで味を調え、最後に酢を入れ、さっとあおって完成。

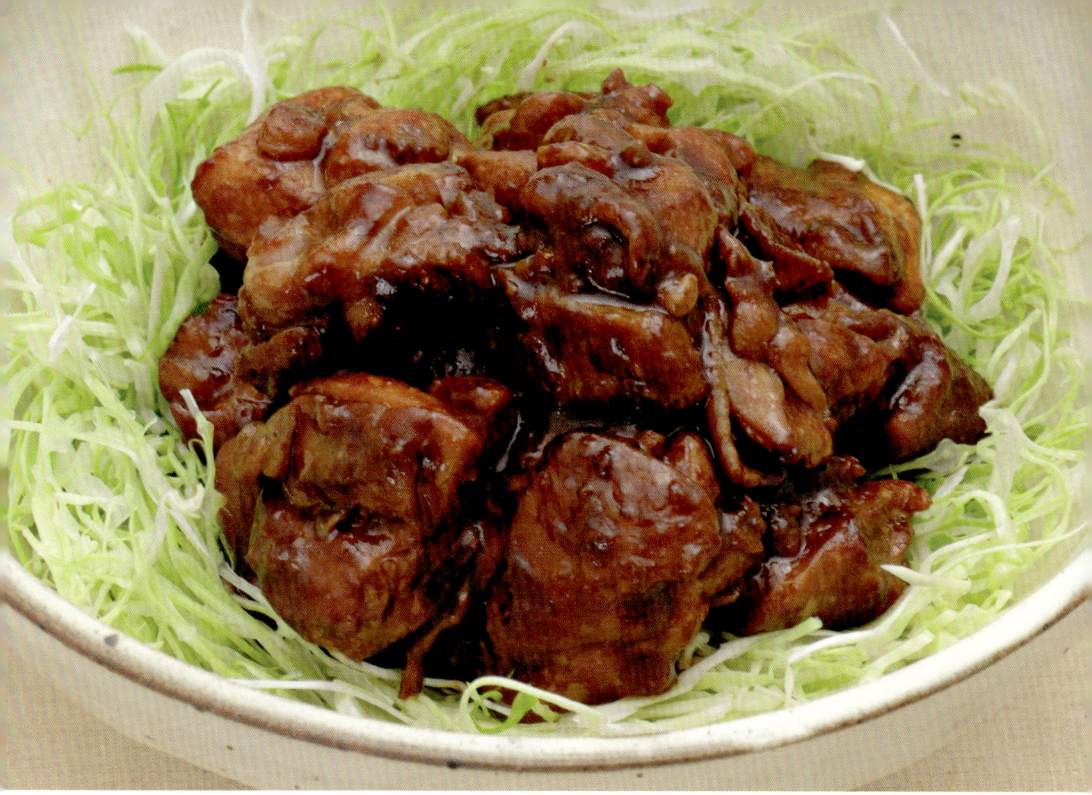

甜麺醤

鶏もも漬け焼き

甜麺醤にしっかり漬けるだけ。
あとは焼いたら本日のメインディッシュ完成!

材料

鶏もも肉…300g
甜麺醤…大さじ3
塩麹…50g
酒…大さじ2
オリーブオイル…大さじ1
こしょう…適量

［準備］

一口大に切りわけた鶏もも肉に、塩麹、こしょうをよく揉み込んでから、甜麺醤を混ぜて30分〜一晩漬けておく。

作り方

1 フライパンにオリーブオイルを薄くひき、漬けておいた肉を入れる。やや強火にして、片面に焦げ目がついたらひっくり返す。酒を加えてふたをして、中弱火で3分ほど蒸し焼きにする。

2 ふたをとって全体をあおったら完成。

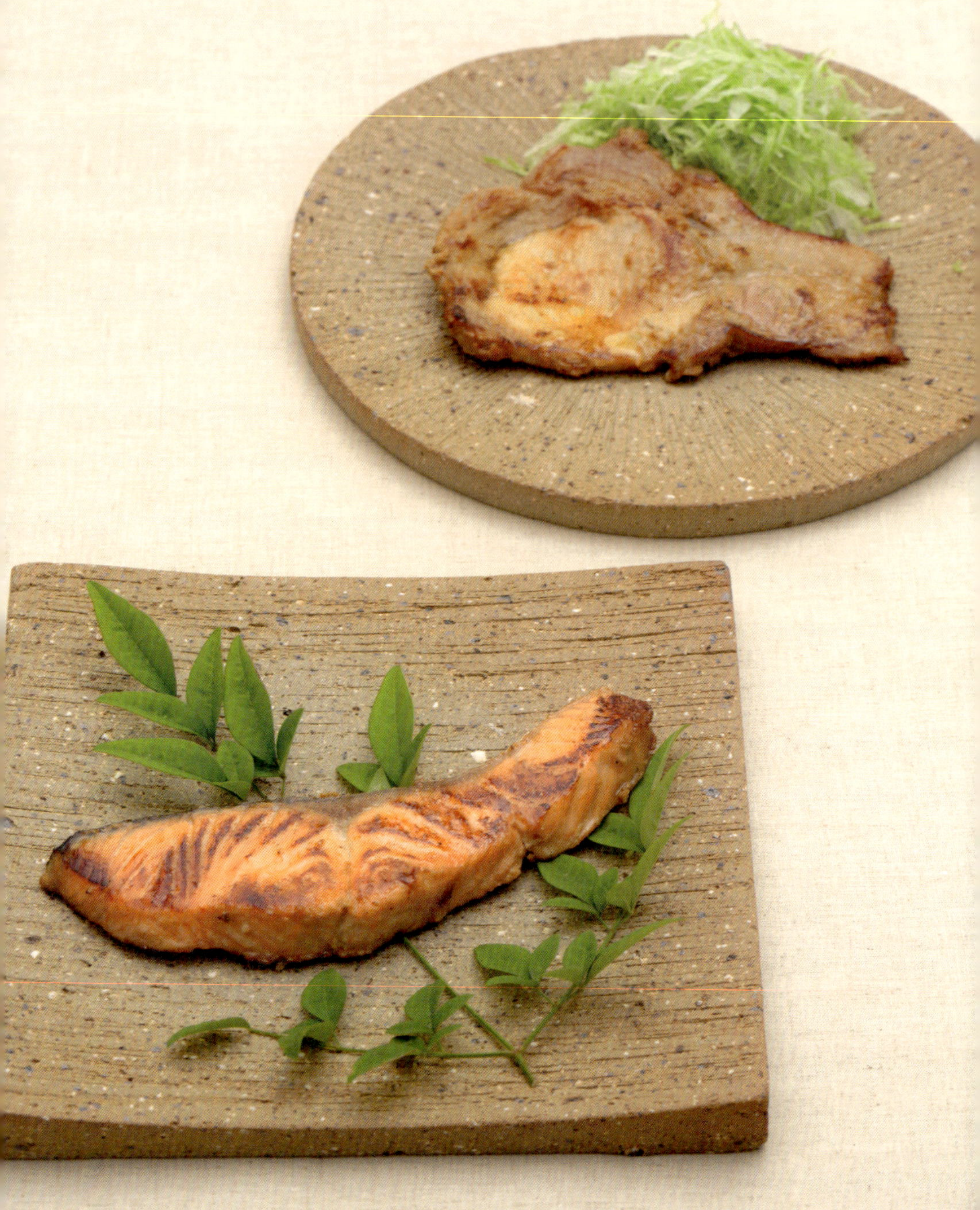

甜麺醤

甜《テン》麺《メン》醤《ジャン》の粕漬け

粕漬けって実は家で作っても
こんなに簡単でおいしい！

材料

◆粕床
酒粕…300g
甜麺醤…大さじ4
みりん…大さじ4
水…大さじ3
塩麹…大さじ3
砂糖…大さじ1

◆漬ける材料
鮭、豚カツ用豚ロース…適量
（鱈、鰤、鶏もも肉などでも可）

粕床の作り方

1　酒粕にみりん、水を軽く混ぜて、500Wの電子レンジで1分半加熱する。ペースト状に柔らかくなるまで、様子を見ながら追加で分量外の水を加え、さらにレンジで加熱する。

2　甜麺醤、塩麹、砂糖を混ぜ、粗熱を取って完成。

［準備］

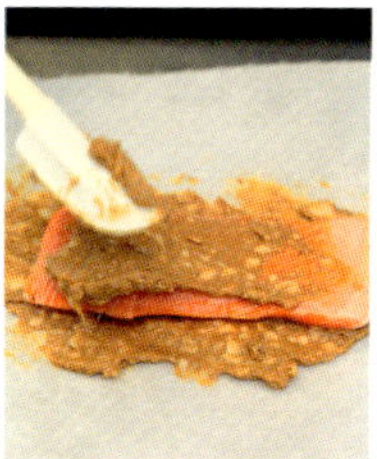

1　ラップをしいた上にキッチンペーパーをのせ、うすく粕床ペーストを塗る。好みの肉や魚をのせたら上や側面にもペーストを塗る。魚の場合は皮を下にすること。

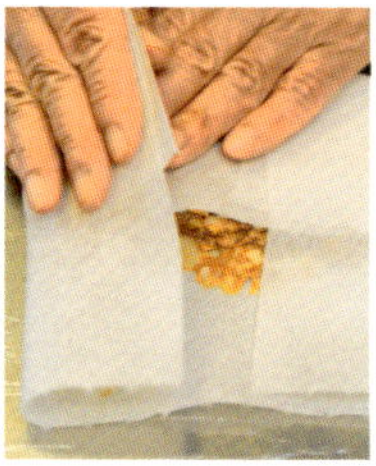

2　キッチンペーパーできっちりくるむ。まず下から折り曲げて、次に左右を折り、最後に上を折る。さらに同じようにラップで空気が入らないようにくるみ、冷蔵庫で一晩以上寝かせる。しっかりくるまないと、味がしみ込まない。

作り方

肉や魚を焼く時は、焦げないよう、ゴムべらなどで粕床ペーストをきれいに取る。分量外の油をひいたフライパンやグリルを使って弱火でじっくり焼く。

◇残った粕床ペーストはネギ、ゴボウ、こんにゃく、豚のバラ肉と合わせて豚汁にしたり、粕汁にしてもおいしい。

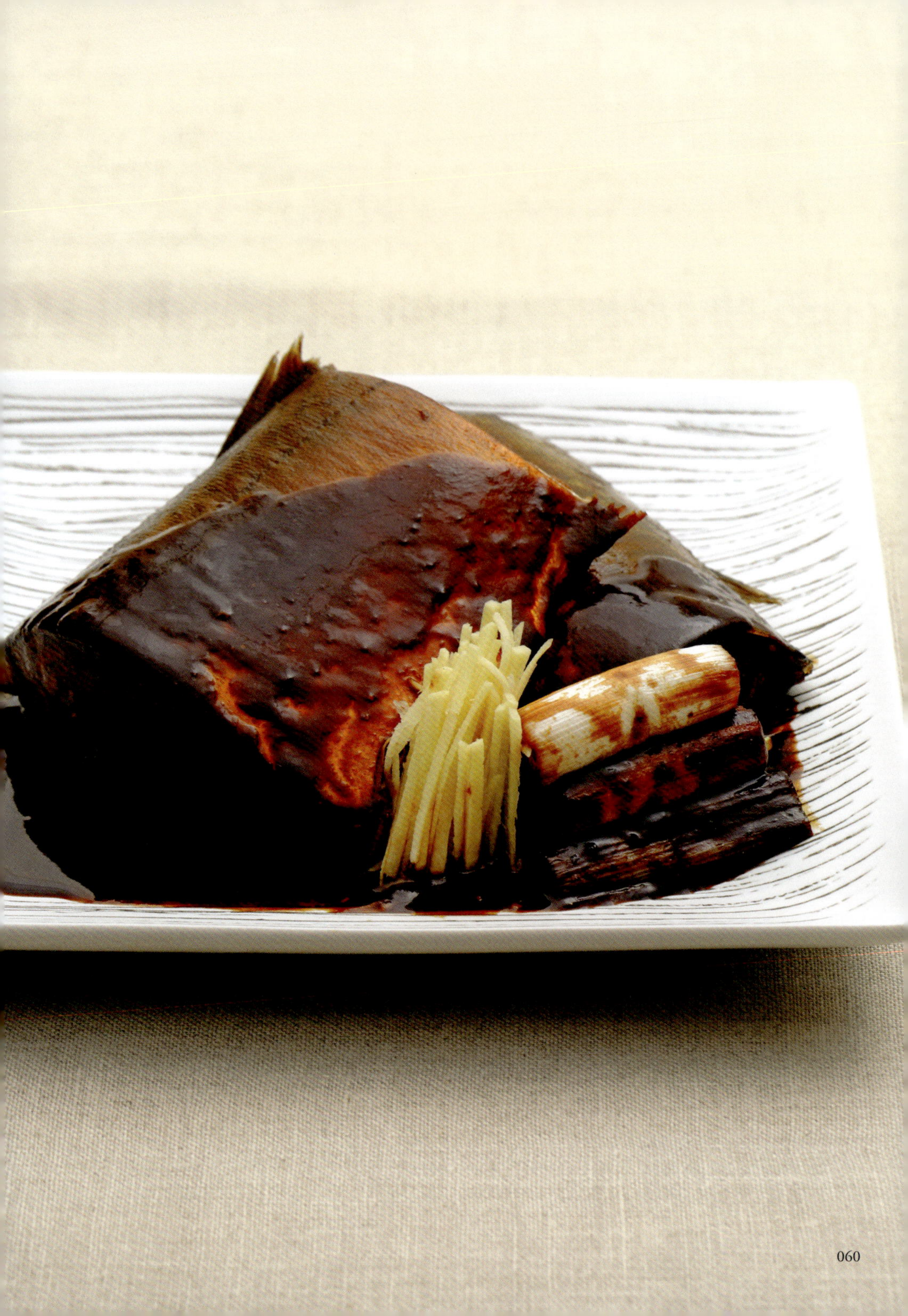

甜麺醤

甜《テン》麺《メン》醤《ジャン》の鯖煮

鯖味噌の味噌を甜麺醤に替えて、
最後はお酢で味をしめると深みが出る！

材料

鯖…2切れ（180g）
長ネギ…5cmぶつ切り×4本
ショウガ（すり下ろし）…5g
甜麺醤…大さじ4
酒…50cc
水…50cc
酢…小さじ1

作り方

1　長ネギは5cm程度のぶつ切りに、ショウガはすり下ろす。ボウルに甜麺醤、酒、水、ショウガのすり下ろしをよく溶いておく。

2　フライパンに**1**のタレを入れて中火にかけてよく混ぜる。沸いてきたら、皮を上にした鯖、長ネギを入れる。ふたを少しずらして中弱火で10分ほど煮る。

3　タレをかけながら最後は強火にして、汁気がとんだら酢を回し入れて完成。

［準備］

鯖は流水で軽く洗い、キッチンペーパーなどで水気をよくふきとる。

炸《ザー》醤《ジャン》

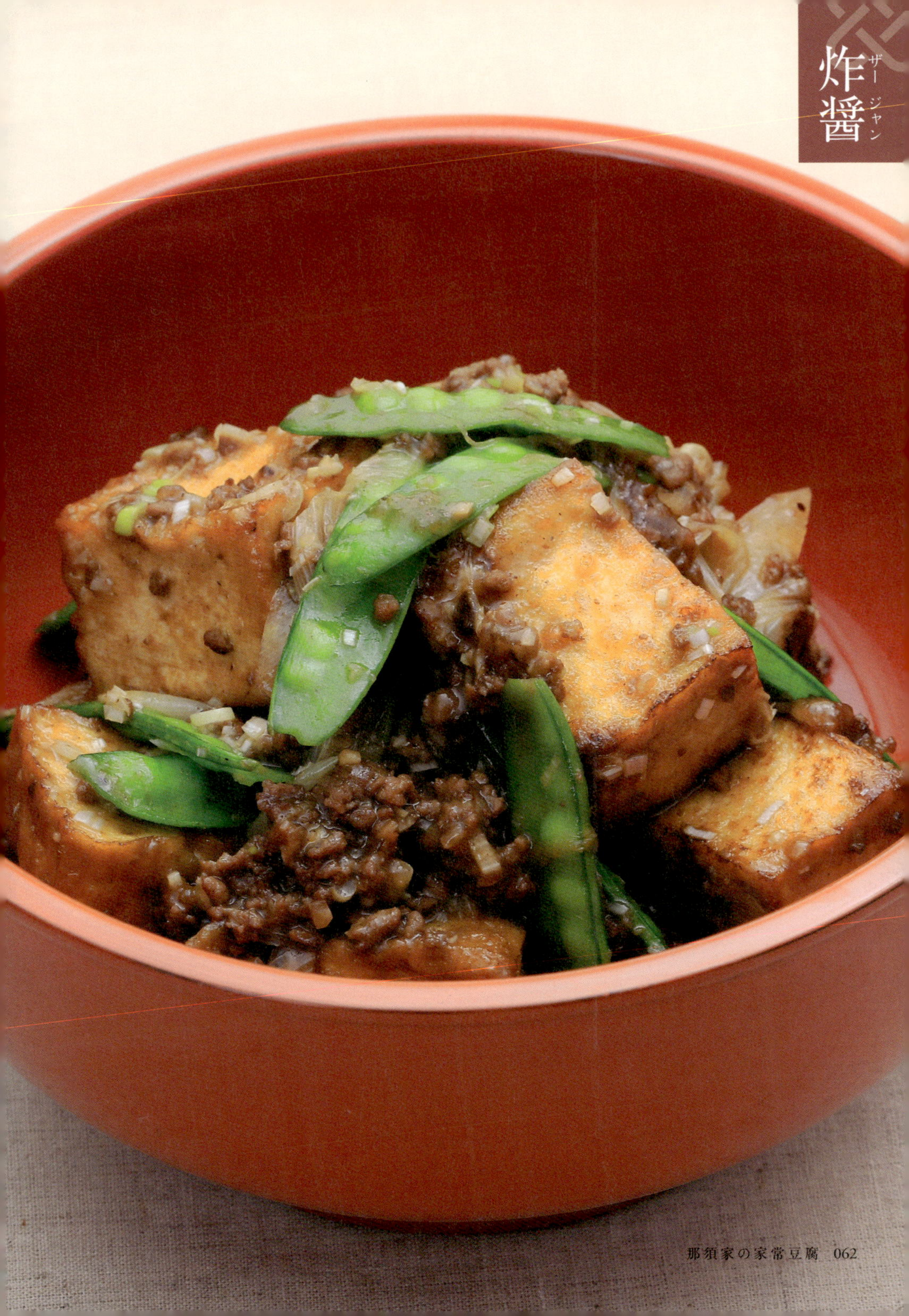

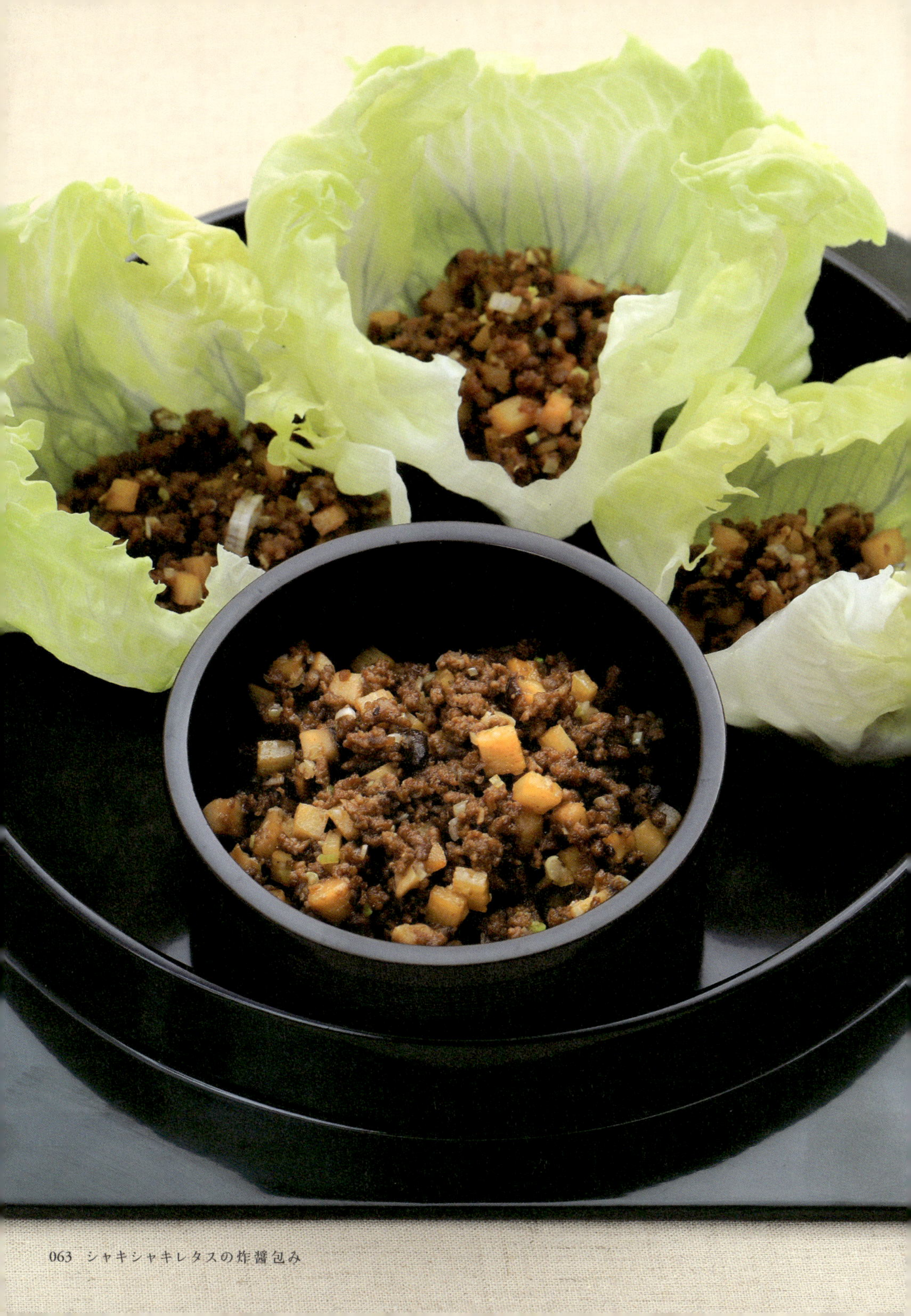

063　シャキシャキレタスの炸醤包み

炸醤 那須家の家《ツァー》常《ジャン》豆腐

家常とは、家庭でよく食べる料理のこと。
ここでは、厚揚げを使ったものをご紹介。

材料

厚揚げ…300g
長ネギ（斜め切り）…50g
長ネギ（みじん切り）…40g
絹さや…8本
（スナップエンドウ、
サヤインゲンでも可）
ニンニク（みじん切り）…5g
ショウガ（みじん切り）…5g
炸醤…50g
豆鼓辣醤…小さじ1
毛湯（スープ）…240cc
酢…小さじ1
水溶き片栗粉…小さじ½
オリーブオイル…大さじ1
こしょう…適量

作り方

1 厚揚げは市販のものを8等分に切っておく。長ネギ50gは1.5cmの斜め切りにする。長ネギ40g、ニンニク、ショウガはみじん切りにする。
2 フライパンにオリーブオイルをひき、厚揚げの切り口を全てこんがり焼いて、一旦取り出しておく。
3 豆鼓辣醤を入れ、中火で香りが出るまで炒めたら、ニンニク、ショウガ、長ネギ（斜め切り）、炸醤を入れて炒める。
4 毛湯を入れ、こしょう、厚揚げを入れてひと煮立ちさせ、汁気がなくなってきたら、絹さやを入れる。
5 最後に水溶き片栗粉を入れ、さっと混ぜ、酢を入れる。長ネギ（みじん切り）を散らして完成。

炸醤 シャキシャキレタスの炸《ザー》醤《ジャン》包み

デトックス食材と炸醤を、レタスに包むだけ。
タケノコとシイタケの食感が楽しい！

材料

タケノコ（水煮）…30g
シイタケ…25g
長ネギ（みじん切り）…20g
炸醤…100g
豆鼓辣醤…小さじ1（お好み）
オリーブオイル…小さじ1½
酒…大さじ2
レタス…6枚

作り方

1 タケノコ、シイタケは5mm角のさいの目切りに、長ネギはみじん切りにする。
2 フライパンにオリーブオイルをひき、豆鼓辣醤を入れて中火にかけ、香りが出たらタケノコ、シイタケを炒める。
3 しんなりしたら炸醤と酒を入れ、全体が混ざったら、長ネギを入れて完成。レタスに包んで頂く。

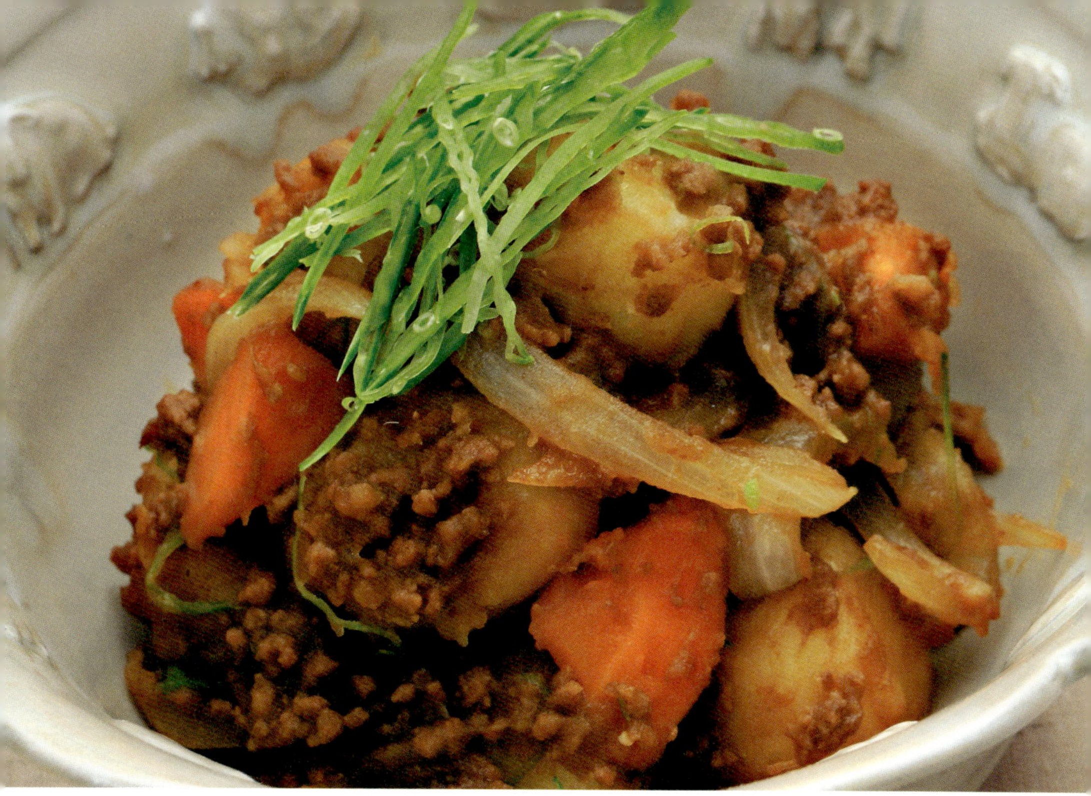

炸醤

炸醤《ザージャン》のほっくり肉ジャガ

炸醤を使って、いつもとひと味ちがう
肉ジャガが簡単に作れる!

材料

ジャガイモ…300g
玉ネギ…150g
ニンジン…60g
絹さや…6本
炸醤…50g
甜麺醤…大さじ1
毛湯（スープ）…300cc
酢…小さじ1
オリーブオイル…小さじ1

作り方

1　ジャガイモ、ニンジンは少し大きめに切る。玉ネギは1.5cm幅に切る。絹さやはさっと茹でて千切りにする。

2　フライパンにオリーブオイルをひき、ニンジンを中火で炒めたら、毛湯を入れてひと煮立ちさせる。

3　ニンジンがやわらかくなってきたらジャガイモを入れ、10分煮る。さらに玉ネギを加えひと煮立ちさせる。

4　ジャガイモがやわらかくなったのを確認したら、最後に炸醤と甜麺醤を入れ、汁気がなくなってきたら酢を入れ、絹さやをのせて完成。

炸醤炒め4種

炸醤は炒め物に最適。基本的な作り方は共通の、炒め物を4種紹介。

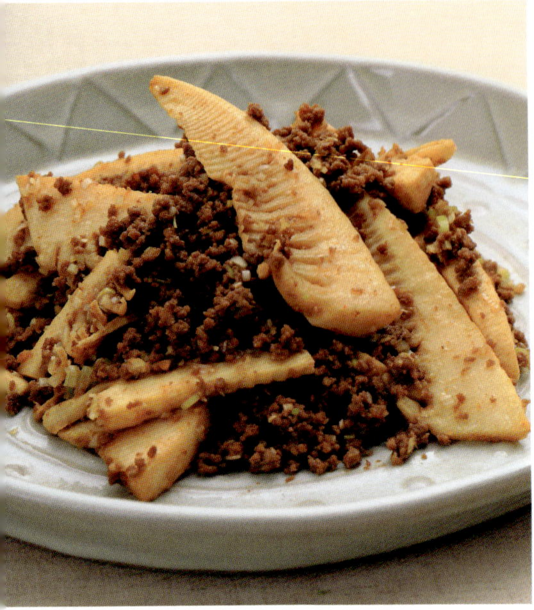

タケノコの炸《ザー》醤《ジャン》炒め

材料

タケノコ（水煮）…120g
長ネギ（みじん切り）…30g
炸醤…50g
酒…大さじ1½
オリーブオイル…小さじ2

作り方

1 タケノコを1cmくらいの薄切りにする。長ネギはみじん切りにする。
2 フライパンにオリーブオイルをひき、タケノコをこんがりきつね色になるまで焼く。
3 炸醤と酒を入れまんべんなく炒める。
4 全体が混ざったら長ネギを入れ、軽くあおって完成。

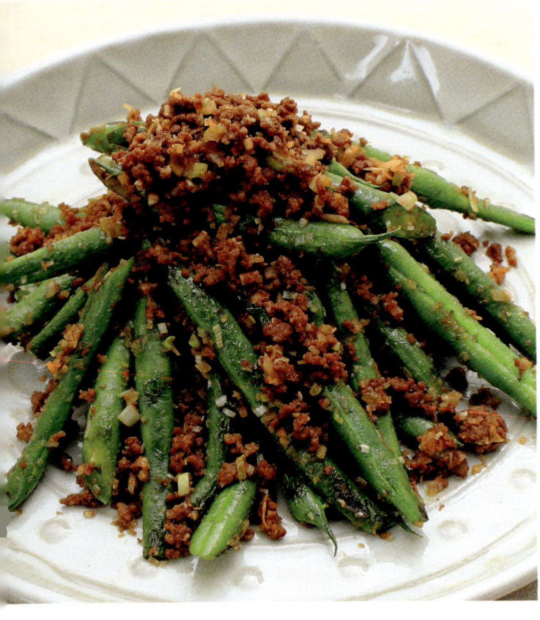

サヤインゲンの炸《ザー》醤《ジャン》炒め

材料

サヤインゲン…80g
長ネギ（みじん切り）…20g
ニンニク（みじん切り）…5g
ショウガ（みじん切り）…5g
炸醤…50g
酒…大さじ1½
オリーブオイル…小さじ2

作り方

1 ニンニク、ショウガ、長ネギはみじん切りにする。
2 フライパンにオリーブオイルをひき、サヤインゲンを少し焼き色がつく程度に炒める。
3 ニンニク、ショウガを入れ香りが出たら、炸醤、酒を入れまんべんなく炒める。
4 全体が混ざったら長ネギを入れ、軽くあおって完成。

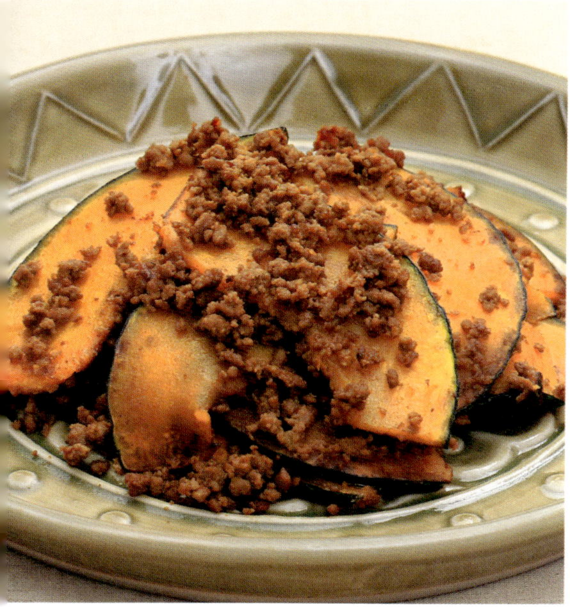

カボチャの炸《ザー》醤《ジャン》炒め

材料

カボチャ…130g
炸醤…50g
酒…大さじ1½
オリーブオイル…小さじ2

作り方

1　カボチャは4～5mmぐらいの薄切りにする。
2　フライパンにオリーブオイルをひき、カボチャの両面に焼き色をつける(1分程度でひっくり返す)。
3　炸醤と酒を入れ、全体が混ざったら完成。

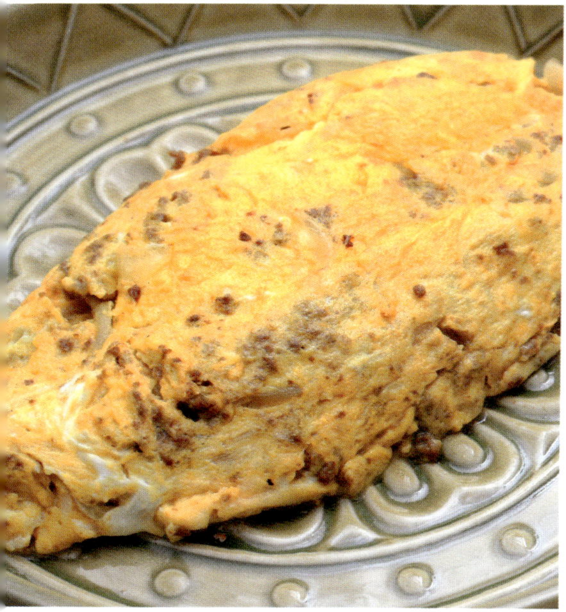

炸《ザー》醤《ジャン》オムレツ

材料

卵…4個
玉ネギ…80g
炸醤…40g
オリーブオイル…大さじ2
こしょう…適量

作り方

1　玉ネギは3～4mmにスライスする。卵は溶いておく。
2　フライパンにオリーブオイル大さじ1をひき、玉ネギを加え透明になるまで炒める。
3　炸醤を入れて混ざったら、残りのオリーブオイルを加え、卵を入れる。
4　こしょうを少々入れ、やや強火で素早くかき混ぜてオムレツ状にまとめたら完成。

炸醤

炸《ザー》醤《ジャン》辣《ラー》麺《メン》

「ピリ辛の麺」で辣麺。
少し辛くした炸醤は大人の味。

材料（1人分）

中華麺（平打麺）…130g
（乾麺、稲庭うどんでも可）
タケノコ（水煮）…30g
シイタケ…40g
キュウリ…適量
炸醤…50g
甜麺醤…大さじ1
豆豉辣醤…小さじ½
毛湯（スープ）…200cc
水溶き片栗粉…大さじ2
酢…小さじ½
オリーブオイル…小さじ2
薬膳辣油…小さじ½
塩、こしょう…各適量

◇麺は「かんすい」をあまり
使用していない玉子麺がお勧め。

作り方

1 タケノコ、シイタケを5mm程度のさいの目切りにする。キュウリは食べやすい大きさに切る。

2 フライパンにオリーブオイルをひき、豆豉辣醤を入れて香りが出るまで中火で炒め、タケノコ、シイタケを加えさらに炒める。

3 **2**に炸醤を加えて混ざったら、毛湯を入れ煮立たせる。

4 甜麺醤と塩、こしょうを加え、煮込む。

5 酢、薬膳辣油を加え、最後に水溶き片栗粉を入れ、とろみをつける。

6 たっぷりのお湯を沸騰させ、麺をほぐし入れ、表示時間通りに茹でる。麺が茹で上がったら流水でよく洗い、水気をしっかり切って器に盛る。**5**とキュウリを添えて完成。

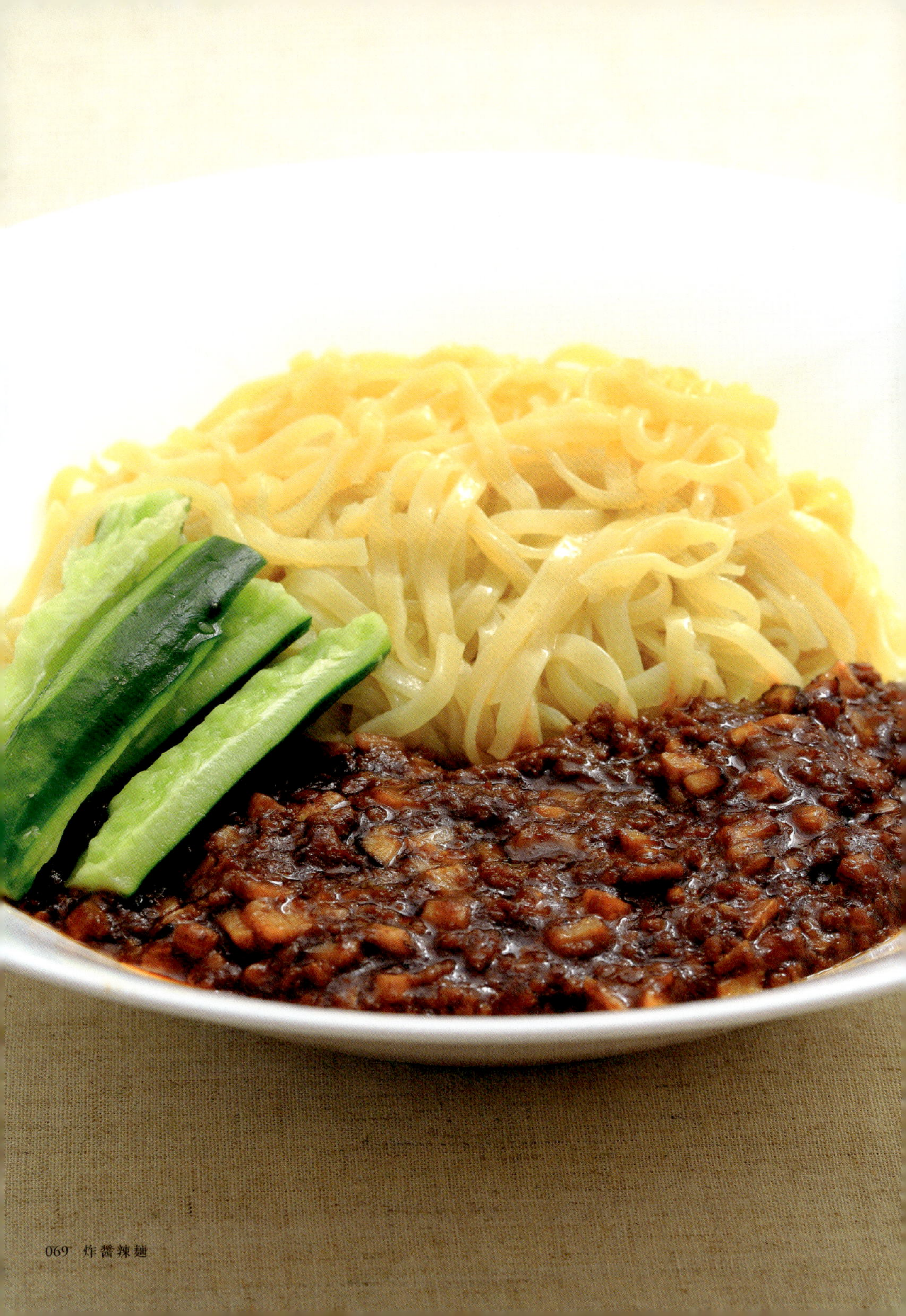

069 炸醤辣麺

沙茶醤　豚の沙《サー》茶《チャー》醤《ジャン》炒め

信じられないほど肉が柔らかいのは、
下味の一手間のおかげ。

材料

◆沙茶醤タレ
沙茶醤…大さじ3
毛湯（スープ）…大さじ3

◆肉の下味
豚肉…120g（牛肉、鶏肉でも可）
塩麹…小さじ1
酒…大さじ1
醤油…小さじ½
オリーブオイル…小さじ1
片栗粉…大さじ1弱

◆その他材料
玉ネギ…80g
赤パプリカ…35g
黄パプリカ…35g
ピーマン…30g
ニンニク（みじん切り）…5g
ショウガ（みじん切り）…5g
豆板醤…小さじ½
（より辛くしたければ豆豉辣醤を同量に）
酢…小さじ1
醤油…小さじ½
オリーブオイル…小さじ2
塩、こしょう…各適量

［準備］

豚肉に塩麹、酒、醤油をよく揉み込んで、片栗粉をまぶし、オリーブオイルを軽く混ぜて30分ほど置く。これによって肉が柔らかくなり、縮まない。

作り方

1　ニンニク、ショウガはみじん切りにする。沙茶醤と毛湯はあわせておく。
2　フライパンにオリーブオイルをひき、豆板醤を入れて中火にかける。
3　香りが出てきたら、ニンニク、ショウガを入れて、豚肉を炒める。
4　豚肉に8割方火が通ったら、パプリカ、ピーマン、玉ネギの順に炒め、沙茶醤タレを入れてさっとあおる。醤油、塩、こしょうで味を調えて、最後に酢を加えて完成。

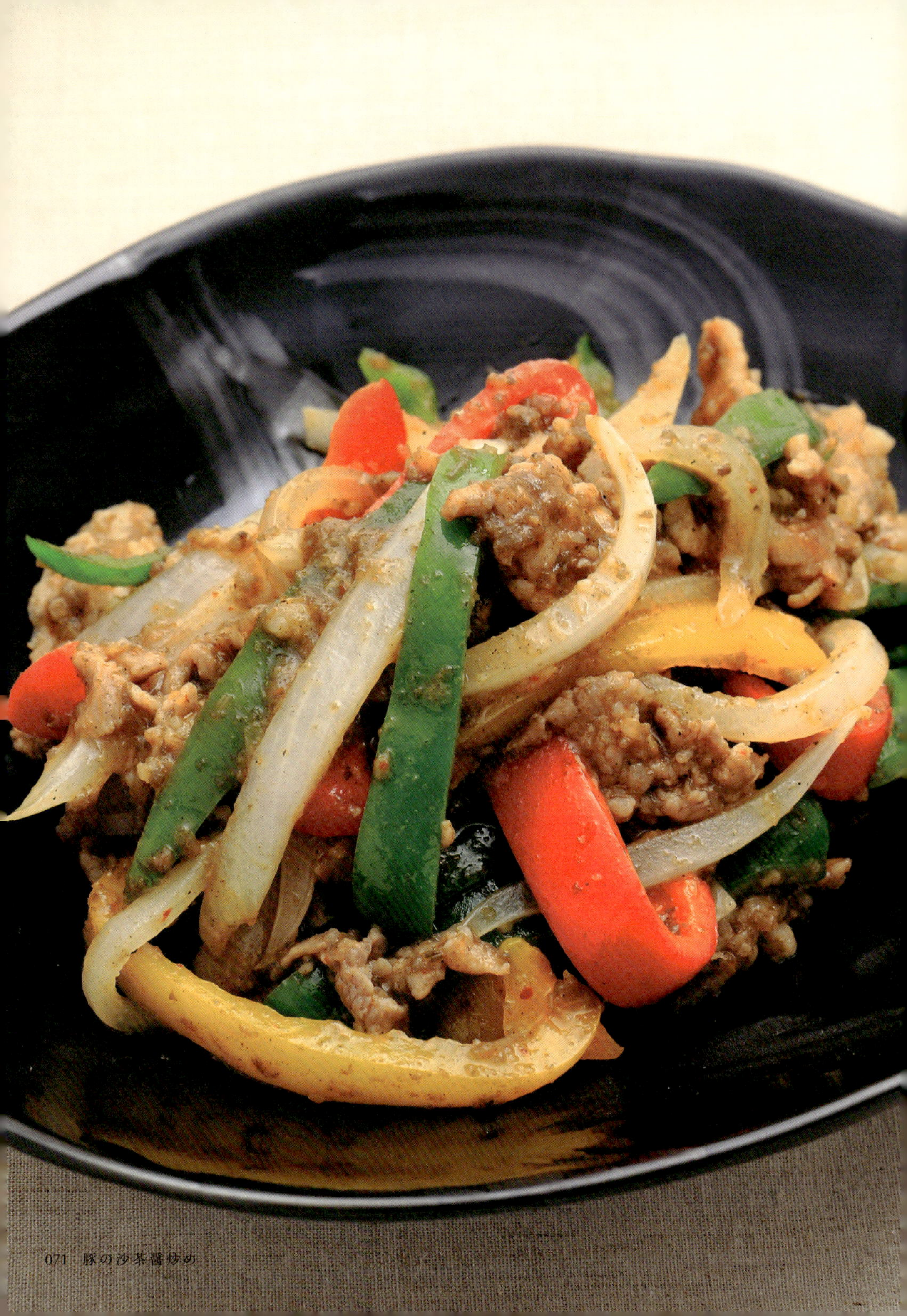

071　豚の沙茶醤炒め

沙茶醤

沙《サー》茶《チャー》醤《ジャン》のホロホロ炒飯

中華といえば、炒飯!!
沙茶醤がホロホロほぐれて旨さ倍増。

材料

ご飯(白米)…400g
沙茶醤…100g
長ネギ(みじん切り)…50g
ニンニク(みじん切り)…20g
万能ネギ…お好み
醤油…小さじ1
ごま油…大さじ1
塩、こしょう…各適量
(酒…大さじ2)

作り方

1 ニンニク、長ネギはみじん切りに、万能ネギは小口切りにする。ご飯は冷たければ温めておく。

2 フライパンにごま油をひき、ニンニクを入れて中火にかける。

3 香りが出てきたら沙茶醤を入れる。沙茶醤がほぐれにくければ酒を加える。

4 醤油、長ネギを加え混ぜ、しばらくしたらご飯を加え、ほぐしながら強火で炒める。

5 塩、こしょうで味を調える。火を止めて万能ネギを混ぜたら完成。

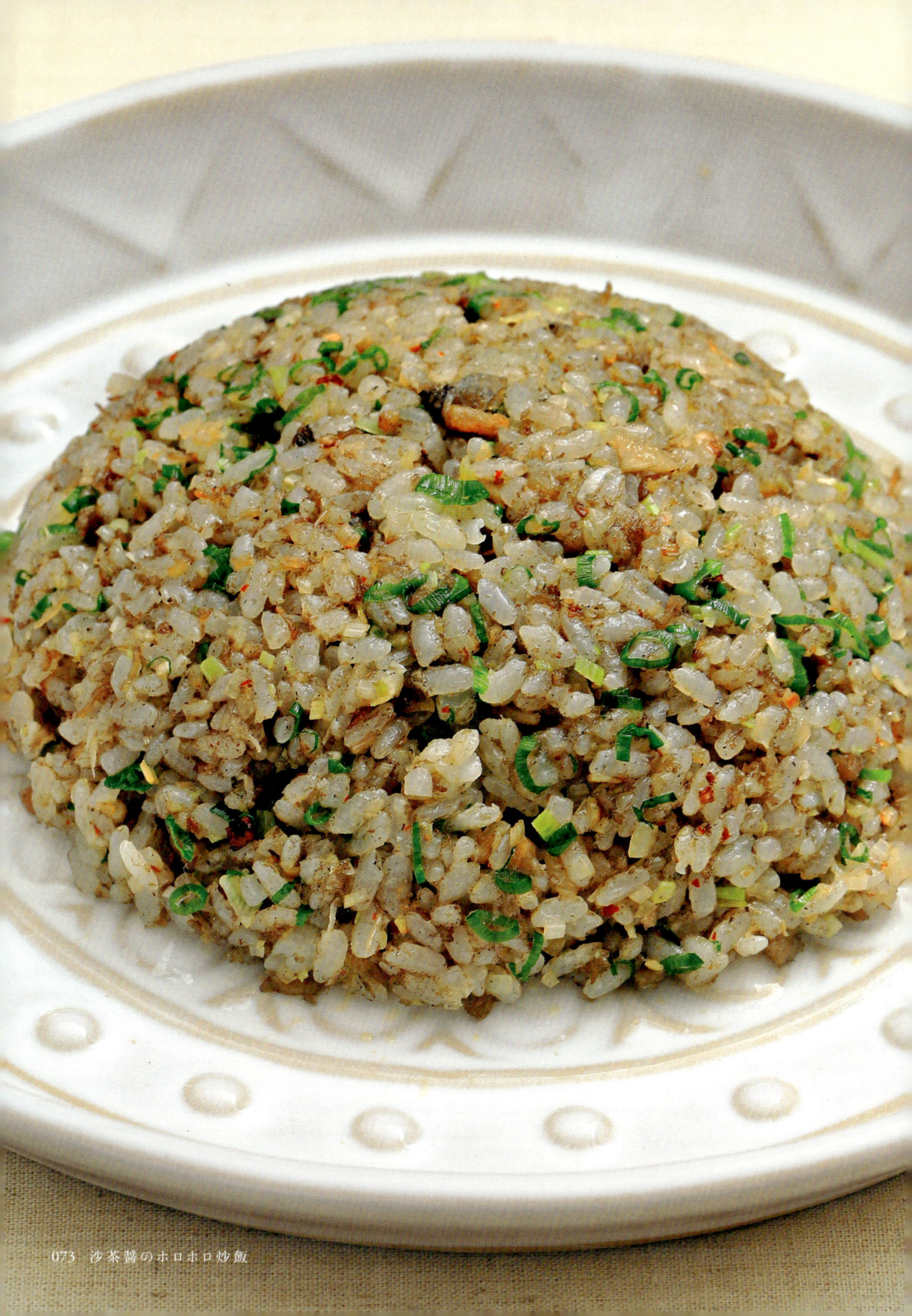

073　沙茶醤のホロホロ炒飯

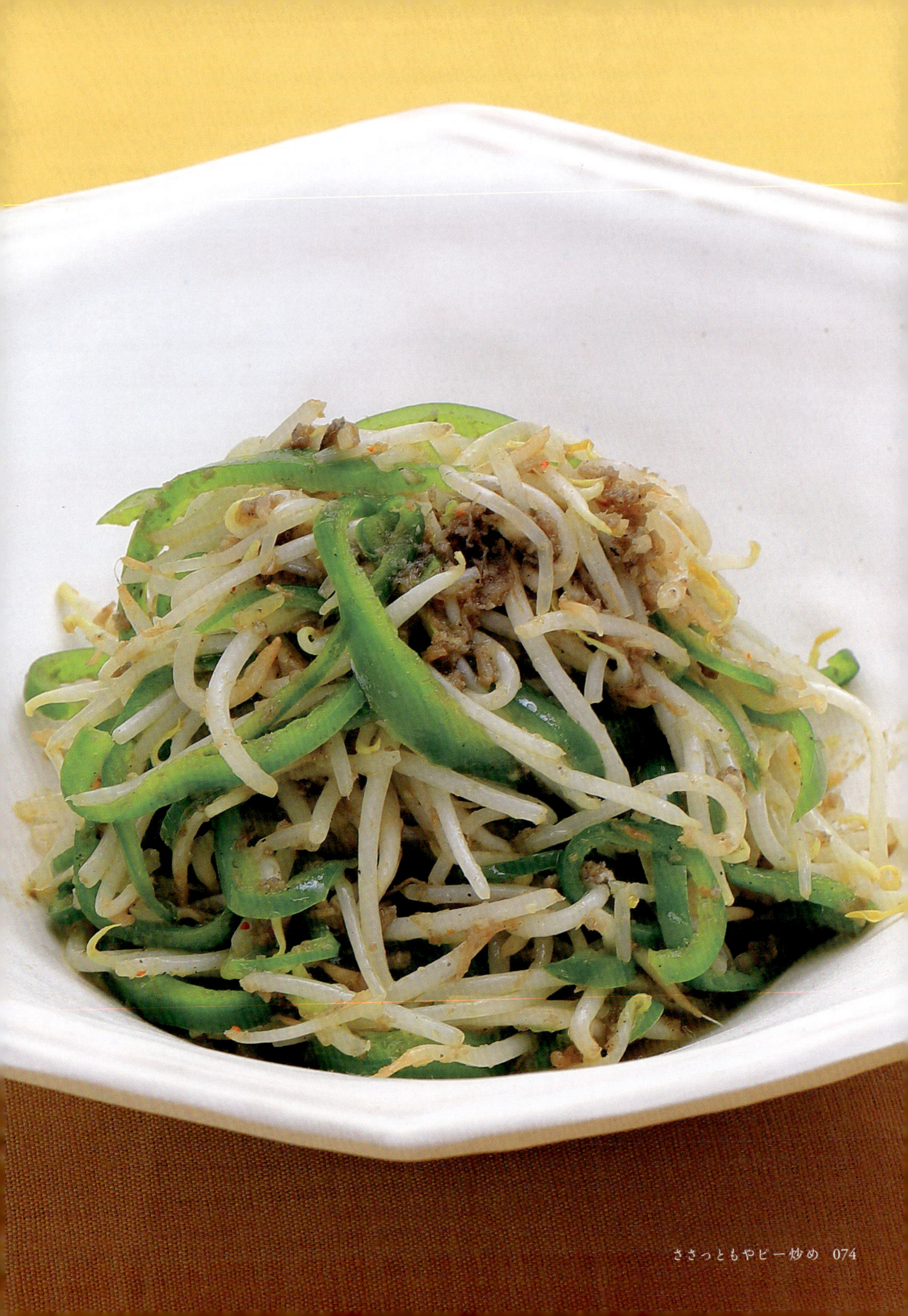

ささっともやピー炒め

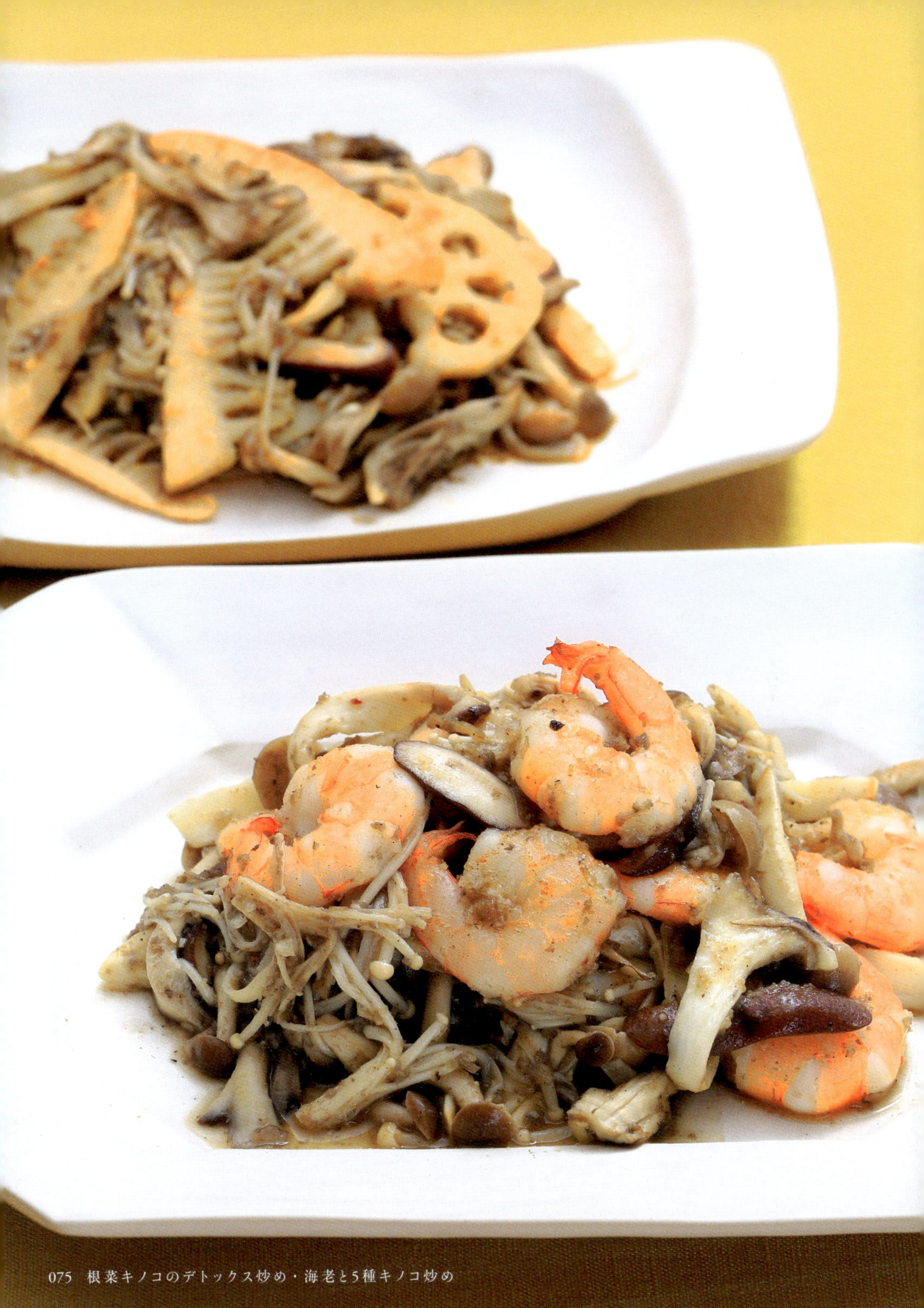

075　根菜キノコのデトックス炒め・海老と5種キノコ炒め

沙茶醤

ささっともやピー炒め

素早さ命!!　栄養たっぷり、安価なもやしで
美味しい炒め物がすぐできる!

材料

◆沙茶醤タレ
沙茶醤…大さじ3
酒…小さじ2

◆その他材料
もやし…100g
ピーマン…30g
醤油…小さじ1½
酢…小さじ1
オリーブオイル…小さじ2
こしょう…適量

※豆板醤をお好みで入れてもよい。

作り方

1　ピーマンはもやしの太さにそろえて千切りにする。沙茶醤と酒は混ぜておく。

2　フライパンにオリーブオイルをひき、ピーマン、もやしの順にさっと炒め、**1**の沙茶醤タレを入れ強火であおる。

3　すぐに醤油を鍋肌に回し入れ、最後にこしょう、酢を入れ、さっとあおり完成。とにかく素早く炒めるのがコツ。

沙茶醤

根菜キノコのデトックス炒め

全部デトックス食材の5種類のキノコと2種類の根菜で、身体の中から美しく!!

材料

◆沙茶醤タレ
沙茶醤…大さじ3
毛湯（スープ）…大さじ3

◆その他材料
レンコン…80g
タケノコ（水煮）…60g
エリンギ…60g
エノキダケ…60g
シメジ…60g
マイタケ…60g
シイタケ…40g
豆板醤…小さじ½
ニンニク（みじん切り）…5g
ショウガ（みじん切り）…5g
酒…大さじ1
酢…小さじ1
オリーブオイル…大さじ1
塩、こしょう…各適量

［準備］
レンコンは薄切りにして酢水にさらす。

作り方

1 ニンニク、ショウガはみじん切りにする。タケノコ、シイタケは薄切りにする。エリンギ、エノキダケ、シメジ、マイタケは手で割く。沙茶醤と毛湯はあわせておく。
2 フライパンにオリーブオイルをひき、豆板醤を入れて中火にかける。
3 香りが出てきたらニンニク、ショウガを加える。さらにレンコン、タケノコの順に炒め、キノコ類と酒を加えて強火でさっとあおる。
4 沙茶醤タレを入れ、軽くあおり、酢、塩、こしょうで味を調えて完成。

沙茶醤

海老と5種キノコ炒め

プリプリの海老×たっぷりキノコ、美味しさ120%保証!!

材料

◆沙茶醤タレ
沙茶醤…大さじ3
毛湯（スープ）…大さじ3

◆海老の下味
下処理した海老…8尾（120g）
※下処理の方法は
P102海老のチリソース煮を参照。
塩麹…小さじ1弱
酒…小さじ2
片栗粉…大さじ2

◆その他材料
エリンギ…40g
エノキダケ…40g
シメジ…40g
マイタケ…40g
シイタケ…40g
ニンニク（みじん切り）…5g
ショウガ（みじん切り）…5g
酒…大さじ1
酢…小さじ1
オリーブオイル…大さじ1⅓
塩、こしょう…各適量

［準備］
海老に塩麹、酒をよく揉み込んで、片栗粉をまぶして30分おいてから、80〜90℃のお湯で茹で、海老が軽く浮いたらお湯から上げておく。

作り方

1 ニンニク、ショウガはみじん切りにする。シイタケは薄切りに、エリンギ、エノキダケ、シメジ、マイタケは手で割く。沙茶醤と毛湯はあわせておく。
2 フライパンにオリーブオイルをひき、ニンニク、ショウガを入れて中火にかける。香りが出てきたら、キノコ類を全て入れ、酒を加えて強火でさっとあおる。
3 海老、沙茶醤タレを入れ、軽くあおり、酢、塩、こしょうで味を調えて完成。

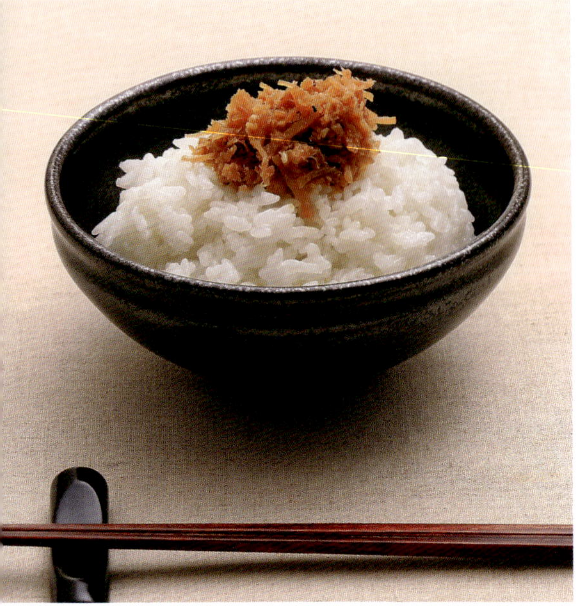

白米のXO醤のせ

XO醤を好きなだけ。
ついつい箸が
伸びてしまいます。

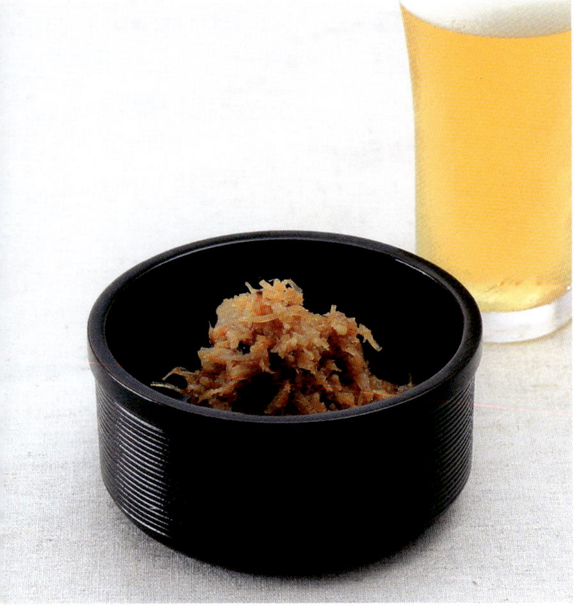

おつまみXO醤

そのまま食べても
美味しいXO醤。
ビールや他のお酒とも相性抜群。

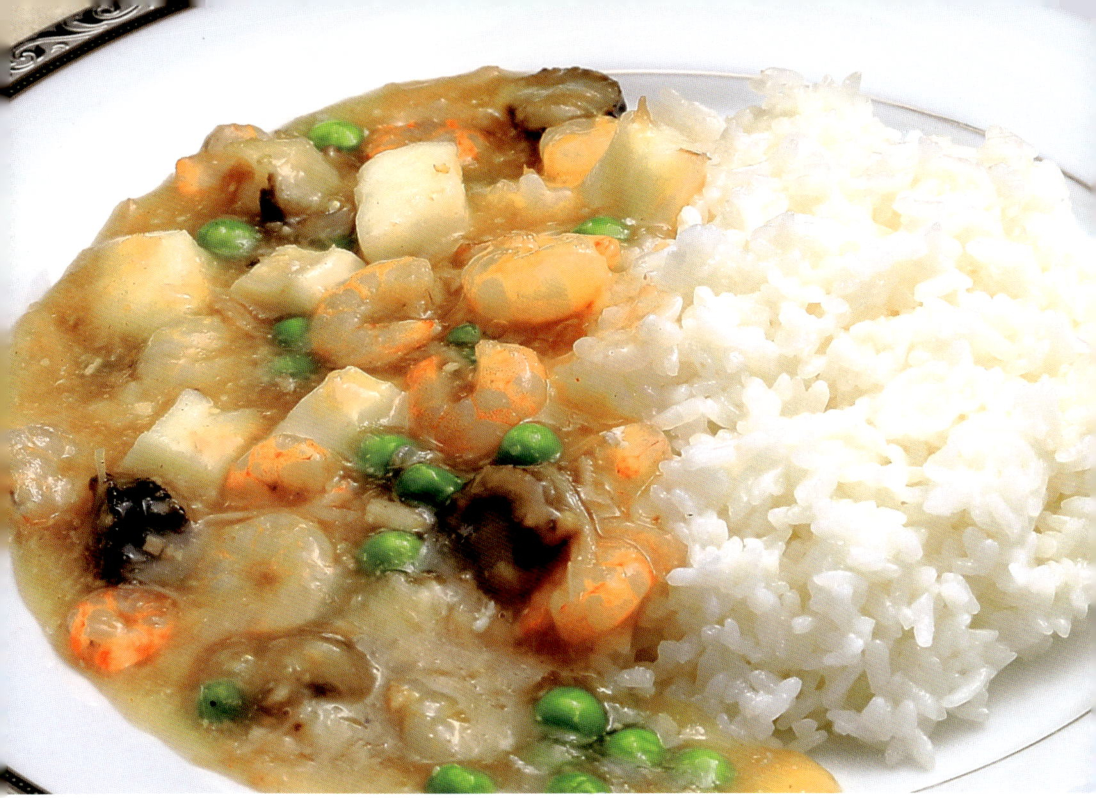

SAKE XO醤

シーフードあんかけ

XO醤とシーフードミックス、
海産物同士の奥深い味わいが楽しめる。

材料（1人分）

ご飯（白米）…200g
冷凍シーフードミックス…200g
ショウガ（みじん切り）…5g
グリーンピース…お好み
XO醤…40g
毛湯（スープ）…240cc
酒…60cc
水溶き片栗粉…適量
酢…小さじ1
塩…小さじ¼
砂糖…小さじ½

※グリーンピースの代わりにブロッコリー、アスパラガスなどでも可。

作り方

1　ショウガはみじん切りにする。
2　フライパンに凍ったままのシーフードミックス、ショウガ、毛湯、酒を入れ、やや強火で煮込みながらあくをとる。
3　あくが出なくなったら中弱火にして、XO醤、塩、砂糖、グリーンピースを入れる。
4　水溶き片栗粉を入れ、好みのとろみ加減にする。最後に酢を回しかけ、温かいご飯にかけて完成。

SAKE XO醤

歯ごたえたっぷりの8種XO醤炒め

8種類の野菜とキノコ、食物繊維がたくさん摂れるヘルシーな炒め物。

材料

玉ネギ…80g
スナップエンドウ…50g
レンコン…50g
タケノコ(水煮)…50g
シイタケ…40g
ブナピー…35g
シメジ…35g
サヤインゲン…40g
XO醤…60g
毛湯(スープ)…60cc
オリーブオイル…小さじ1
塩…ひとつまみ
こしょう…適量

［準備］

●レンコンは薄切りにして酢水に4～5分さらし、水気をきっておく。
●サヤインゲン、スナップエンドウはさっと茹でておく。

作り方

1　玉ネギは細切りにする。タケノコ、シイタケは薄切りにする。ブナピー、シメジは手で割いておく。
2　フライパンにオリーブオイルをひき、レンコンとタケノコを中火で炒め、次に玉ネギを加えて、XO醤を入れて炒める。
3　残りの野菜、キノコ類を全て入れ、毛湯を加えて強火であおる。塩、こしょうで味を調えたら完成。

SAKE XO醤

海老とアスパラガスのXO醤炒め

海老とアスパラガスの鮮やかな彩りと食感で、見て楽しく食べて美味しい炒め物。

材料

◆海老の下味
下処理した海老…8尾(120g)
※下処理の方法はP102海老のチリソース煮を参照。
塩麹…小さじ1弱
酒…小さじ2
片栗粉…大さじ2

◆その他材料
アスパラガス…70g
長ネギ(みじん切り)…10g
ニンニク(みじん切り)…5g
ショウガ(みじん切り)…5g
XO醤…40g
豆板醤…小さじ1
毛湯(スープ)…80cc
酢…小さじ1
醤油…小さじ½

［準備］

●海老に塩麹、酒をよく揉み込んで、片栗粉をまぶして30分おいてから、80～90℃のお湯で茹で、海老が軽く浮いたらお湯から上げておく。
●アスパラガスはさっと茹でておく。

作り方

1　ニンニク、ショウガ、長ネギはみじん切りにする。
2　フライパンに豆板醤を入れ、火にかける。
3　香りが出てきたらニンニク、ショウガを入れて炒め、海老と長ネギ、アスパラガス、XO醤を入れて炒める。
4　毛湯、醤油を加え、最後に酢を入れてやや強火であおったら完成。

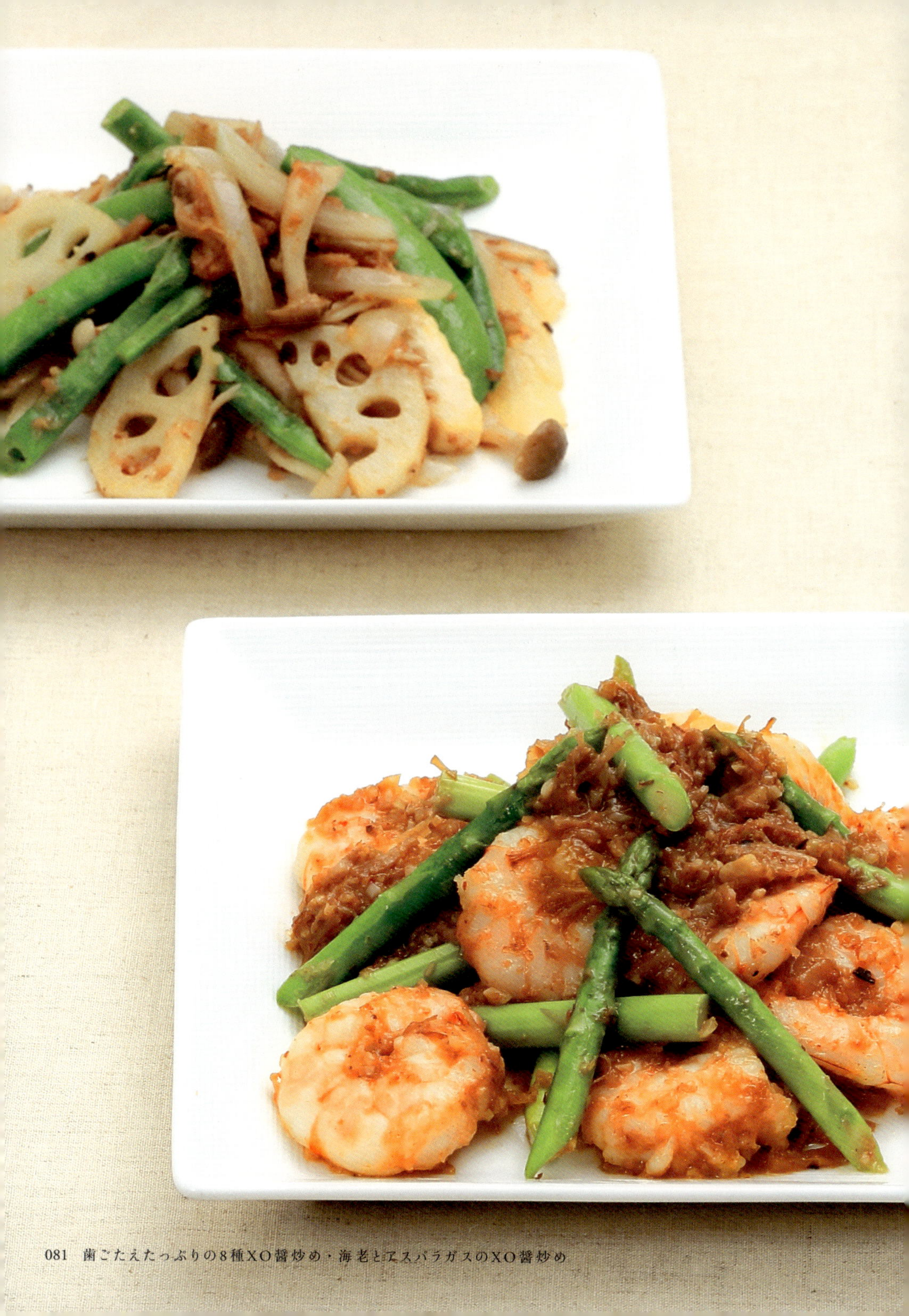

081　歯ごたえたっぷりの8種XO醤炒め・海老とアスパラガスのXO醤炒め

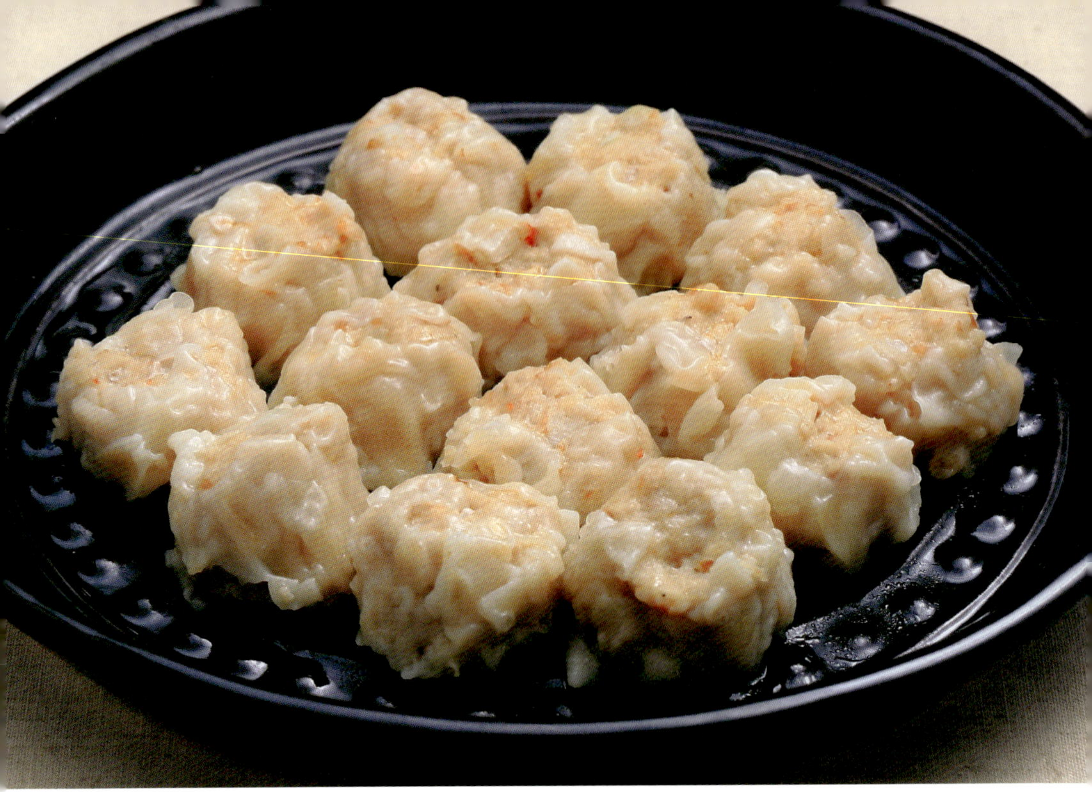

SAKE XO醤

XO醤の簡単焼売

焼売にXO醤の組み合わせが最高！
混ぜて包むだけのお手軽さもうれしい。

材料（約20個分）

A
- 海老（むき身）…180g
- イカ（むき身）…160g
- 豚挽き肉…160g

XO醤…70g
ショウガ（すり下ろし）…10g
焼売の皮…20枚

作り方

1　**A**をフードプロセッサーにかける。ショウガはすり下ろす。

2　**A**にXO醤とショウガを入れて、よくこね混ぜる。ここで一晩おくともっと美味しい。

3　**2**を焼売の皮に包み、12分程度強火で蒸して完成。

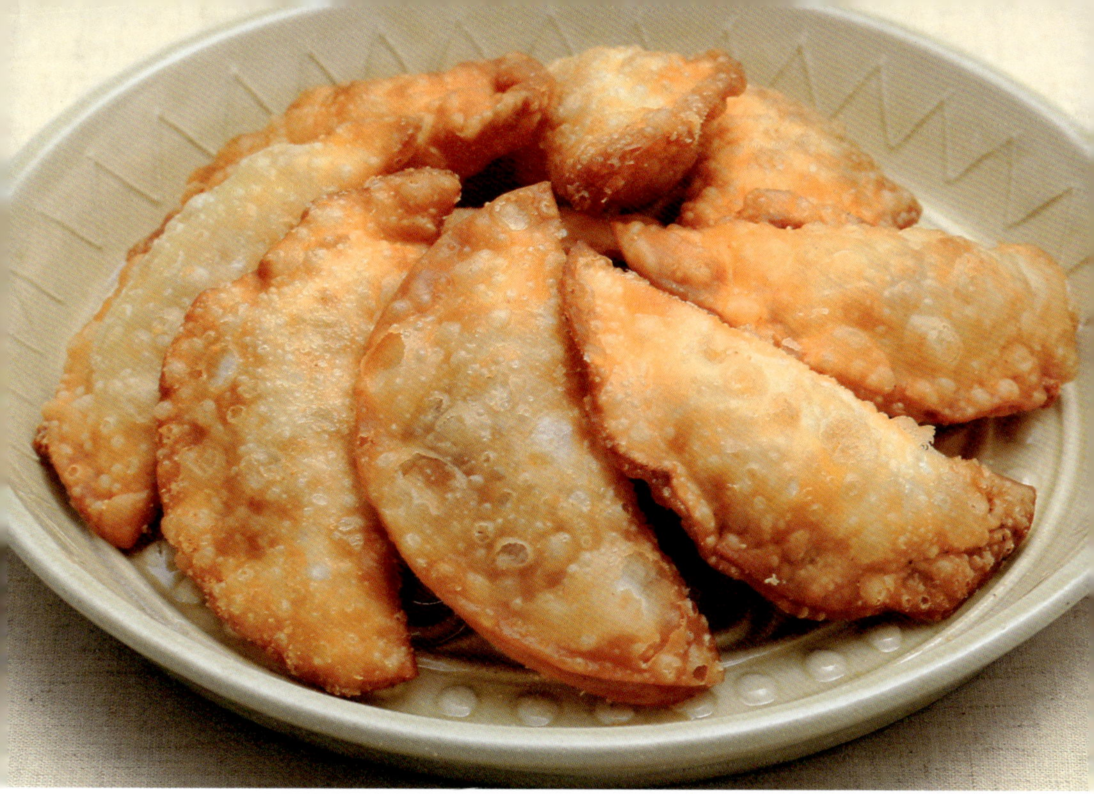

SAKE XO醤 XO醤の2種揚げ餃子

皮をしっかりくっつけるのがポイント！
あとはたった10秒で揚げ餃子のできあがり！

材料（餃子の皮1枚につき）

餃子の皮…お好み
チーズ（ピザ用）
あるいはご飯…10g
XO醤…小さじ1
水溶き片栗粉
（※水：片栗粉＝2：1）…適量
キャノーラ油（揚げ油）…適量

作り方

1　皮の真ん中にチーズ（あるいはご飯）と、XO醤をのせる。

2　皮の周りに水溶き片栗粉をつけてしっかり包む。絶対に取れてしまわないように。

3　中低温の油できつね色にさっと揚げたら完成。

芝麻醤
ツーマージャン

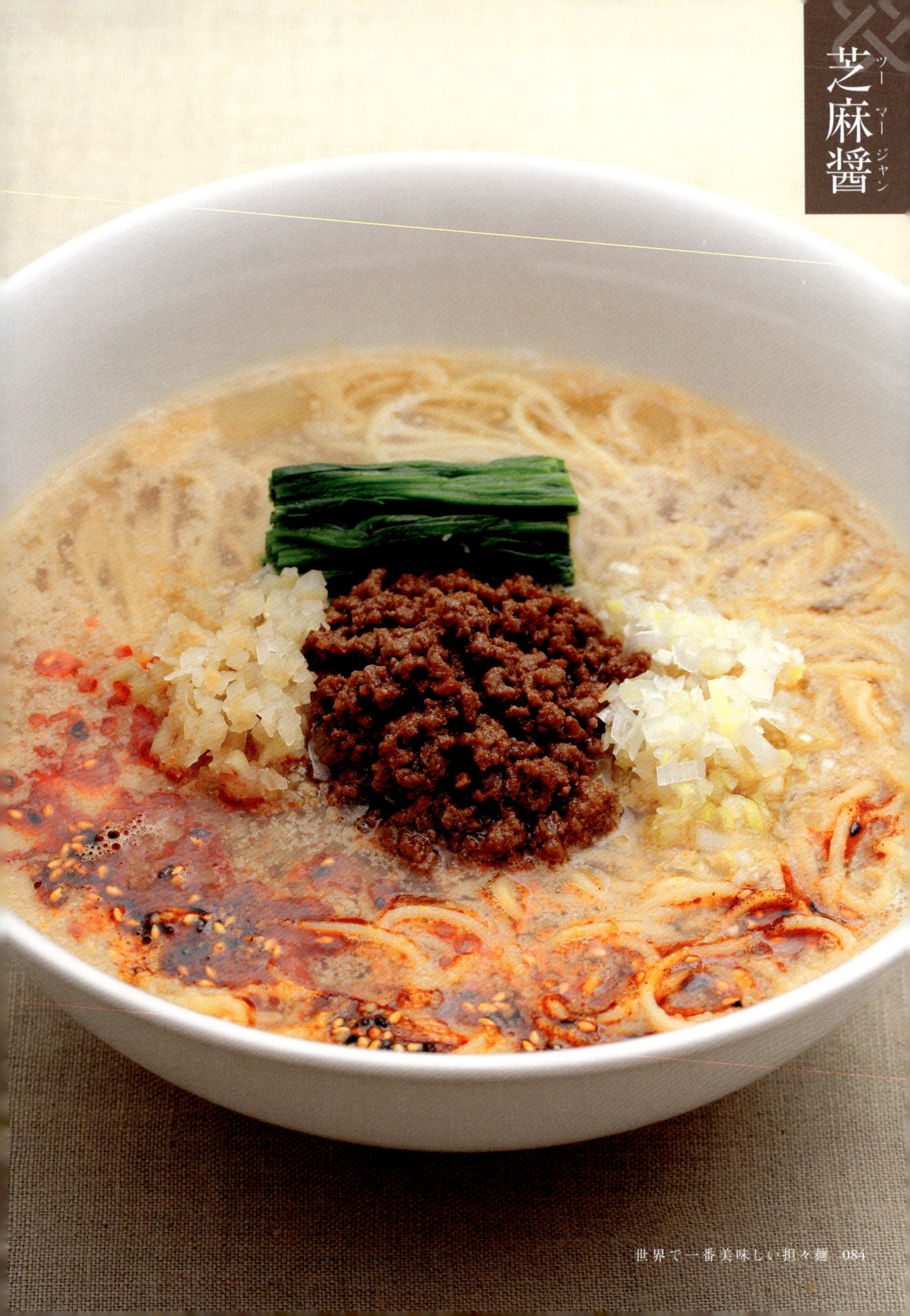

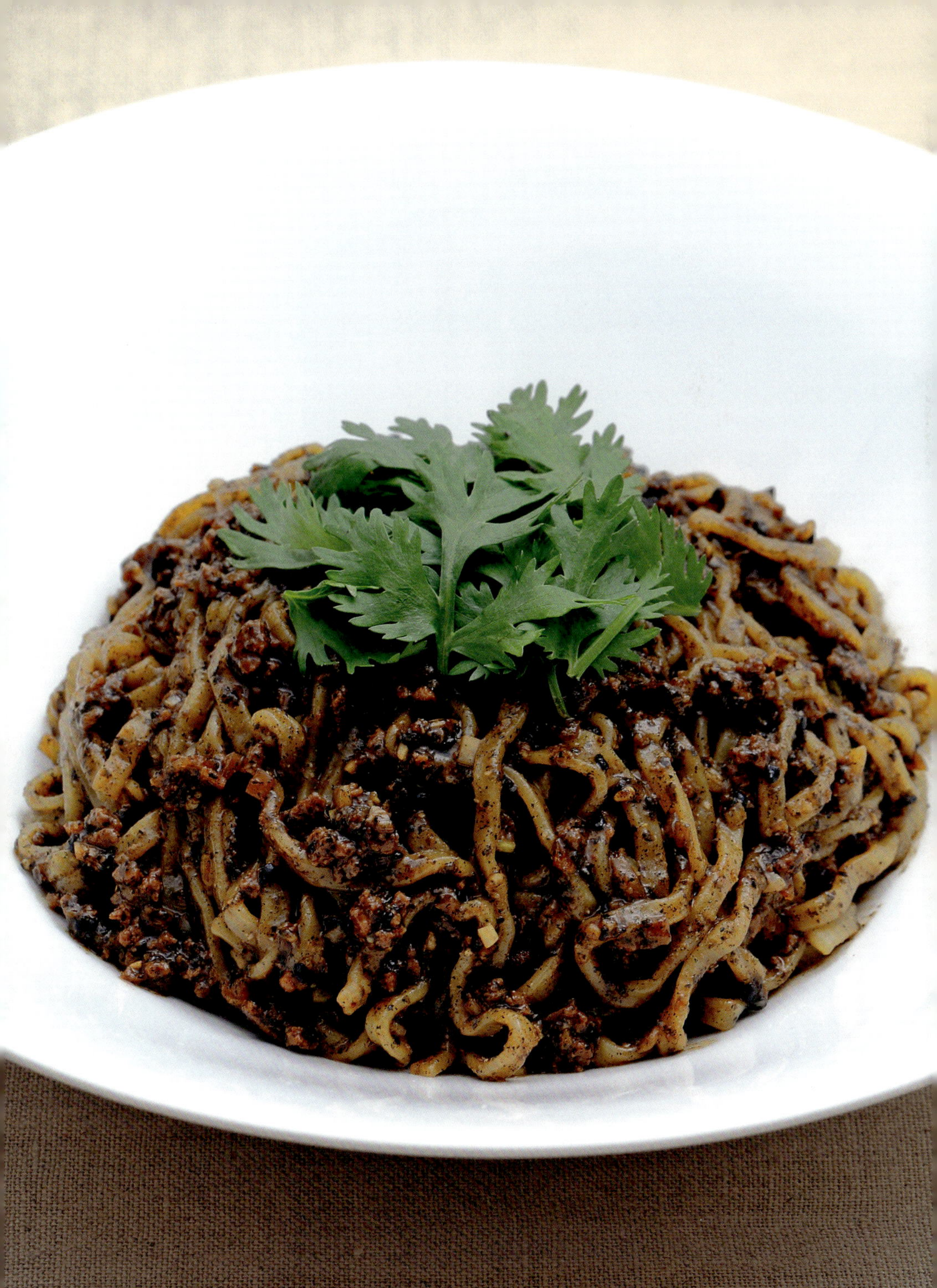

085　ピリ辛健康ごま拌麺

芝麻醤

世界で一番美味しい担《たん》々《たん》麺《めん》

日本でも大人気メニューの担々麺。ごまダレたっぷりの健康そばです。

材料（1人分）

中華麺…130g
長ネギ（みじん切り）…20g
ザーサイ（みじん切り）…20g
（高菜漬けでも可）
干し海老（みじん切り）…3g
青菜…お好み（ここではホウレン草を使用）
炸醤…80g
芝麻醤…大さじ2½
毛湯（スープ）…350cc
醤油…大さじ2
酢…小さじ1
薬膳辣油…大さじ1弱

◇麺は「かんすい」をあまり使用していない
玉子麺がお勧め。

［準備］

塩漬けのザーサイはたっぷりの水に30分ほどつけて塩抜きをしておく。

作り方

1　長ネギ、ザーサイ、干し海老はみじん切りにする。青菜はさっと茹でておく。
2　温めた器にタレの材料を醤油、酢、干し海老、芝麻醤の順に入れておく。このときタレは混ぜないこと。毛湯を沸かしておく。
3　たっぷりの湯で表示時間通りに麺を茹でる。沸かした毛湯を器に入れてタレを軽く混ぜておく。
4　麺をよく湯切りした後、器に入れて炸醤、長ネギ、ザーサイ、青菜を盛り、薬膳辣油をかけて完成。

芝麻醤

ピリ辛健康ごま拌《ばん》麺《めん》

「拌」という字は「和える」という意味。身体に美味しく口に美味しい健康拌麺！

材料（1人分）

中華麺（平打麺）…130g
長ネギ（みじん切り）…20g
ザーサイ（みじん切り）…20g
ニンニク（すり下ろし）…5g
干し海老（みじん切り）…3g
青菜…お好み
（ここではパクチーを使用）
炸醤…50g
芝麻醤…大さじ3
毛湯…大さじ2
（麺の茹で汁でも可）
酢…大さじ2
溜まり醤油…大さじ1
醤油…大さじ½
薬膳辣油…大さじ1
砂糖…大さじ⅔
一味唐辛子…適量
（お好み）
花椒粉…適量
（お好み）

◇麺は「かんすい」を
あまり使用していない
玉子麺がお勧め。

［準備］

塩漬けのザーサイはたっぷりの水に30分ほどつけて塩抜きをしておく。

作り方

1　長ネギ、ザーサイ、干し海老はみじん切りに、ニンニクはすり下ろす。
2　ボウルに溜まり醤油、醤油、酢、砂糖を入れ、砂糖が溶けるまでよく混ぜる。
3　**2**に麺と青菜以外の残り全ての材料を入れ、さらによく混ぜる。
4　たっぷりの湯で表示時間通りに麺を茹でる。麺が茹で上がったら流水でよく洗い、水気をしっかり切る。
5　麺と**3**を混ぜ合わせ、器に盛る。青菜を添えて完成。

芝麻醤

棒々鶏《バンバンチー》・棒々鶏麺《バンバンチーメン》

ごまをふんだんに使った美肌健康料理。

棒々鶏醤（タレ）

◇芝麻醤は白のみ、黒のみ、白黒MIX、お好みで使う。

材料（約400g分）

長ネギ（みじん切り）…1本（好みで増減）
ショウガ（みじん切り）…20g
芝麻醤…大さじ8
醤油…大さじ8
酢（黒酢でも可）…大さじ2～3
薬膳辣油…大さじ1～2（お好み）
ごま油…大さじ1
砂糖…大さじ3

作り方

1　醤油、酢、砂糖を合わせ、砂糖が溶けるまで、よくかき混ぜる。ショウガ、長ネギはみじん切りにしておく。

2　**1**に芝麻醤を加えてざっと混ぜ、薬膳辣油、ごま油も加え軽く混ぜる。

3　長ネギとショウガを加えざっくり混ぜたら完成。

棒々鶏

材料

鶏もも肉…1枚（250g）
トマト…適量
キュウリ…適量
白髪ネギ…適量
棒々鶏醤…適量

［準備］

鍋に分量外の水、長ネギの青い部分、ショウガの皮を入れて、湯が沸いたら鶏もも肉を皮付きのまま15分茹でる。そのとき、皮は下にして入れること。茹で上がったら常温になるまで冷ましておく。

作り方

1　冷めた鶏もも肉を5mmくらいの薄切りにし、大きめの皿に盛り付ける。

2　好みの大きさに切ったトマトとキュウリ、白髪ネギを盛りつけ、棒々鶏醤をかけて完成。

棒々鶏麺

材料（1人分）

中華麺（平打麺）…130g
鶏もも肉…100g
トマト…適量
キュウリ…適量
白髪ネギ…適量
棒々鶏醤…適量

◇麺は「かんすい」をあまり使用していない玉子麺がお勧め。

作り方

1　棒々鶏の準備と同様に鶏肉を茹で、冷めたら麺にからみやすいよう細切りにする。

2　たっぷりのお湯で表示時間通りに麺を茹でる。茹で上がったら十分に流水でもみ洗いをし、ザルでよく水を切った後、手のひらで押さえて更に水を切る。麺が水っぽいと醤が薄まってコクがなくなるので、水切りはしっかりすること。

3　麺を皿に盛り、鶏もも肉をのせ、細切りにしたキュウリと、好みの大きさに切ったトマト、白髪ネギを盛りつける。棒々鶏醤を添えて完成。食べるときに酢や薬膳辣油を足しても美味しい。

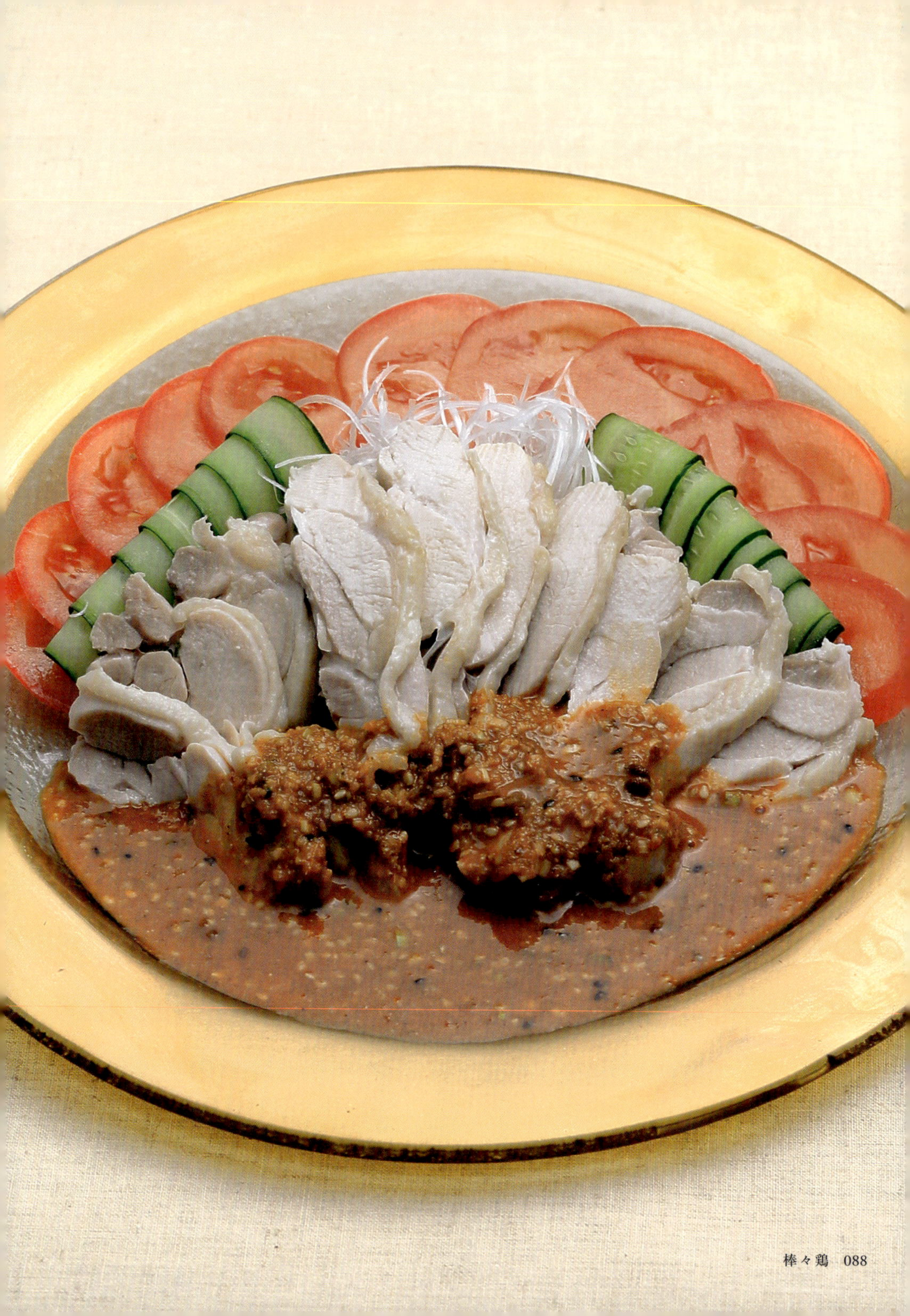

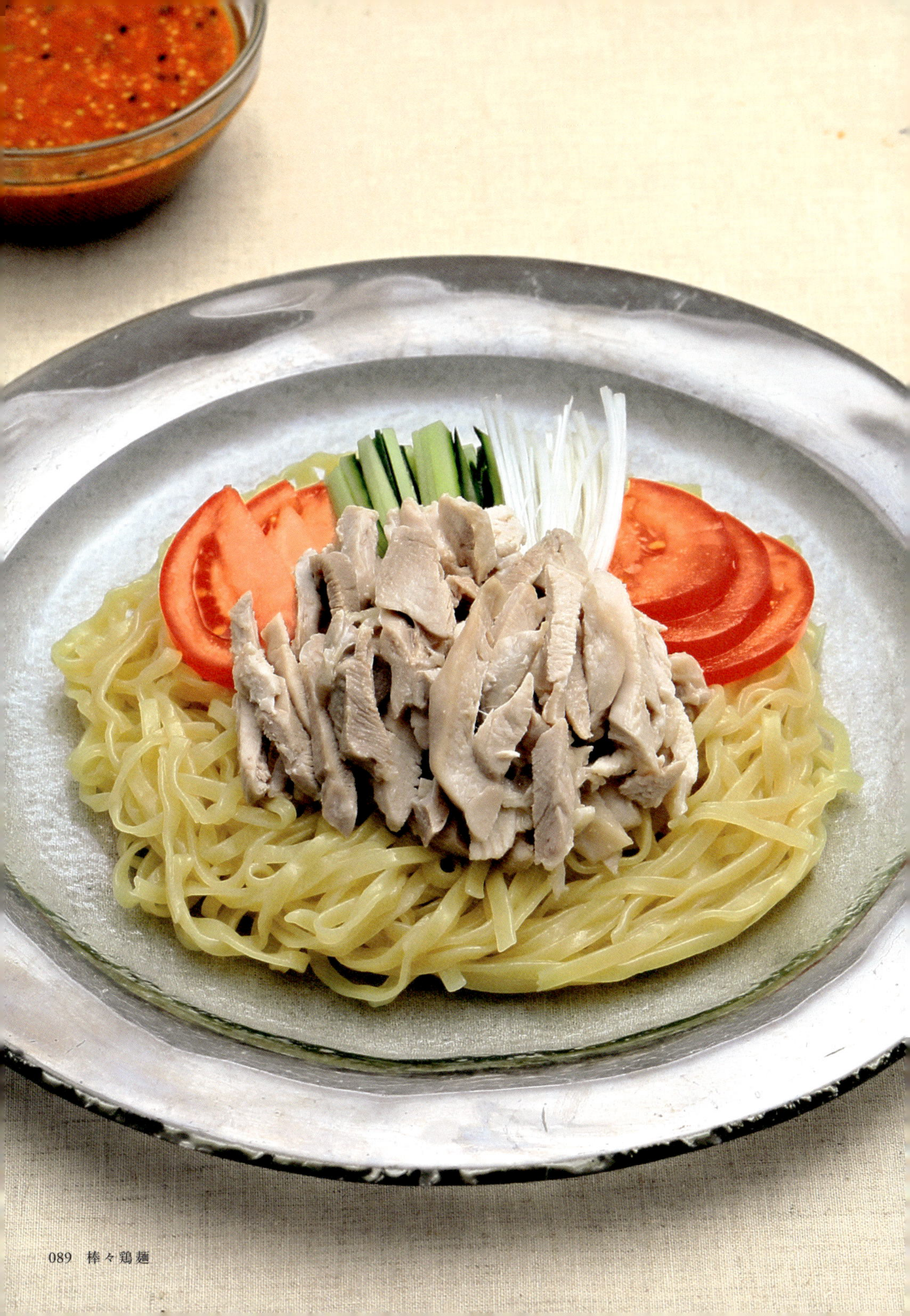

089　棒々鶏麺

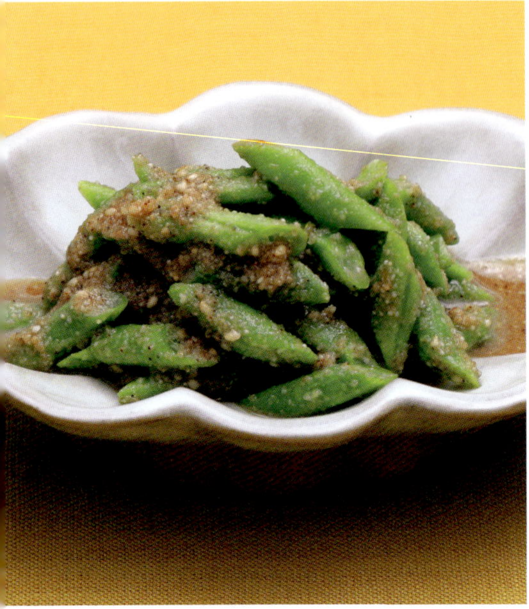

芝麻醤

サヤインゲンの芝麻醤和え

サヤインゲンの代わりに青菜にしても美味しい。
あと一品欲しいときに。

材料

サヤインゲン…80g
（春菊・ホウレン草・小松菜などでも可）

A
芝麻醤…大さじ3
醤油…小さじ1½
酢…小さじ1½
砂糖…大さじ1

作り方

1　サヤインゲンは茹でて冷ましてから、一口大に切る。

2　**A**をよく混ぜて、サヤインゲンと和えたら完成。

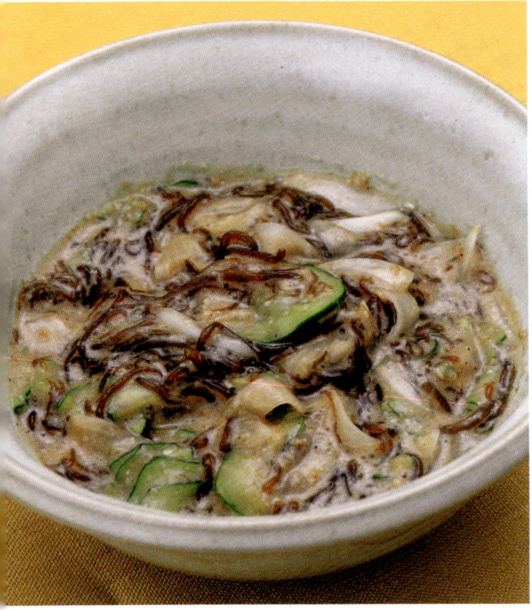

芝麻醤

芝麻醤のもずく酢

芝麻醤を使った自家製もずく酢は、
体にやさしくさっぱりとした味わい！

材料

もずく…120g
玉ネギ…50g
キュウリ…30g

A
芝麻醤…大さじ3
醤油…小さじ2
酢…小さじ3〜4
（黒酢と米酢を1：1にするとマイルドに）
砂糖…小さじ2弱

作り方

1　玉ネギ、キュウリはスライサーなどで薄切りにする。**A**はよく混ぜておく。なお、玉ネギは栄養分が抜けてしまうので、水にさらさない。

2　もずく、玉ネギ、キュウリに**A**を混ぜて完成。

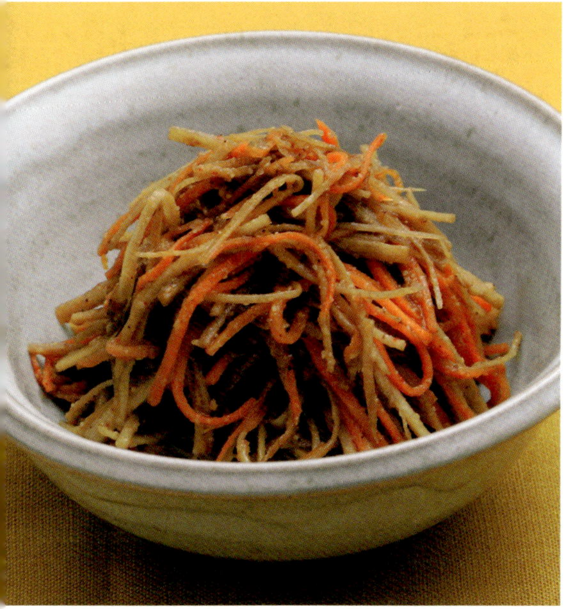

芝麻醤

芝麻醤の根菜きんぴら

できるだけ根菜を細く切るのがポイント。
デトックス美容効果抜群！

材料

ゴボウ…100g
ニンジン…70g
豆板醤…小さじ1（お好み）
醤油…大さじ1½
酢…小さじ1½
オリーブオイル…大さじ1
ごま油…小さじ1

A
芝麻醤…大さじ3
酒…大さじ2
砂糖…大さじ1

［準備］
ゴボウを千切りにして、酢水に4〜5分さらし、水気をきっておく。

作り方

1 ニンジンを千切りにする。**A**は混ぜておく。
2 フライパンにオリーブオイルをひき、豆板醤を入れ、中火にかける。
3 香りが出たらニンジン、ゴボウを入れてしんなりするまで炒める。
4 醤油を加え、次に**A**を加えたら、汁気がなくなるまで炒める。
5 酢を入れて、最後にごま油を回し入れたら完成。

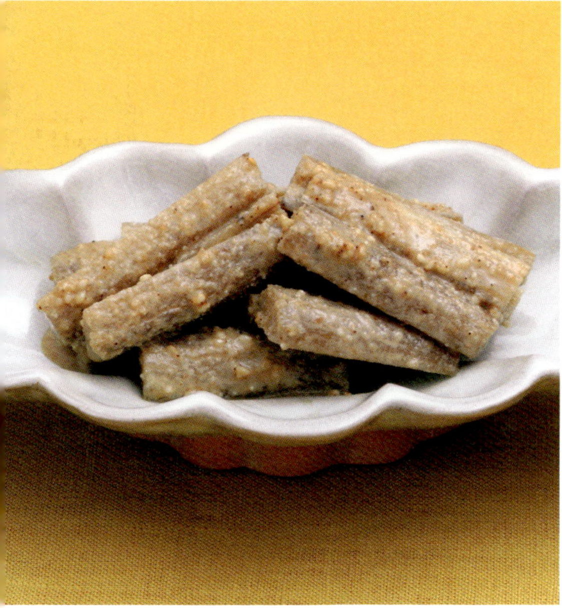

芝麻醤

芝麻醤のたたきゴボウ

たたいて味がしみやすくなったゴボウは
食物繊維たっぷりの惣菜。

材料

ゴボウ…100g
毛湯（スープ）…160cc
醤油…小さじ2
酒…小さじ2
砂糖…小さじ2

A
芝麻醤…小さじ2
酢…小さじ½
砂糖…小さじ½
醤油…小さじ½

［準備］
1 ゴボウを4〜5cmにカットして、包丁の背でたたき割る。
2 酢水に4〜5分さらし、水気をきっておく。

作り方

1 フライパンに毛湯、醤油、酒、砂糖を入れ、切り口を下にしてゴボウを10分中火で煮る。
2 煮上がって冷ましたゴボウに**A**を和えて完成。冷めるとより味が入る。

芝麻醤

ごまたっぷりの二色焼き豚

芝麻醤を2種類使って、
彩りきれいで肉汁たっぷりの焼き豚のできあがり！

材料

豚肉（肩ロース）…300g
オリーブオイル…適量
水…100cc
酒…100cc

A
ニンニク（すり下ろし）…5g
ショウガ（すり下ろし）…5g
芝麻醤…大さじ4
合わせ味噌…45g
塩麹…大さじ1
ケチャップ…大さじ1
醤油…大さじ2
砂糖…大さじ3½

［準備］

1 豚肉は大きければ縦半分に切る。ニンニク、ショウガはすり下ろす。
2 **A**をよく混ぜ、豚肉に絡めたら、密閉容器に入れる。
3 密閉し、冷蔵庫で半日以上寝かせる。4〜5日寝かせてもOK。

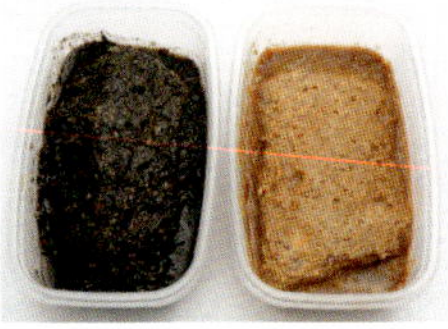

作り方

1 焼く1時間前くらいに、準備しておいた豚肉を常温にしておく。
2 フライパンにオリーブオイルをひき、豚肉のまわりについた**A**をゴムべらなどできれいに取り除いてから、全ての面に焦げ目がつくぐらいまで焼く。
3 肉を一旦取り出して、フライパンをきれいにしてから、再び肉を戻し入れ、水、酒を加えふたをして加熱する。沸騰したらふたをしたまま弱火にして、20分程度蒸し煮にする。
4 肉を取り出し、同じフライパンに容器に残った**A**を加え、煮詰めてタレを作る。
5 手で触れるくらいに冷めたら豚肉を好みの厚さにスライスし、タレをかけて完成。

◇白ごまベース、黒ごまベース、白黒MIXベース。好みの芝麻醤で楽しめます。

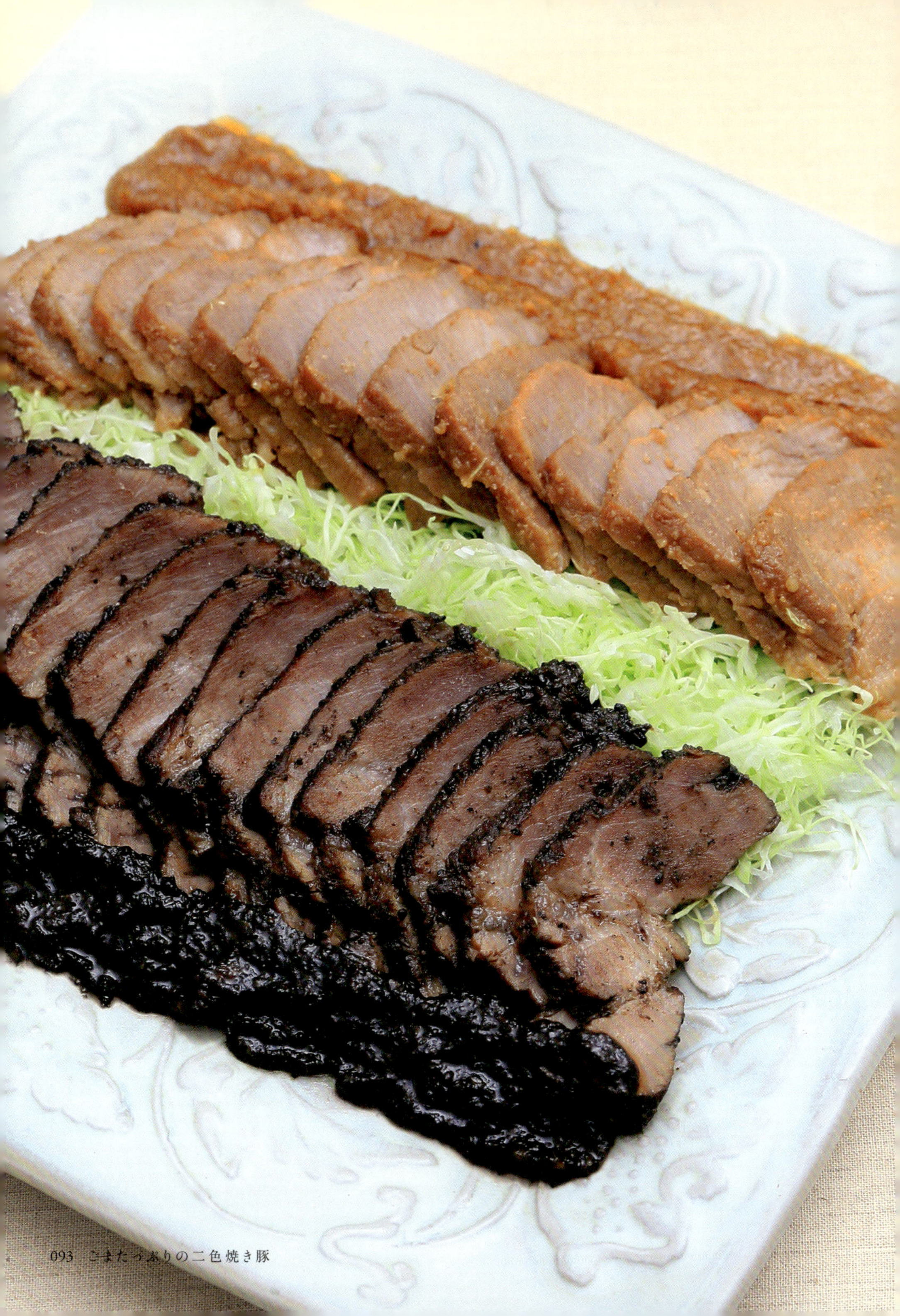

093　ごまたっぷりの二色焼き豚

オイスター醤

Wオイスターのキノコ炒め

牡蠣を丸ごと使った健康効果抜群のオイスター醤に、
牡蠣を掛け合わせた贅沢品!

材料

牡蠣(生食用or加熱用)…120g(8個)
シメジ…50g
エノキダケ…50g
シイタケ…40g
長ネギ(みじん切り)…10g
ニンニク(みじん切り)…5g
ショウガ(みじん切り)…5g
オイスター醤…大さじ1
豆板醤…小さじ½
毛湯(スープ)…80cc
酢…小さじ1
醤油…小さじ½
オリーブオイル…大さじ1⅔
片栗粉…大さじ½
塩、こしょう…各適量

[準備]

さっと洗った牡蠣は、キッチンペーパーなどで水気をよくとっておく。

作り方

1 毛湯にオイスター醤と醤油を入れ混ぜる。ニンニク、ショウガ、長ネギはみじん切りにする。シイタケは薄切りにする。シメジ、エノキダケは手で割いておく。

2 フライパンにオリーブオイル大さじ1をひき、片栗粉をまぶした牡蠣を中弱火で両面がこんがりするくらい焼いて、一旦取り出す。こうすることで牡蠣の旨味が中に閉じ込められる。

3 残りのオリーブオイルをひき、豆板醤を入れて中火にかけ、香りが出たらニンニク、ショウガ、長ネギの順に加えて炒める。

4 シメジ、エノキダケ、シイタケを入れてさっと炒めたら、牡蠣を戻し、**1**の毛湯を入れて強火であおる。塩、こしょうで味を調えて、最後に酢を回し入れて完成。

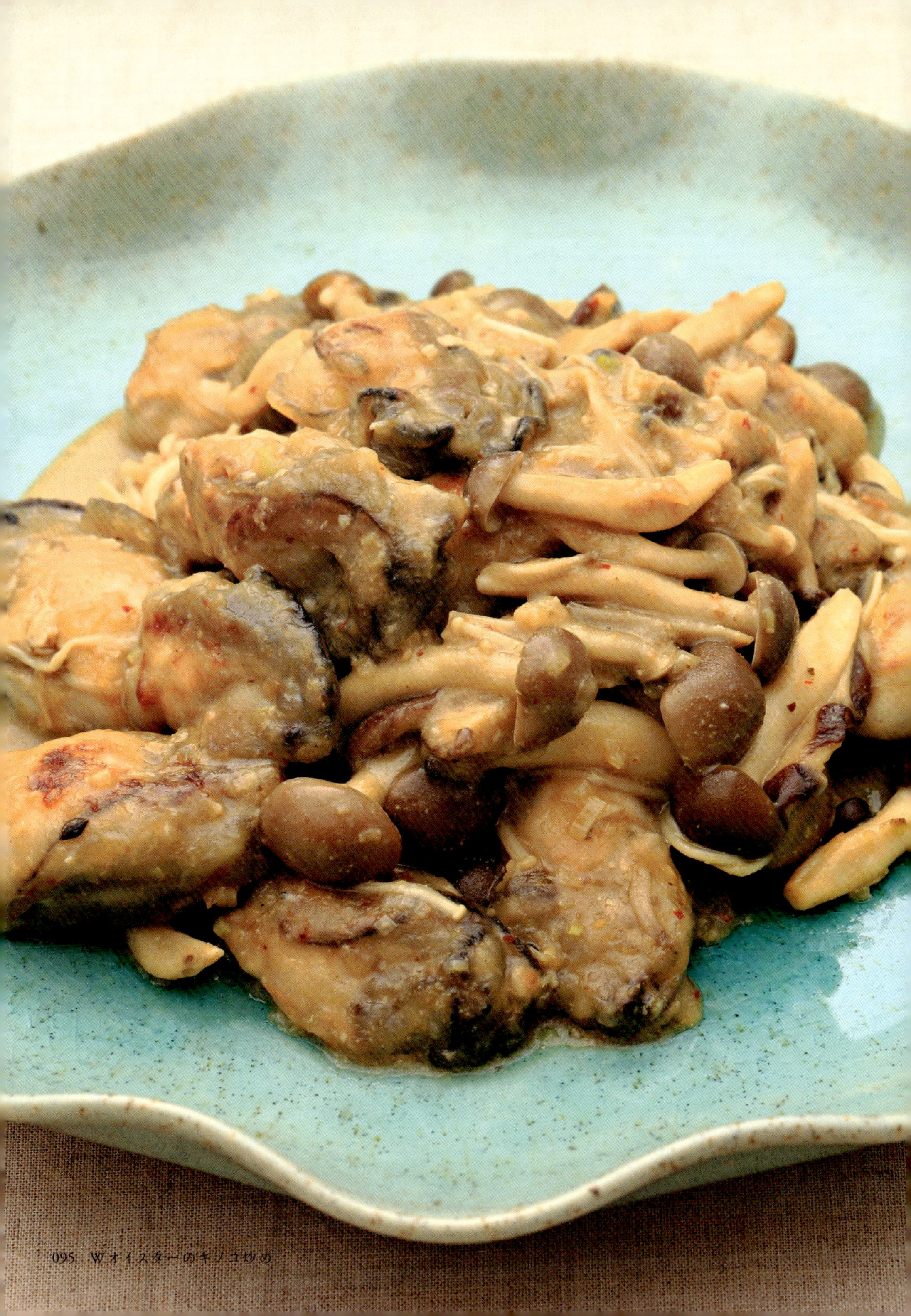

095 Wオイスターのキノコ炒め

オイスター醬 牛肉野菜炒めのオイスター醬仕立て

炒め物がマンネリになったら、牡蠣エキスたっぷりのオイスター醬を使って。

材料

◆牛肉の下味

牛肉(切り落とし)…120g
塩麹…大さじ1
酒…大さじ1
片栗粉…大さじ1
オリーブオイル…小さじ1

◆その他材料

もやし…60g
タケノコ(水煮)…50g
ピーマン…40g
長ネギ(みじん切り)…10g
ニンニク(みじん切り)…5g
ショウガ(みじん切り)…5g
オイスター醬…大さじ1½
毛湯(スープ)…80cc
水溶き片栗粉…小さじ1½
酢…小さじ1
醬油…小さじ½
オリーブオイル…大さじ1½
塩、こしょう…各適量

［準備］

●牛肉に塩麹、酒をよく揉み込み、片栗粉をまぶして、最後にオリーブオイルを混ぜて30分ほど寝かせておく。
●時間があればもやしはヒゲを取り除くとより食感がよくなる。

作り方

1 毛湯にオイスター醬、醬油、水溶き片栗粉を入れ混ぜる。タケノコ、ピーマンは短冊切りに、ニンニク、ショウガ、長ネギはみじん切りにする。
2 フライパンにオリーブオイル大さじ½をひき、牛肉をさっと炒めて、一旦取り出す。
3 残りのオリーブオイルをひき、ニンニク、ショウガ、長ネギを香りが出るまで中火で炒める。タケノコ、ピーマンを炒めて牛肉を戻し、最後にもやしを入れる。
4 **1**の毛湯を入れて強火であおる。塩、こしょうで味を調えて、最後に酢を回し入れて完成。

オイスター醬 オイスター醬の帆立アスパラガス炒め

帆立は先に焼いておく。この一手間で美味しさが格段にちがいます!

材料

帆立(生食用)…6個
アスパラガス…70g
シイタケ…50g
シメジ…50g
エノキダケ…50g
長ネギ(みじん切り)…10g
ショウガ(みじん切り)…5g
ニンニク(みじん切り)…5g
オイスター醬…大さじ1
オリーブオイル…大さじ2
毛湯(スープ)…80cc
酢…小さじ1弱
醬油…小さじ½
片栗粉…大さじ2
塩、こしょう…各適量

［準備］

●帆立は、キッチンペーパーなどで水気をよくとっておく。
●アスパラガスはさっと茹でておく。

作り方

1 毛湯にオイスター醬、醬油を入れ混ぜておく。ニンニク、ショウガ、長ネギはみじん切りに、アスパラガスは3～4cmに切る。シイタケは薄切りに、シメジ、エノキダケは手で割く。
2 フライパンにオリーブオイル大さじ1をひき、片栗粉をまぶした帆立を中弱火で両面を軽く焼いて、一旦取り出す。
3 残りのオリーブオイルをひき、ニンニク、ショウガ、長ネギを香りが出るまで中火で炒める。
4 アスパラガス、シイタケ、シメジ、エノキダケを加えてさっと炒めたら、帆立を戻し、**1**の毛湯を入れて強火であおる。塩、こしょうで味を調えて、最後に酢を回し入れて完成。

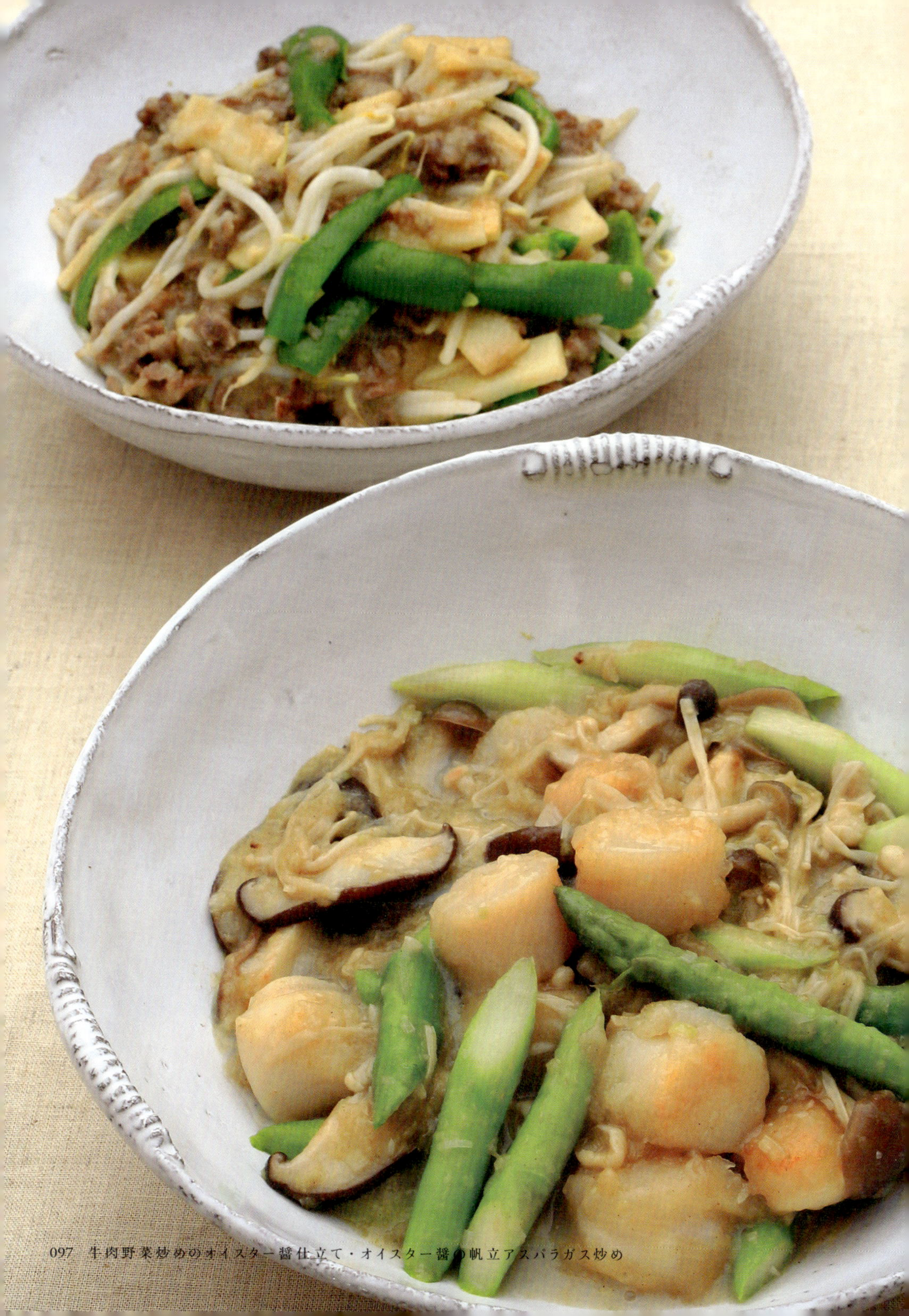

097　牛肉野菜炒めのオイスター醤仕立て・オイスター醤の帆立アスパラガス炒め

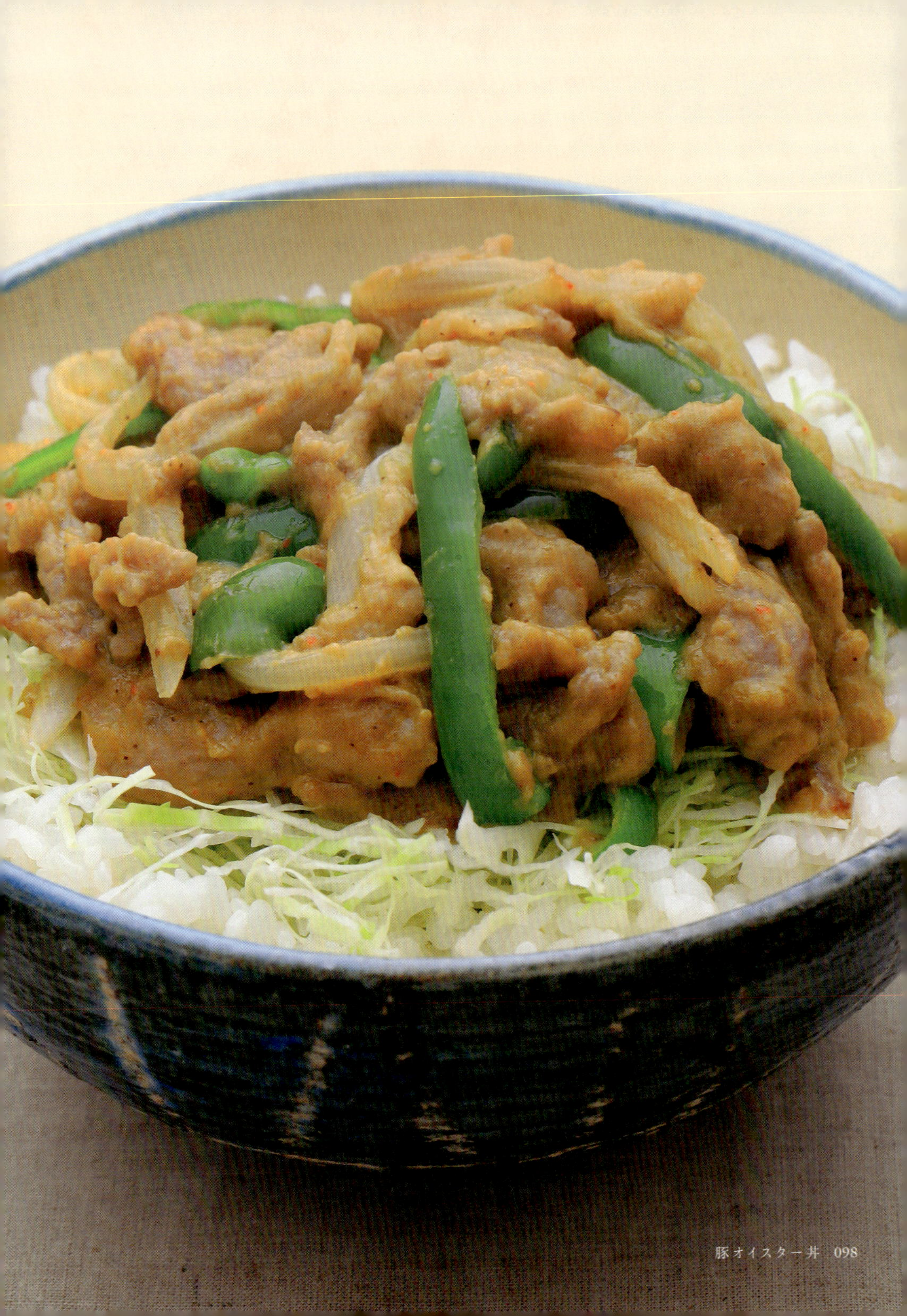

豚オイスター丼　098

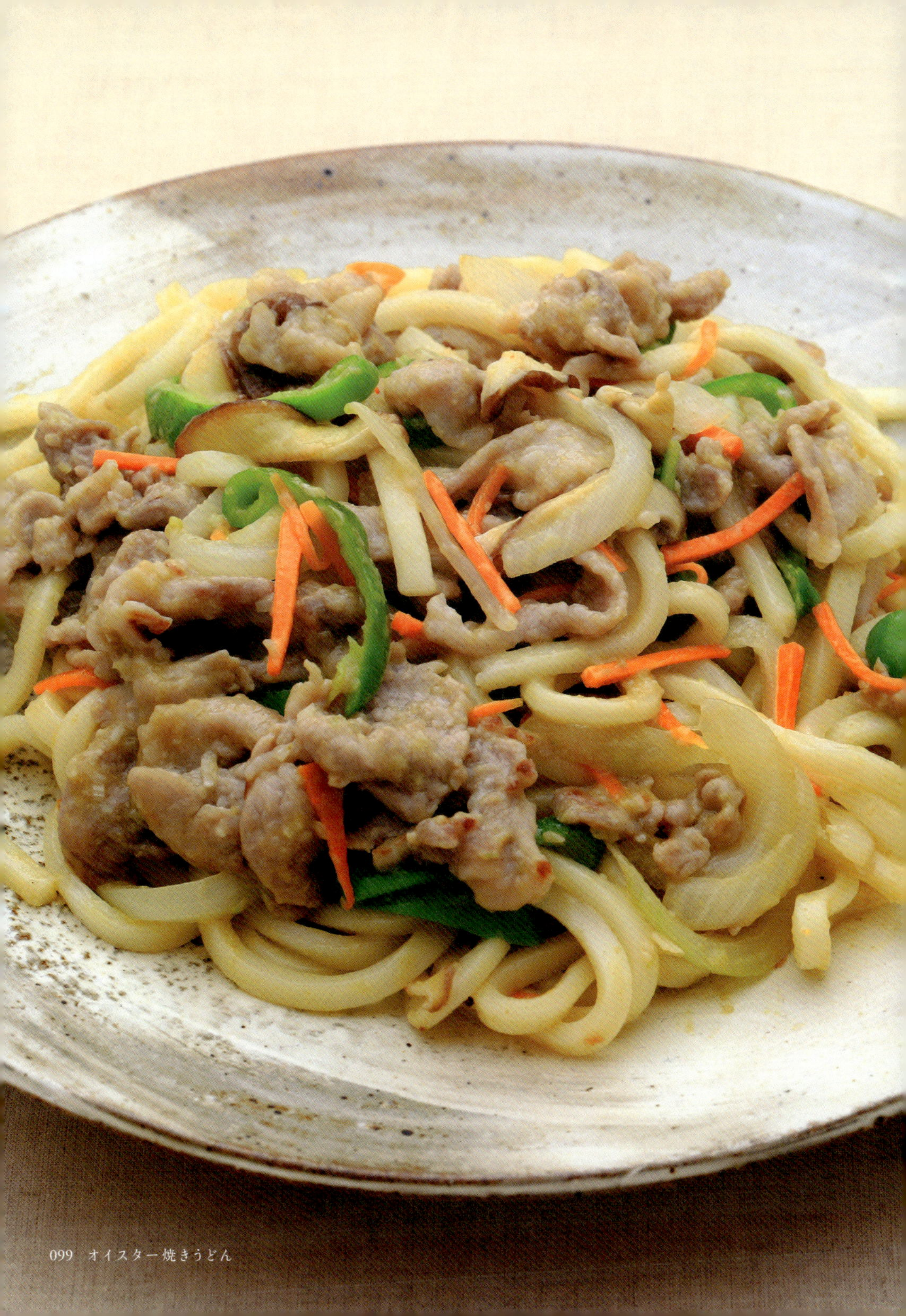

099　オイスター焼きうどん

オイスター醤

豚オイスター丼

オイスターと豚肉の相性は最高！　キャベツと食べるのが美味しい！

材料

◆豚肉の下味
豚肉（切り落とし）…120g
塩麹…大さじ1
片栗粉…大さじ1
酒…大さじ1
オリーブオイル…小さじ1

◆その他材料
ご飯…400g
キャベツ…80g
玉ネギ…60g
ピーマン…30g
オリーブオイル…小さじ1

◆タレの材料
オイスター醤…大さじ2
ニンニク（すり下ろし）…5g
糖醋醤…小さじ2（酢小さじ1と砂糖小さじ1でも可）
芝麻醤…小さじ1
酒…小さじ1
みりん…小さじ½
ごま油…小さじ½
一味唐辛子…適量（お好み）

［準備］

●豚肉に塩麹、酒をよく揉み込んで、片栗粉をまぶし、オリーブオイルを混ぜて30分ほど寝かせておく。
●焼き肉のタレを作っておく。ニンニクはすり下ろし、全ての材料をよく混ぜる。
●どんぶりにご飯を入れ、キャベツを千切りにして敷いておく。

作り方

1　玉ネギ、ピーマンは好みの細さに切る。
2　フライパンにオリーブオイルをひき、豚肉を入れ、8割方火が通ったら、玉ネギとピーマンを炒め、タレを入れて全体が混ざるように炒める。
3　**2**をどんぶりにのせて完成。

オイスター醤

オイスター焼きうどん

オイスター醤の旨みが詰まった絶品焼きうどん。

材料（1人分）

◆肉の下味
豚肉（切り落とし）…50g
塩麹…大さじ½
酒…大さじ½
片栗粉…大さじ½

◆その他材料
市販の茹でうどん…200g
玉ネギ…50g
ピーマン…20g
ニンジン…20g
シイタケ…20g
長ネギ（みじん切り）…10g
ニンニク（みじん切り）…5g
ショウガ（みじん切り）…5g

オイスター醤…大さじ1½
毛湯（スープ）…80cc
酢…小さじ1弱
醤油…小さじ½
オリーブオイル…大さじ1
塩、こしょう…各適量

［準備］

豚肉に塩麹、酒をよく揉み込んで、片栗粉をまぶして混ぜて30分ほど寝かせておく。

作り方

1　毛湯にオイスター醤、醤油を入れ混ぜておく。玉ネギ、ピーマン、ニンジン、シイタケは細切りにする。ニンニク、ショウガ、長ネギはみじん切りにする。
2　フライパンにオリーブオイルをひき、豚肉を加えて炒め、火が通ったら一旦取り出す。ニンニク、ショウガ、長ネギを香りが出るまで中火にかける。
3　ニンジン、玉ネギ、ピーマン、シイタケの順に炒め、軽く塩、こしょうをしたら一旦取り出す。
4　**1**の毛湯、麺を入れ、麺をほぐしながら炒める。麺がほぐれたら、取り出した具材を戻して、全体を強火であおり、塩、こしょうで味を調えて最後に酢を回し入れたら完成。

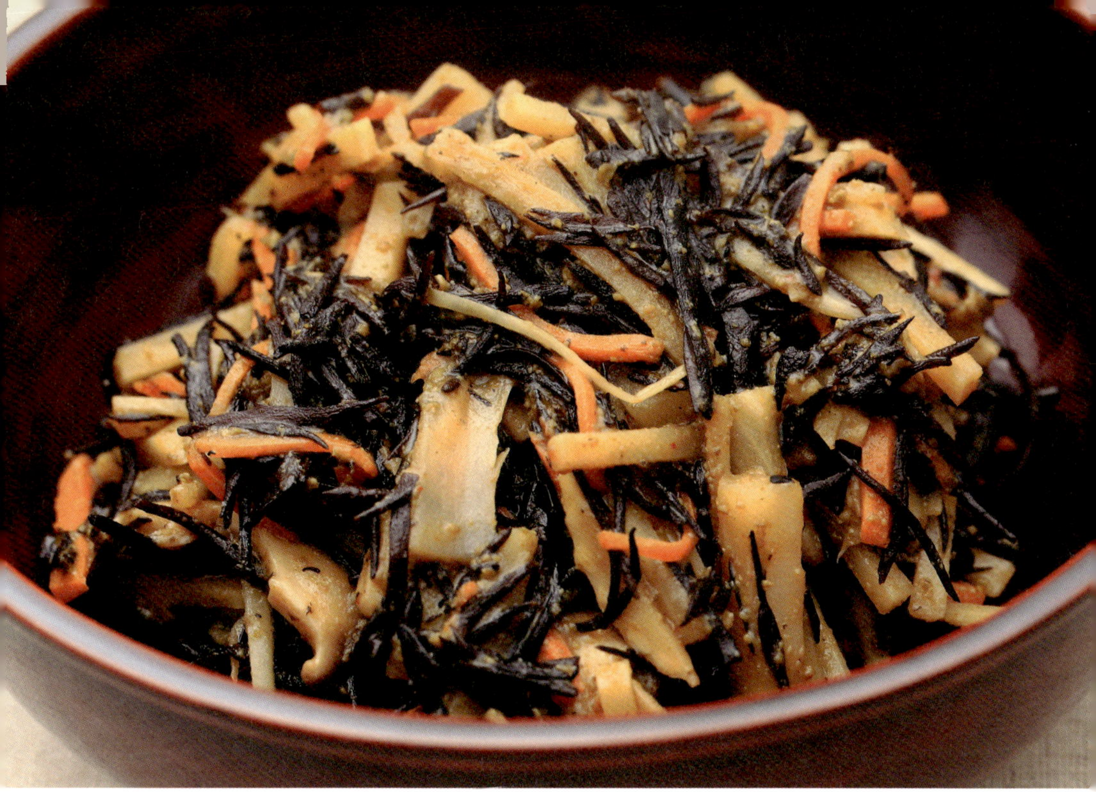

オイスター醤

オイスター醤の根菜ひじき煮

海の幸と山の幸がバランスよく入った万能栄養食!!

材料

生ひじき…120g
(乾燥ひじきの場合は水で戻して120g)
タケノコ(水煮)…60g
レンコン…60g
ニンジン…30g
ゴボウ…30g
シイタケ…4個
※あれば干しシイタケを戻したもの

豆板醤…小さじ1
酢…小さじ1
ごま油…大さじ2
塩…ひとつまみ

A
オイスター醤…大さじ4
毛湯(スープ)…120cc
溜まり醤油…小さじ1½
醤油…小さじ1½
砂糖…大さじ1

［準備］

- レンコンは縦に細切りにして酢水に4〜5分さらし、水気をきっておく。
- ゴボウは細切りにして酢水に4〜5分さらし、水気をきっておく。

作り方

1　**A**を混ぜておく。タケノコ、ニンジン、シイタケは細切りにする。
2　フライパンにごま油をひき、豆板醤を入れて香りが出るまで中火にかける。
3　まずニンジン、ゴボウを炒め、その後レンコン、タケノコ、シイタケを加え、全体に火が通ったらひじき、**A**を加える。
4　汁気がなくなるまで煮詰めたら、塩で味を調えて、最後に酢を回し入れたら完成。お好みでごま油(分量外)を少し入れてもよい。

豆板醤 海老のチリソース煮

なるべく殻つきの海老を選んで作るのが、
美味しさのコツ。

材料

◆海老の下味
下処理した海老…8尾(120g)
塩麹…小さじ1
酒…小さじ2
片栗粉…大さじ2

◆その他材料
長ネギ(みじん切り)…
10gと30g(仕上げ)
ニンニク(みじん切り)…5g
ショウガ(みじん切り)…5g
豆板醤…大さじ1
塩麹…小さじ1½
ケチャップ…大さじ1
毛湯(スープ)…100cc
水溶き片栗粉…小さじ1
酢…小さじ½
オリーブオイル…大さじ1½
砂糖…小さじ2

◇海老の代わりにシーフードミックスや鶏と白菜を1cmくらいの短冊切りにしたものでも美味しい。

[海老の下処理]

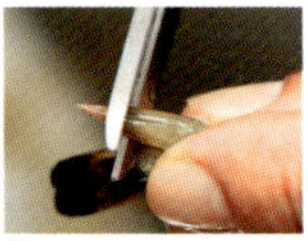
2

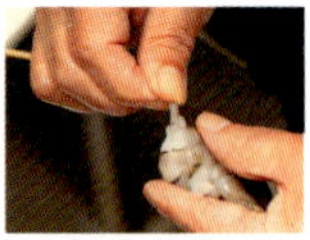
3

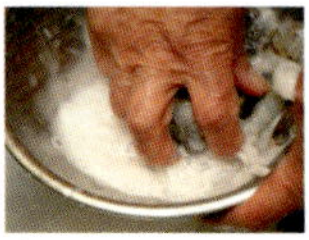
4

1 ボウルに海老を入れて、流水で軽く洗う。
2 殻をむき、尾の三角に尖っている所をはさみで切り落とす。
3 竹串かつまようじを使って背わたを取る。
4 分量外の片栗粉大さじ2程度を海老にまぶし、流水でもみ洗いする。ボウルの中の水がきれいになるまで何度か洗ったら、キッチンペーパーで水気をとっておく。

[準備]

1 海老に塩麹、酒、片栗粉をよく揉み込んで、30分おく。
2 80〜90℃のやや多めの湯で海老が浮き上がってくるまで茹でて、水気をきってバットなどに取り出しておく。

作り方

1 ニンニク、ショウガ、長ネギはみじん切りにする。毛湯に塩麹、砂糖を入れ混ぜておく。
2 フライパンにオリーブオイルをひき、豆板醤を入れて中火で炒める。
3 香りが出たらケチャップを加え、ニンニク、ショウガ、長ネギ(10g)の順で入れよく炒める。
4 **1**の毛湯を入れ、沸いたら茹でておいた海老を入れて煮詰める。残りの長ネギ(30g)と酢を入れ、最後に水溶き片栗粉を絡めて完成。

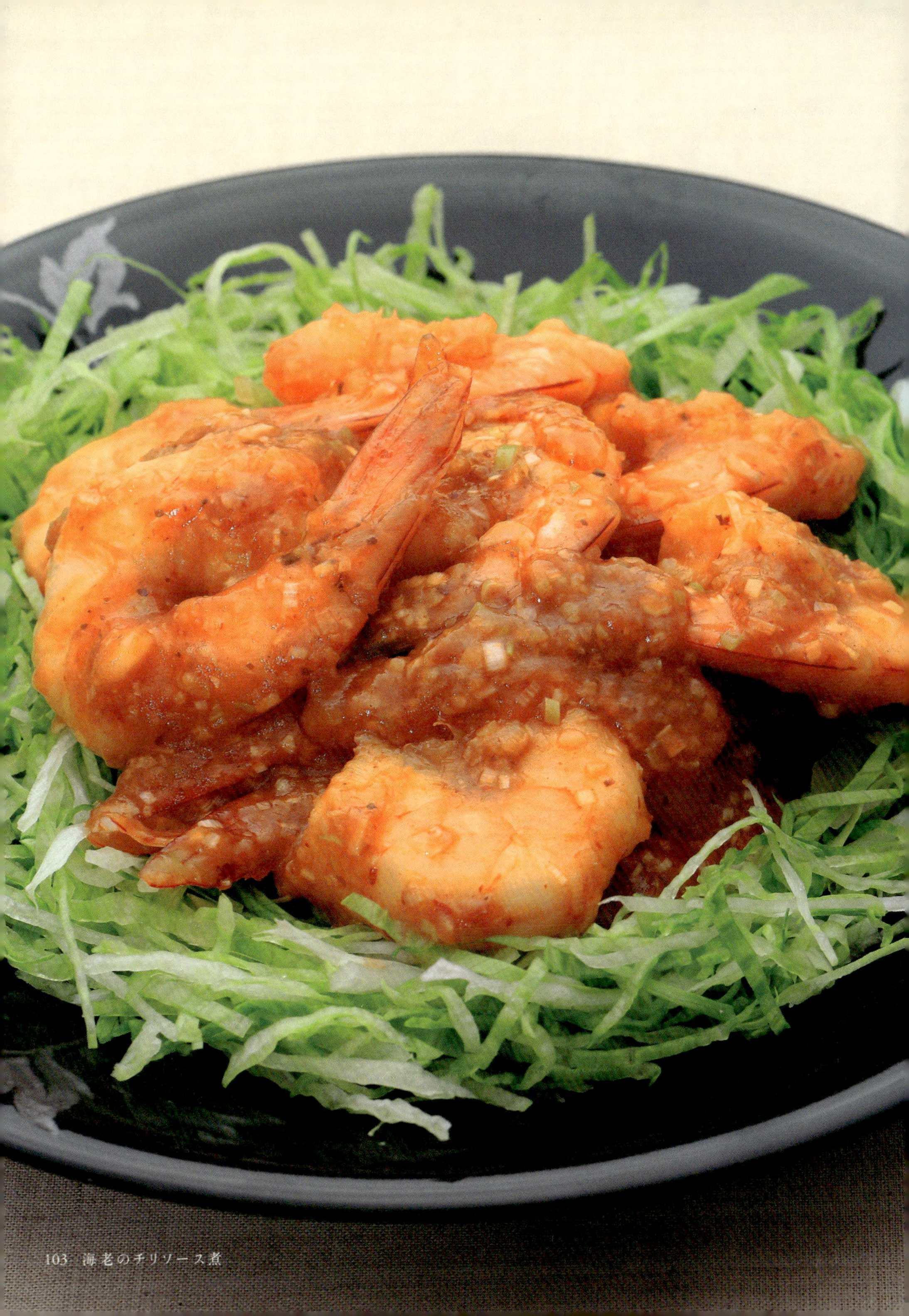

103 海老のチリソース煮

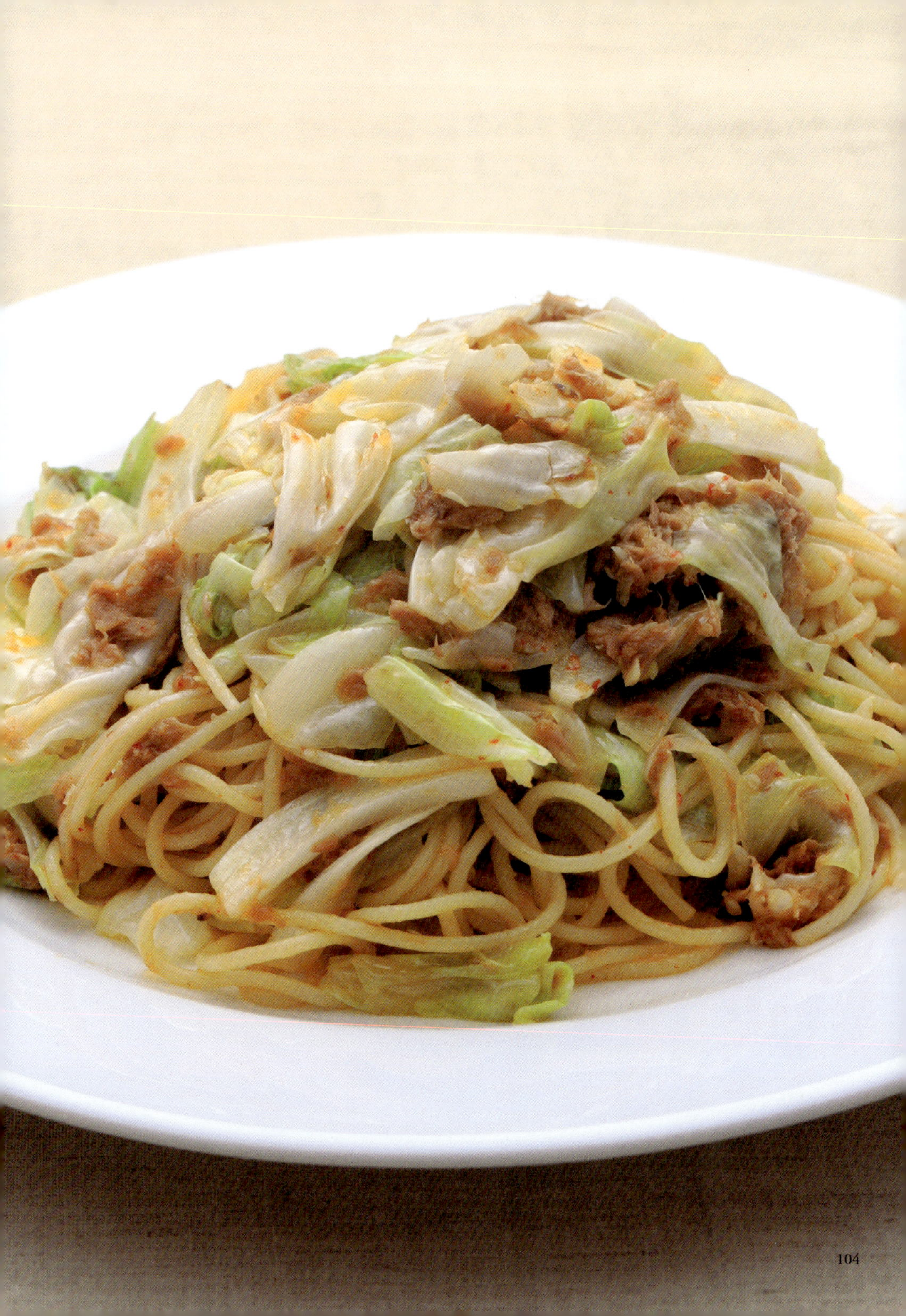

豆板醤

どっさりキャベツと豆板醤《トウバンジャン》の
ペペロンチーノ

豆板醤とパスタ!?　一見意外な組み合わせだけど、実は相性抜群！

材料

パスタ…120g
ツナ缶（ノンオイル）…150g
（缶の汁は使わない）
キャベツ…300g
ニンニク（みじん切り）…30g
豆板醤…小さじ3〜4
オリーブオイル…大さじ3
塩…適量

作り方

1　ニンニクはみじん切りにする。キャベツの葉は芯と分けて一口大にちぎり、芯は薄くスライスする。パスタは好みの固さに茹でる。
2　フライパンにオリーブオイルをひき、豆板醤を入れて中火で炒め、香りが出たらニンニクも加える。
3　ツナ、キャベツを入れて炒める。
4　パスタを入れてさっとあおり、塩で味を調えたら完成。

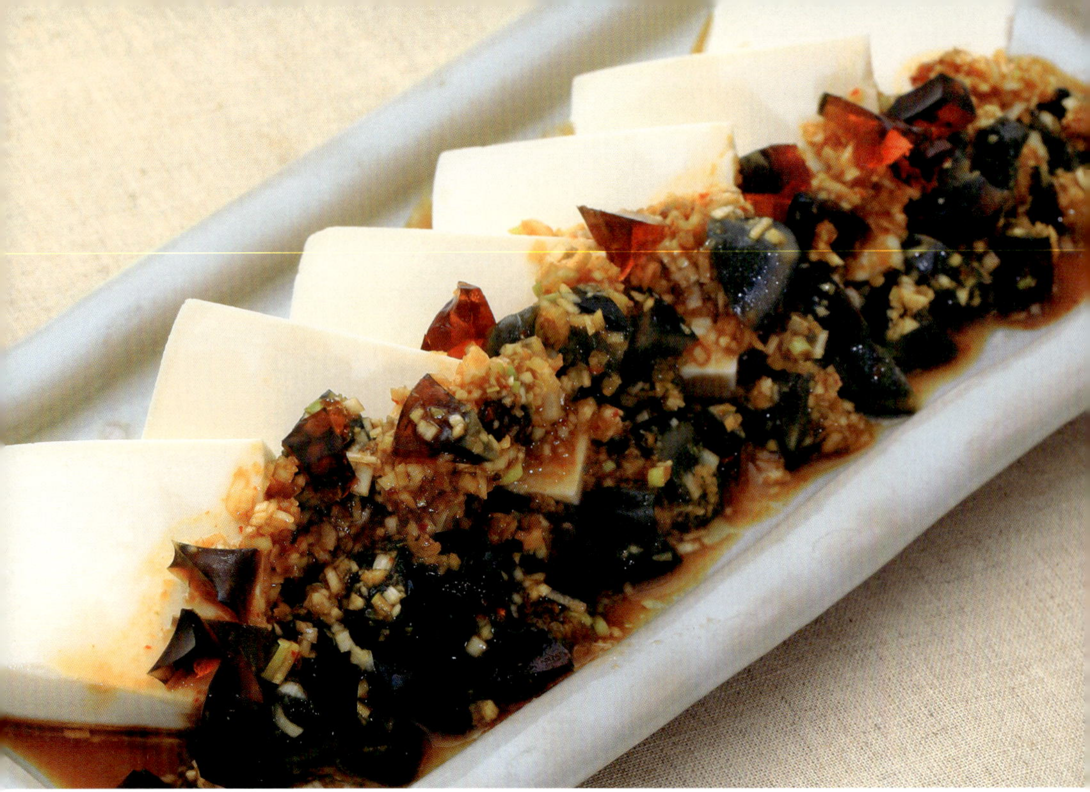

豆板醤

豆板醤《トウバンジャン》のピータン豆腐

細かく切ったピータンが、光を透かして目にも美味しい！

材料

絹豆腐…200g（½丁）
ピータン…1個（60g）
長ネギ（みじん切り）…30g
干し海老（みじん切り）…10g
ニンニク（みじん切り）…5g
ショウガ（みじん切り）…5g
豆板醤…小さじ1
醤油…大さじ2
酢…大さじ1⅓
砂糖…小さじ2
ごま油…大さじ1⅓

［準備］

豆腐の上に皿などの重石を置いて、30分ほど水切りをしておく。

作り方

1　ピータンは殻をむいて、1cm角程度のさいの目切りに。干し海老、ニンニク、ショウガ、長ネギはみじん切りにする。
2　まず豆板醤に醤油と酢を入れ混ぜて、砂糖、干し海老、ニンニク、ショウガを順番に入れてよく混ぜる。ごま油を混ぜて、長ネギを最後に加えピータンと和えたらタレの出来上がり。
3　豆腐を皿に盛り、**2**のタレをかけたら完成。ほかにも、ドレッシングとして、サラダなどに使ってもよい。

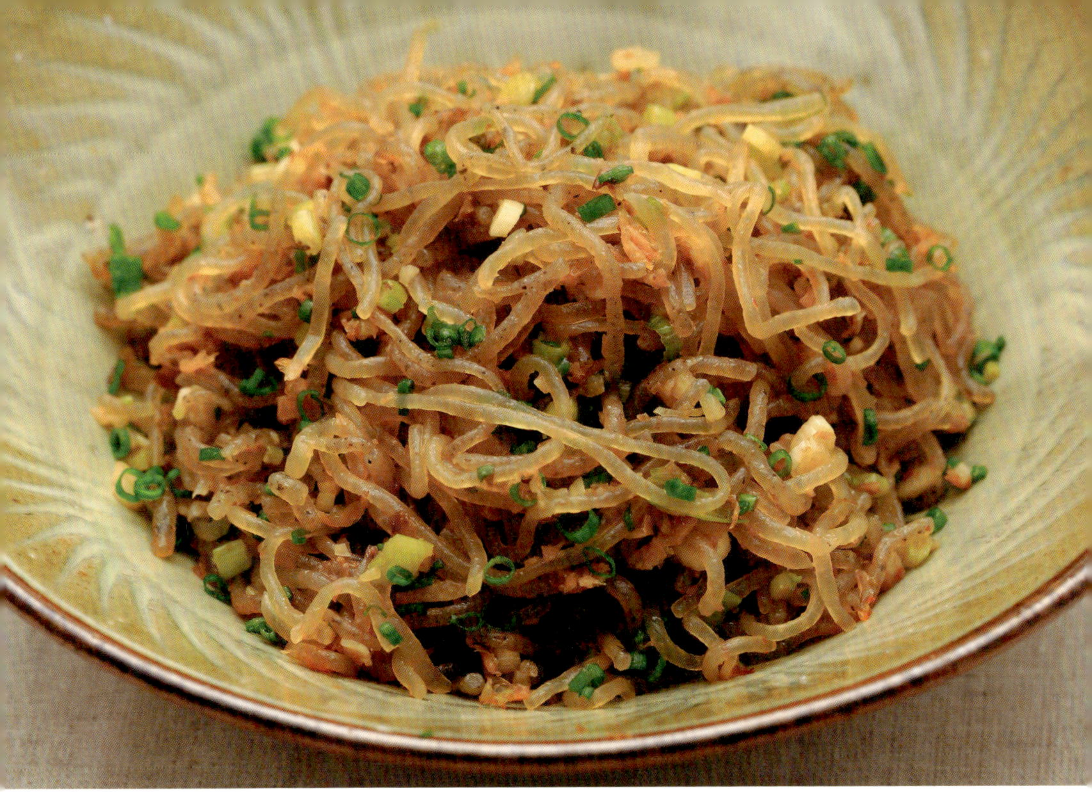

豆板醤 ピリ辛しらたき

低カロリーでダイエットフードの決定版!!

材料

しらたき(白)…180g(1袋)
しらたき(黒)…180g(1袋)
ニンニク(みじん切り)…10g
かつおぶし…1袋(5g)
万能ネギ…適量
豆板醤…小さじ1½
醤油…大さじ2
酒…大さじ1
酢…小さじ2
ごま油…大さじ1½
砂糖…大さじ1

作り方

1 しらたきは適当な長さに切る。匂いが気になるようなら、さっと茹でてあく抜きをする。ニンニクはみじん切りに、万能ネギは小口切りにする。醤油、酒、砂糖をよく混ぜる。

2 フライパンにごま油をひき、豆板醤を入れて中火にかけ、香りが出たらニンニクを加えて炒める。

3 しらたきを入れ、水分が飛んできゅっとなるまで、やや強火で4〜5分炒める。

4 混ぜておいた醤油、酒、砂糖を加えてよく絡ませたら、酢を回し入れる。

5 万能ネギとかつおぶしを入れ、さっとあおったら完成。

豆豉辣醤 麻婆豆腐

コクがあるのにさっぱり!!
抗酸化オイルのオリーブオイル仕立て!!

材料

木綿豆腐…200g(½丁)
長ネギ(みじん切り)…40g
ニンニク(みじん切り)…10g
ショウガ(みじん切り)…5g
炸醤…60g
豆豉辣醤…小さじ2
甜麺醤…小さじ1
毛湯(スープ)…240cc
酒…大さじ2
水溶き片栗粉…大さじ1
酢…小さじ½
オリーブオイル…小さじ1
花椒粉…適量
塩…適量

[準備]

豆腐は1.5cm程度の角切りにして、湯通しして水気はよくきっておく。こうすることで豆腐がプルプルになり、煮くずれしない。

作り方

1 ニンニク、ショウガ、長ネギはみじん切りにする。

2 フライパンにオリーブオイルをひき、豆豉辣醤を入れて中火にかけ、香りが出たらニンニク、ショウガを加えて炒める。

3 炸醤、甜麺醤、酒を入れよく炒める。

4 毛湯と豆腐を入れ、やや強火で数分煮込んだら水溶き片栗粉を入れさっと混ぜ、塩で味を調える。最後に酢を回し入れて長ネギと花椒粉をふりかけたら完成。

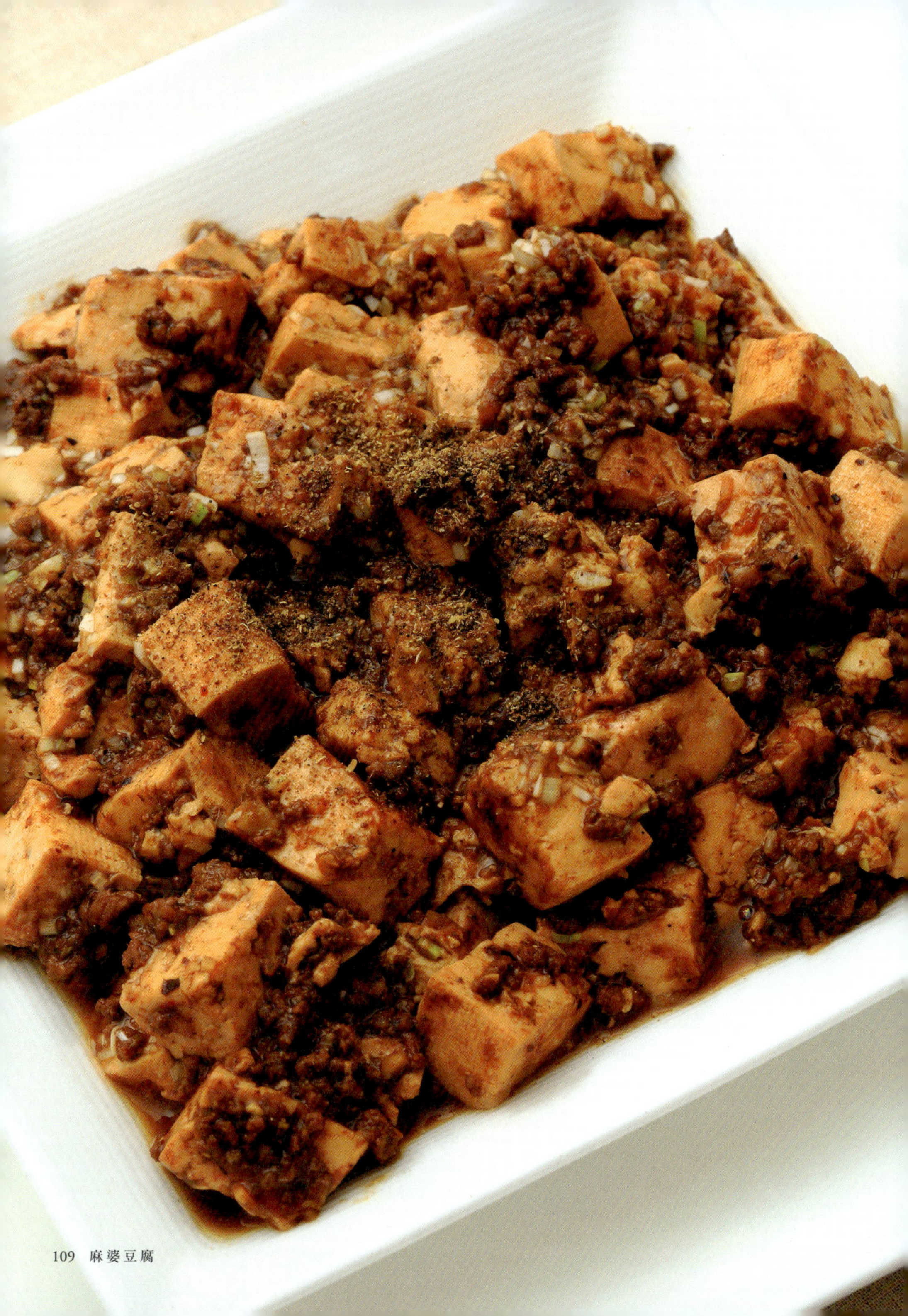

109　麻婆豆腐

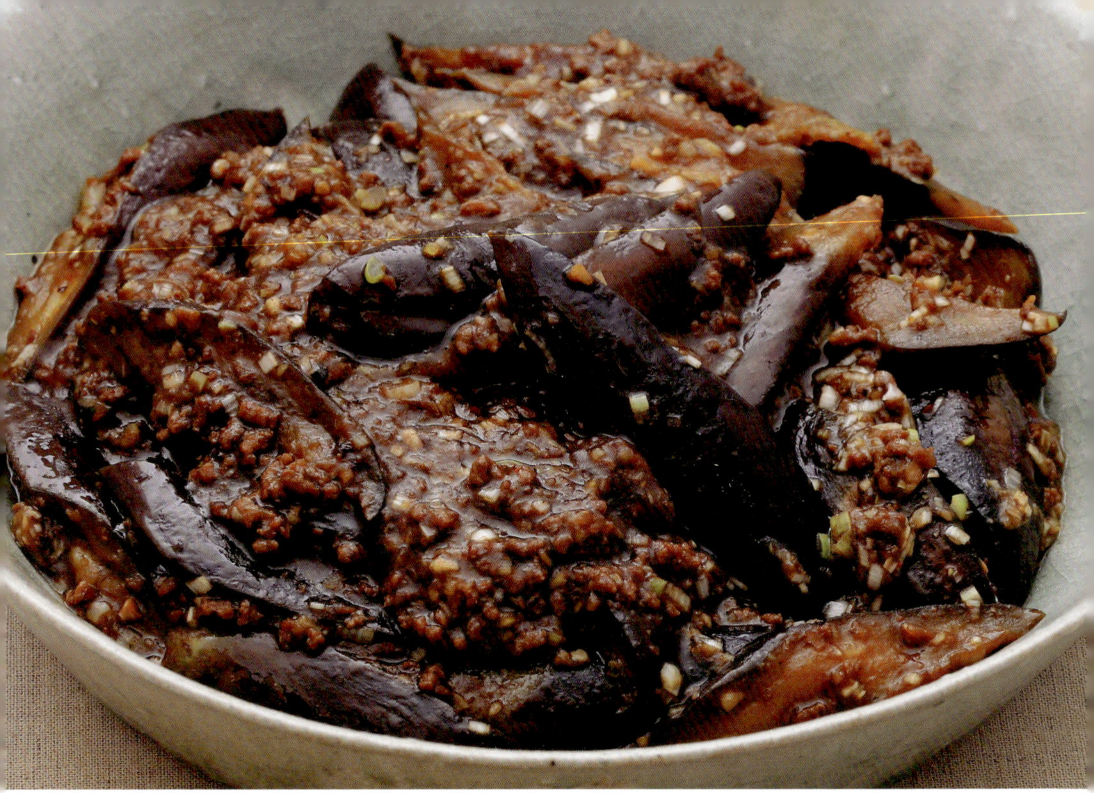

豆豉
辣醤

麻婆ナス

ナスは油で揚げなくても、しっかり味がしみ込んでいます。

材料

ナス…180g
長ネギ(みじん切り)…30g
ニンニク(みじん切り)…5g
ショウガ(みじん切り)…5g
炸醤…50g
豆豉辣醤…小さじ1½
甜麺醤…小さじ1
毛湯(スープ)…160cc
酒…大さじ2
水溶き片栗粉…大さじ1
酢…小さじ½
オリーブオイル…大さじ2

作り方

1 ナスを縦に4等分し、さらにそれぞれを斜めに2〜3等分する。こうすると、切り口が増え、味がしみやすく、早く炒められる。ニンニク、ショウガ、長ネギはみじん切りにしておく。
2 フライパンにオリーブオイルを大さじ1½ひき、ナスを中火でよく炒めて、一旦取り出しておく。
3 残りのオリーブオイルをひき、豆豉辣醤を入れて中火にかけ、香りが出たらニンニク、ショウガを加えて炒める。さらに炸醤を加え、甜麺醤と酒を混ぜて入れ、まんべんなく炒める。
4 ナスをフライパンに戻し、毛湯を入れやや強火で数分煮込む。ナスに味がしみ込んだら、水溶き片栗粉を入れ軽く混ぜ、最後に酢と長ネギを入れて全体が混ざったら完成。

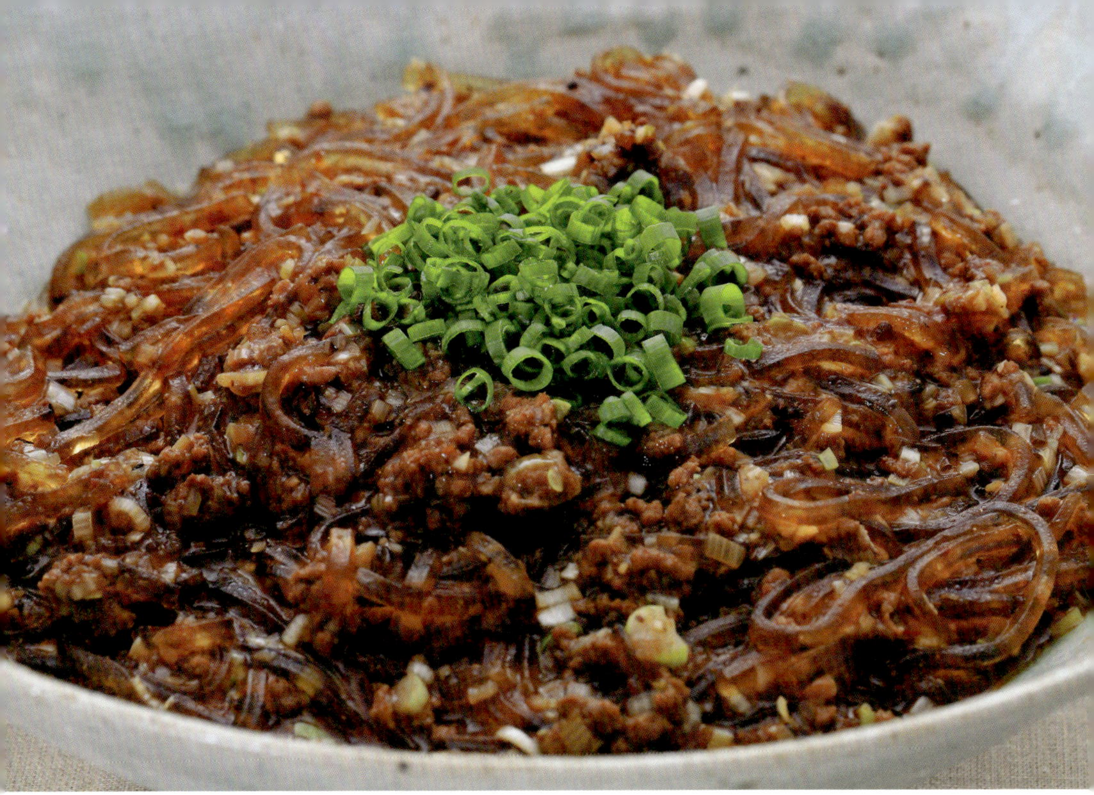

豆豉辣醤

麻婆春雨

オリーブオイルであっさり仕上げた春雨はいくらでも食べられる！

材料

戻した春雨…120g（乾燥40g）
長ネギ（みじん切り）…60g
ニンニク（みじん切り）…10g
ショウガ（みじん切り）…10g
炸醤…50g
豆豉辣醤…小さじ1
甜麺醤…小さじ1
毛湯（スープ）…200cc
酢…小さじ½
オリーブオイル…大さじ1

作り方

1　ニンニク、ショウガ、長ネギは全てみじん切りにする。
2　フライパンにオリーブオイルをひき、豆豉辣醤を入れて中火にかけ、香りが出たら、ニンニク、ショウガ、半量の長ネギを加え炒める。
3　炸醤、甜麺醤、毛湯を入れ、軽く混ぜたら、春雨を入れてやや強火で煮込む。
4　春雨に毛湯がなじんできたら、酢を入れて手早くあおり、残りの長ネギを混ぜて完成。

豆豉辣醤

豚スペアリブの豆豉《トウチ》蒸し

寝かせる時間さえ確保しておけば、ビタミンB群、
カルシウム、コラーゲンも摂れる美肌健康料理がすぐ完成！

材料

豚スペアリブ…6本（250g）
豆豉辣醤…大さじ2
塩麹…小さじ2
酒…小さじ1
水溶き片栗粉…小さじ1
（※水：片栗粉＝2：1）
オリーブオイル…小さじ1
ごま油…小さじ1
砂糖…小さじ1強

［**準備**］

1 豚肉は流水で軽く洗ってキッチンペーパーなどで水気をとっておく。

2 豚肉以外の材料をすべて混ぜ、豚肉によく揉み込み、最低1時間寝かせる。出来れば一晩くらい寝かせた方が美味しい。

作り方

蒸し器に水をはって、豚肉を入れて火にかける。蒸気が上がり始めてから20分たったら完成。

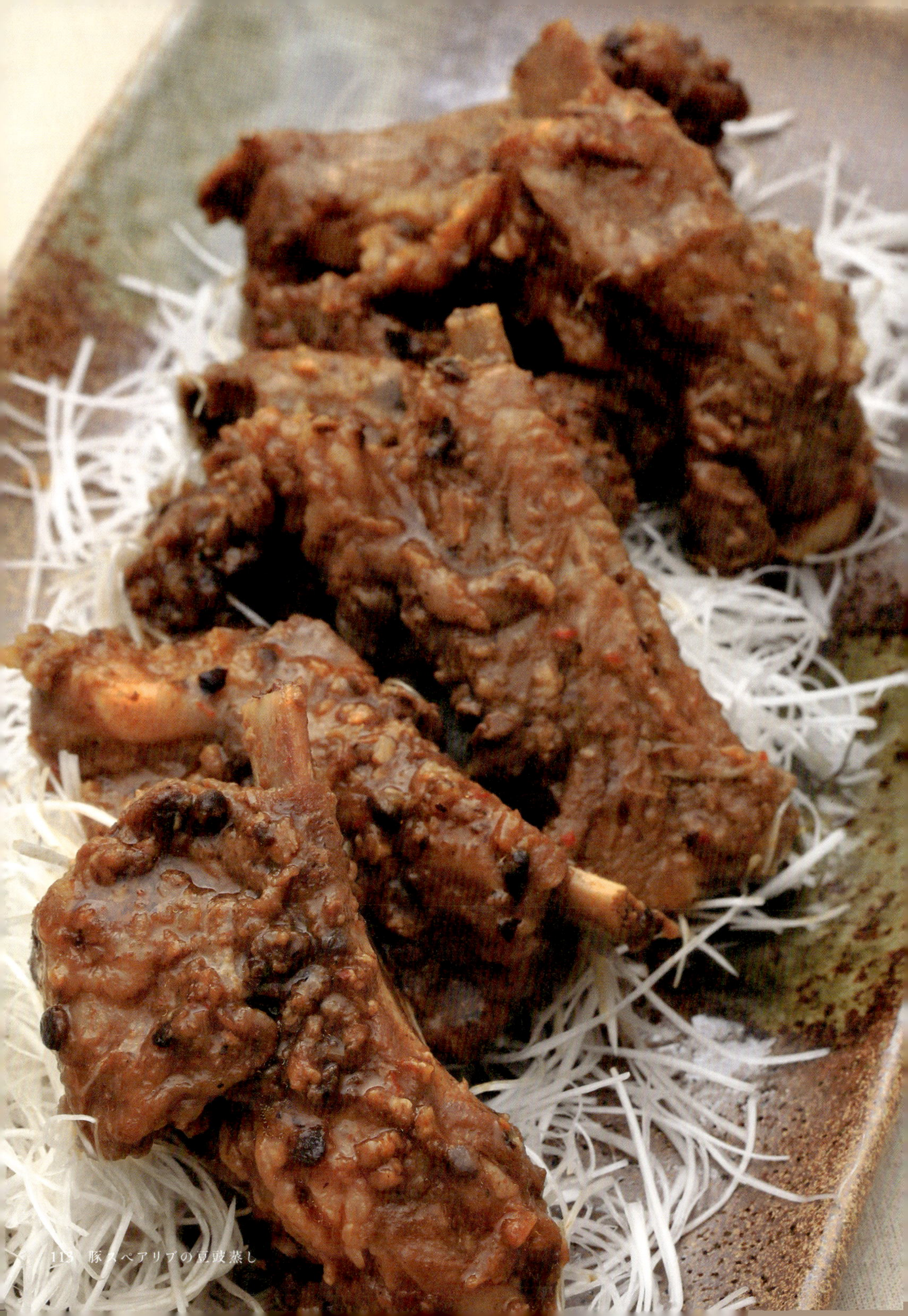

113 豚スペアリブの豆豉蒸し

椒《ジャオ》麻《マー》醤《ジャン》

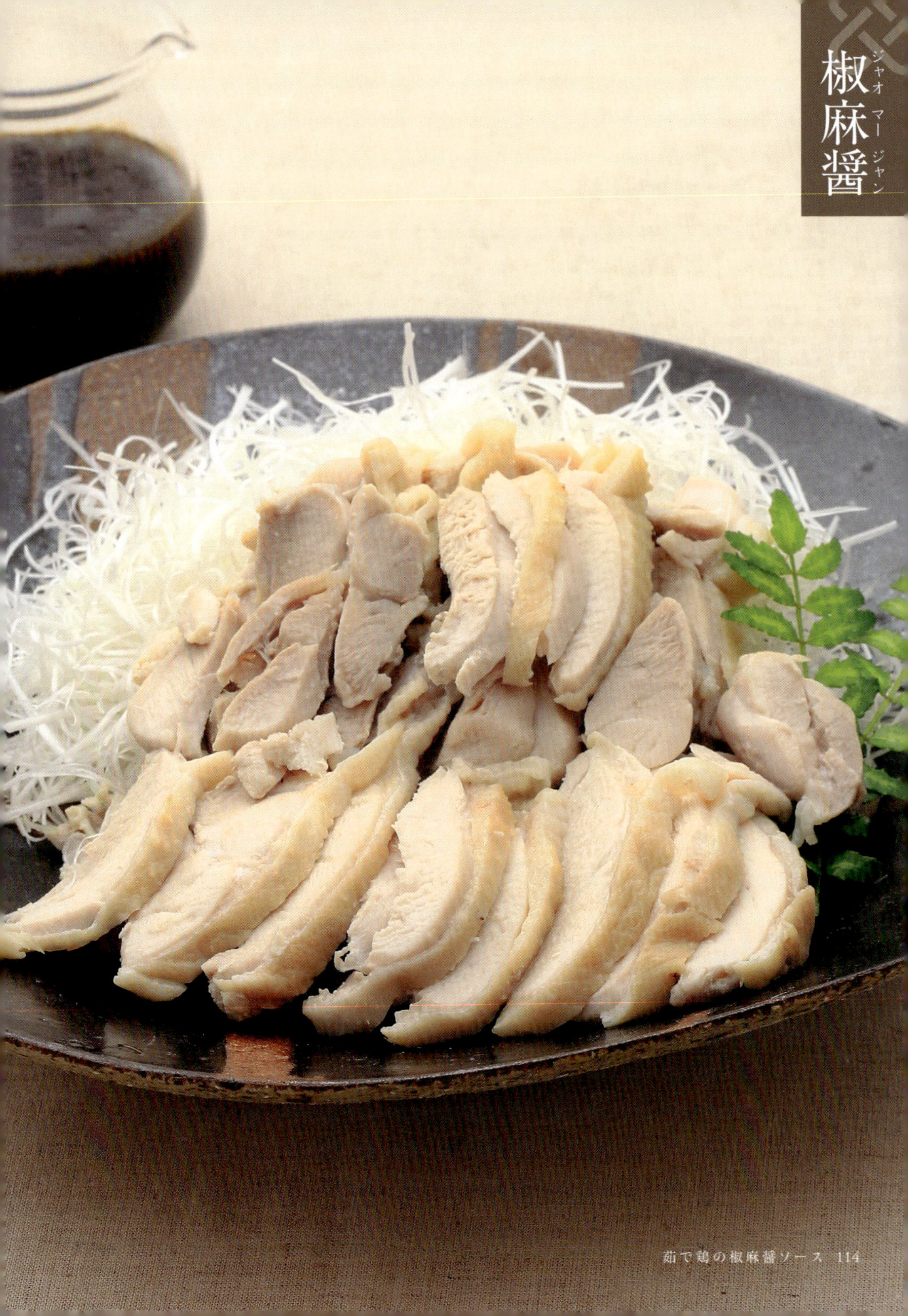

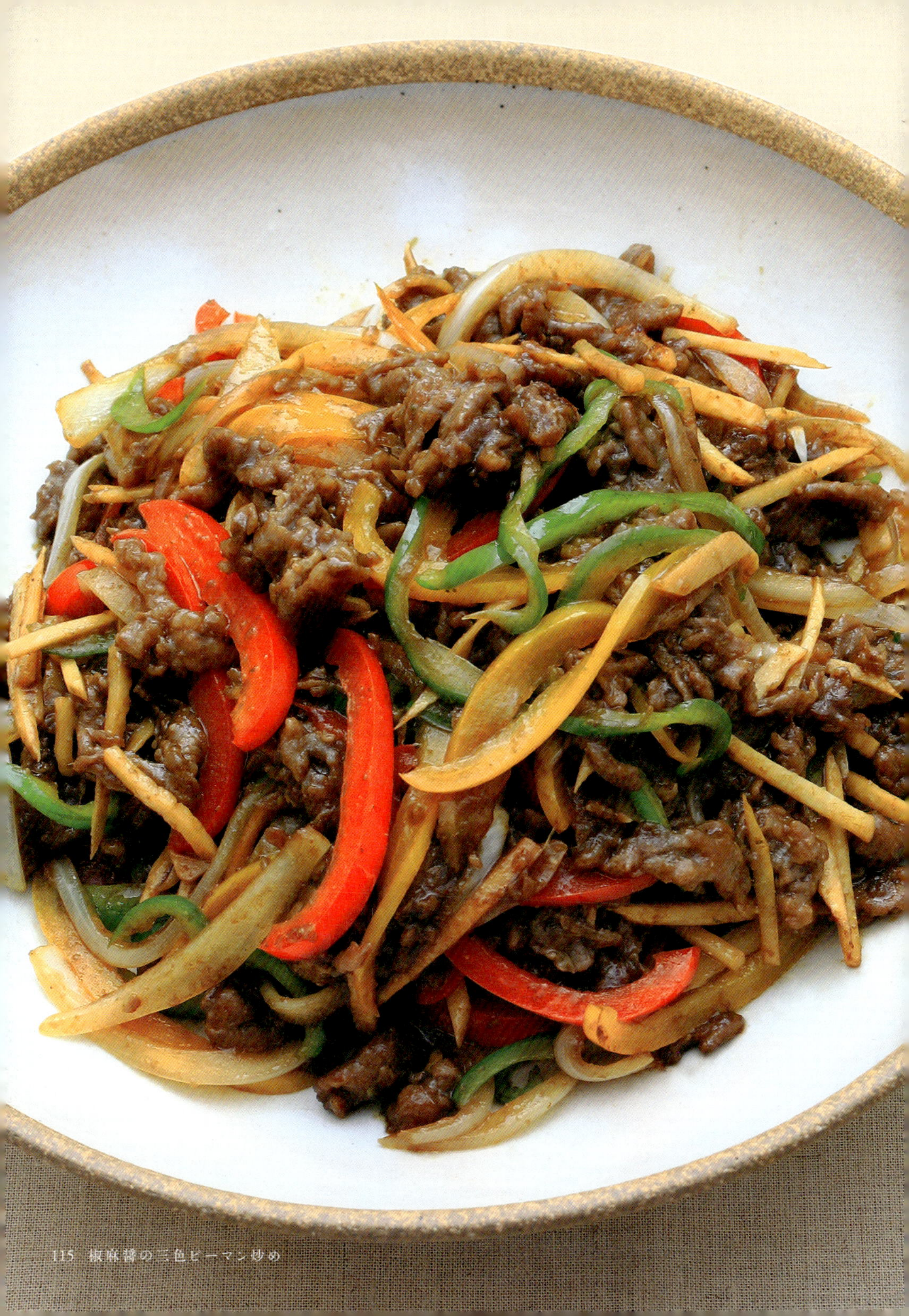

115　椒麻醤の三色ピーマン炒め

椒麻醤

茹で鶏の椒《ジャオ》麻《マー》醤《ジャン》ソース

茹で鶏は、旨味を閉じ込めるため、お湯から茹でるのが鉄則！

材料

◆茹で鶏の材料
鶏もも肉（皮付き）…1枚（250g）
椒麻醤…適量

作り方

1 鍋に分量外の水、長ネギの青い部分、ショウガの皮などを入れて、湯が沸いたら皮を下にして鶏肉を入れ、中弱火で15分茹でる。
2 そのまま自然に冷まし、5mmくらいの薄切りにして盛り付ければ完成。椒麻醤をかけて頂く。

◇牛肉、豚肉の切り落としに替えてもよい。その場合、茹で時間は任意。

椒麻醤

椒《ジャオ》麻《マー》醤《ジャン》の三色ピーマン炒め

椒麻醤の香りと、色鮮やかな三色ピーマンで
食欲増進間違いなし。

材料

◆肉の下味
牛肉（切り落とし）…120g
塩麹…大さじ1
酒…小さじ2
オリーブオイル…小さじ1
片栗粉…大さじ1
こしょう…少々

◆その他材料
タケノコ（水煮）…50g
玉ネギ…60g
ピーマン…30g
赤パプリカ…35g
黄パプリカ…35g
椒麻醤…大さじ2
オリーブオイル…大さじ1
塩、こしょう…各適量

［準備］

牛肉を手で小さくちぎり、塩麹、酒、こしょうをよく揉み込んで片栗粉を混ぜ合わせたあと、オリーブオイルを軽く混ぜて30分おく。

作り方

1 野菜はすべて同じくらいの細切りにする。
2 フライパンにオリーブオイル大さじ½をひき、牛肉を炒めて、8割方火が通ったら一旦取り出す。
3 残りのオリーブオイルをひいて野菜を炒め、しんなりしたら肉を戻し、椒麻醤を入れて混ぜる。塩、こしょうで味を調えたら完成。

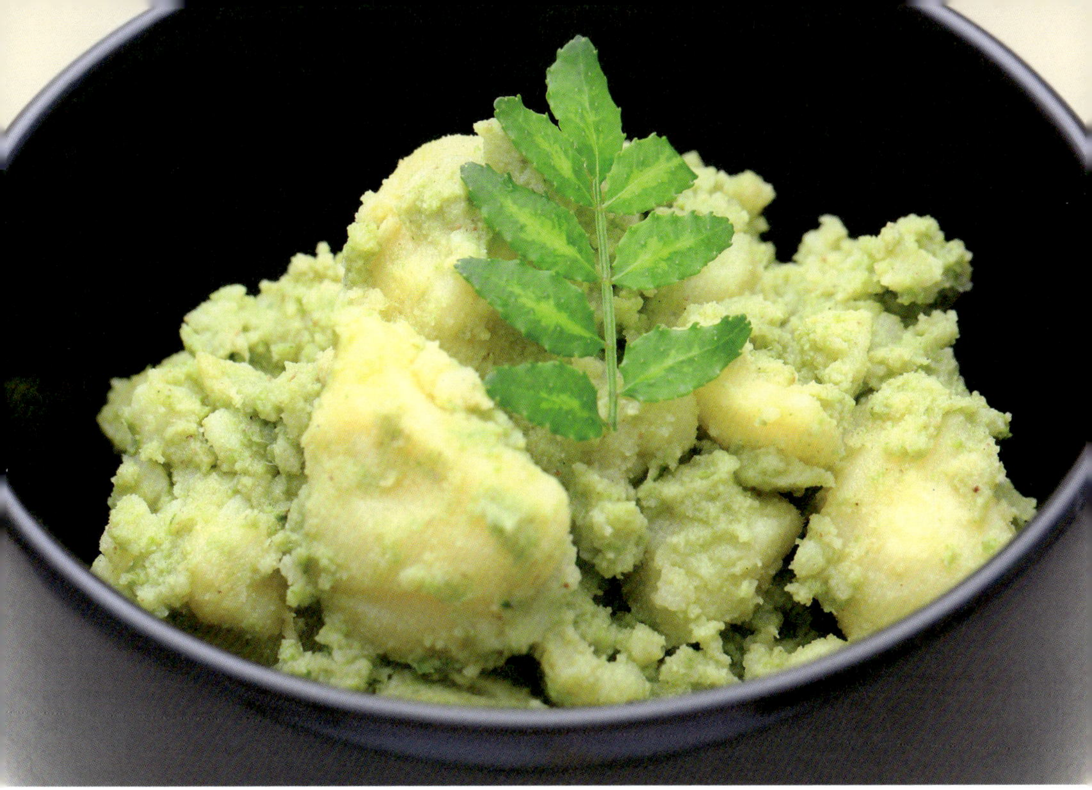

椒麻

椒《ジャオ》麻《マー》ポテトサラダ

ほくほくのジャガイモに椒麻のさわやかな香りが
自家製マヨネーズとマッチング。

材料

ジャガイモ…450g
椒麻…大さじ2〜4
自家製マヨネーズ…大さじ6〜8
※それぞれの分量は好みで変えてよい。

作り方

1 ジャガイモは竹串が通るくらいやわらかくなるまで20〜30分蒸す。皮をむき、フォークやマッシャーで粗くつぶす。
2 ジャガイモ、椒麻、自家製マヨネーズを混ぜたら完成。

自家製マヨネーズ

材料

卵黄…1個分
酢…大さじ2
レモン汁…小さじ½（無くても可）
オリーブオイル…180cc
塩…小さじ½
こしょう…少々

作り方

1 オリーブオイル以外の材料をよく混ぜる。
2 **1**に、分離しないよう6〜7回に分けてオリーブオイルを足しながらホイッパーで撹拌したら完成。電動ホイッパーを使うとなおよい。

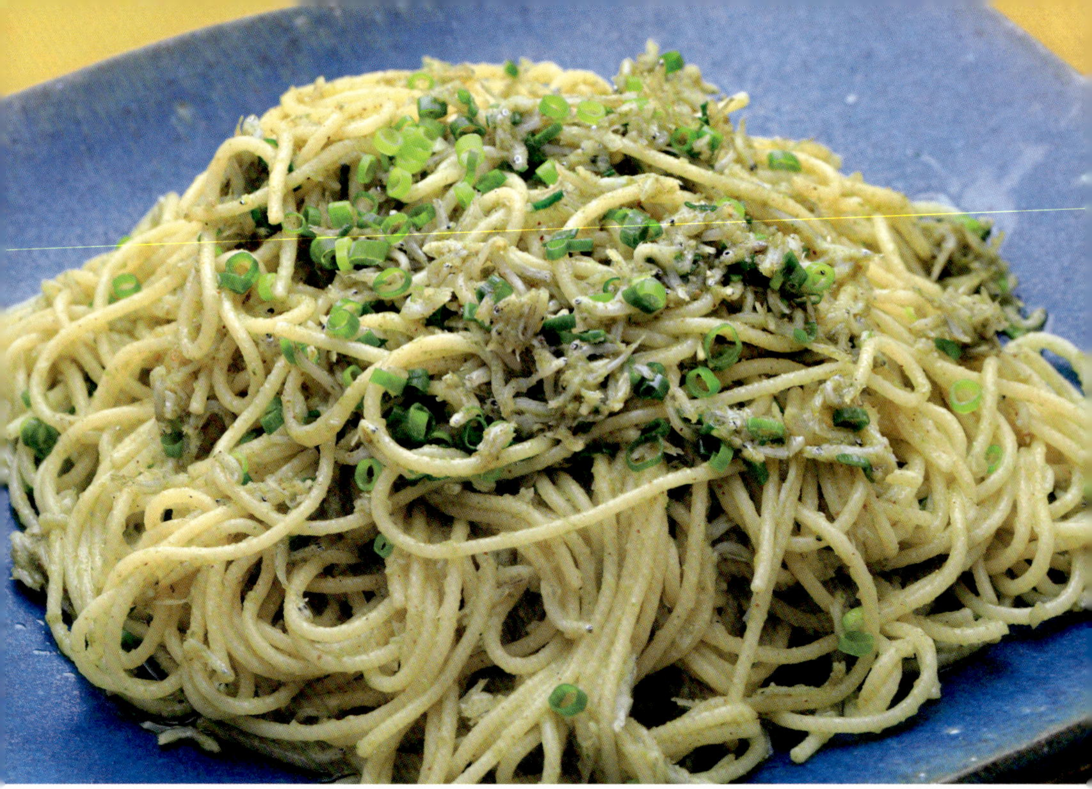

椒麻

椒《ジャオ》麻《マー》×しらすのパスタ

椒麻のピリッとしびれる深い辛みは、
それだけで立派なパスタソースに。

材料

パスタ…160g
しらす…100g
ニンニク(みじん切り)…30g
万能ネギ…適量
椒麻…大さじ3〜4
オリーブオイル…大さじ3
塩…適量

作り方

1　ニンニクはみじん切りにする。万能ネギは小口切りにする。パスタは好みの固さに茹でておく。

2　フライパンにオリーブオイルをひき、ニンニクを入れて中火にかける。香りが出たら椒麻を加える。

3　茹であがったパスタを入れてさっと炒め、しらすを和える。塩で味を調え、万能ネギを混ぜたら完成。

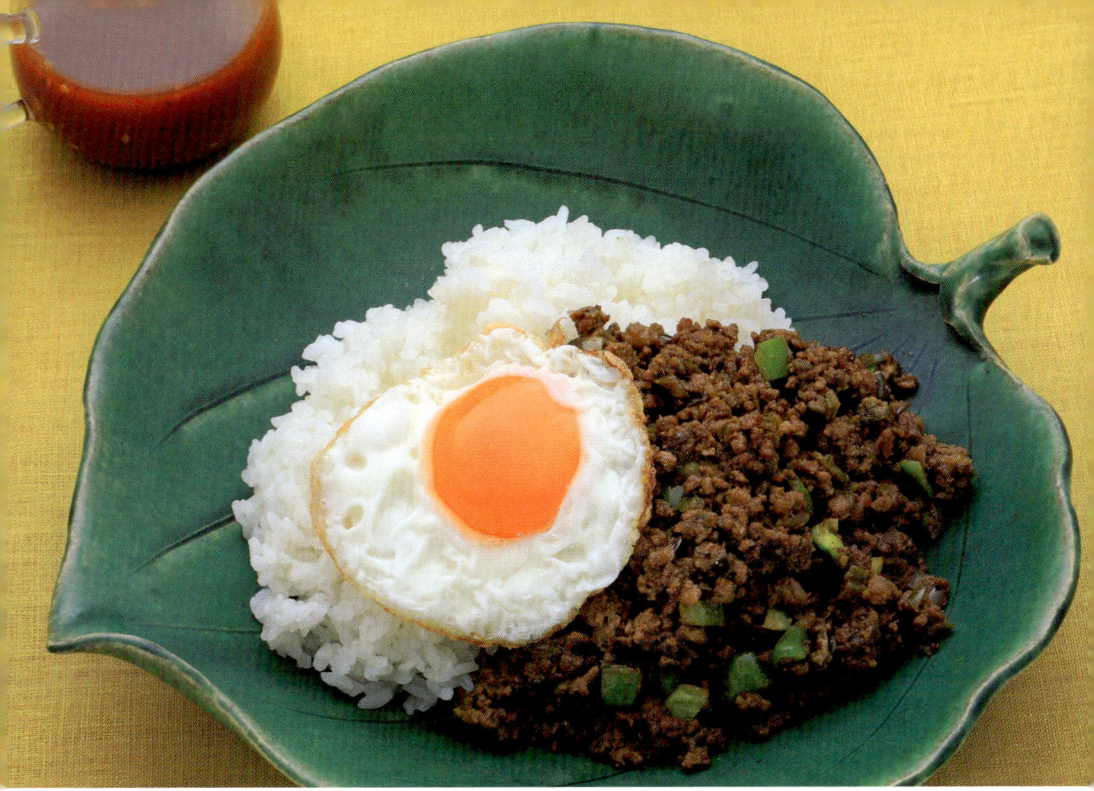

椒麻

椒《ジャオ》麻《マー》のガパオ風ライス

バジルの代わりに椒麻を、鶏ひき肉の代わりに炸醤を使った、
さわやかガパオは絶品!

材料

ご飯…400g
卵…2個
ナス…120g
ピーマン…80g
ニンニク(みじん切り)…30g
炸醤…150g
椒麻…大さじ3
オリーブオイル…
大さじ2½
ナンプラー…小さじ½
(なければ醤油でも可)
自家製
スイートチリソース…適量

作り方

1　ニンニクはみじん切りに、ナス、ピーマンは5mm角のさいの目切りにする。卵はやわらかめの目玉焼きにする。
2　フライパンにオリーブオイルをひき、ニンニクを入れて中火にかける。香りが出たら炸醤と椒麻を加える。
3　ナスを加え、しんなりしたら強火にしてピーマンを入れて炒め、ナンプラーで味を調える。
4　**3**を温かいご飯にかけ、目玉焼きをのせて完成。自家製スイートチリソースをかけて頂くと、より美味しい。

自家製
スイートチリソース

材料

糖醋醤…25cc
豆板醤…大さじ½

作り方

材料をよく混ぜる。割合は好みで調整してもよい。

糖《タン》醋《ツー》醤《ジャン》

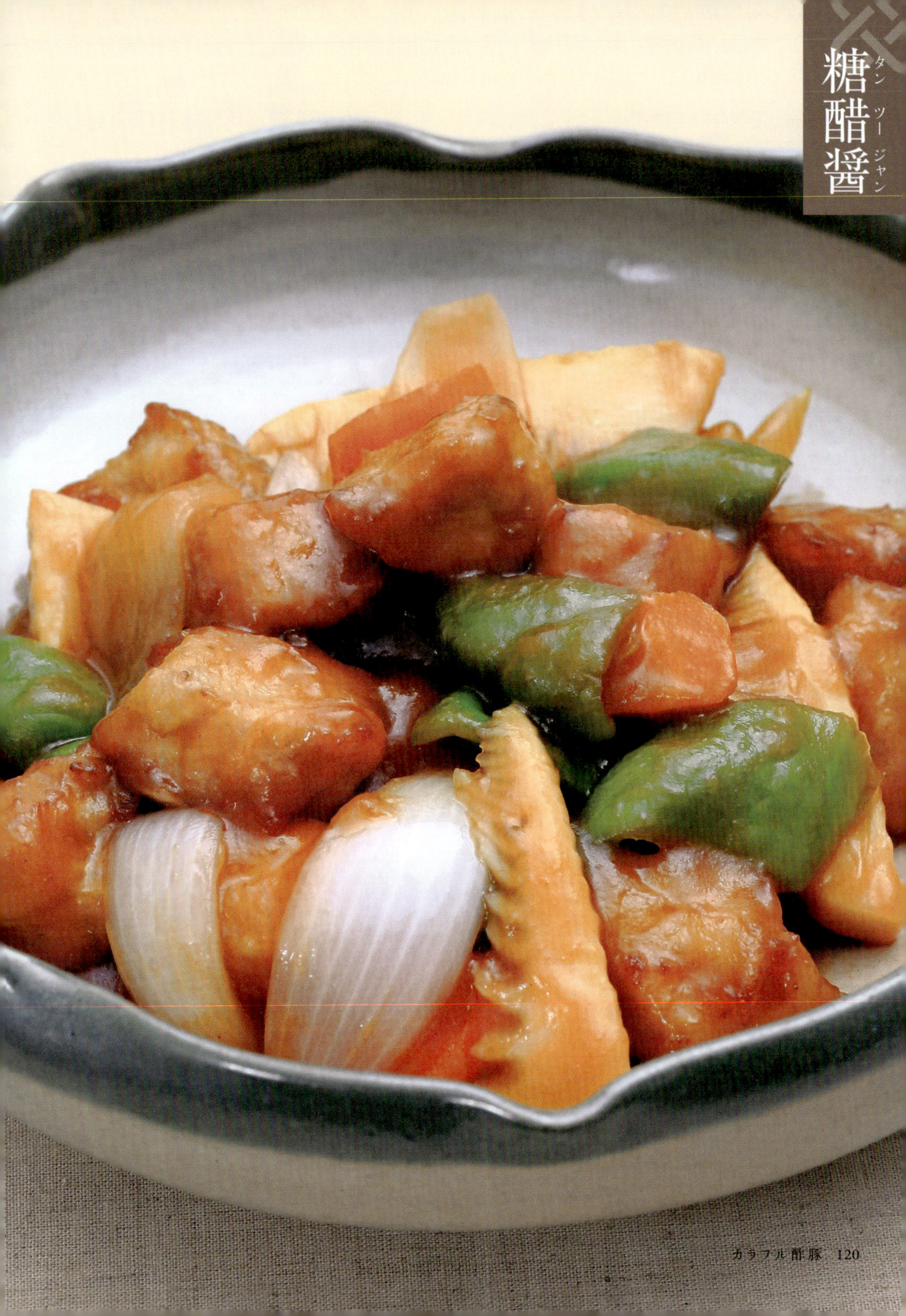

カラフル酢豚　120

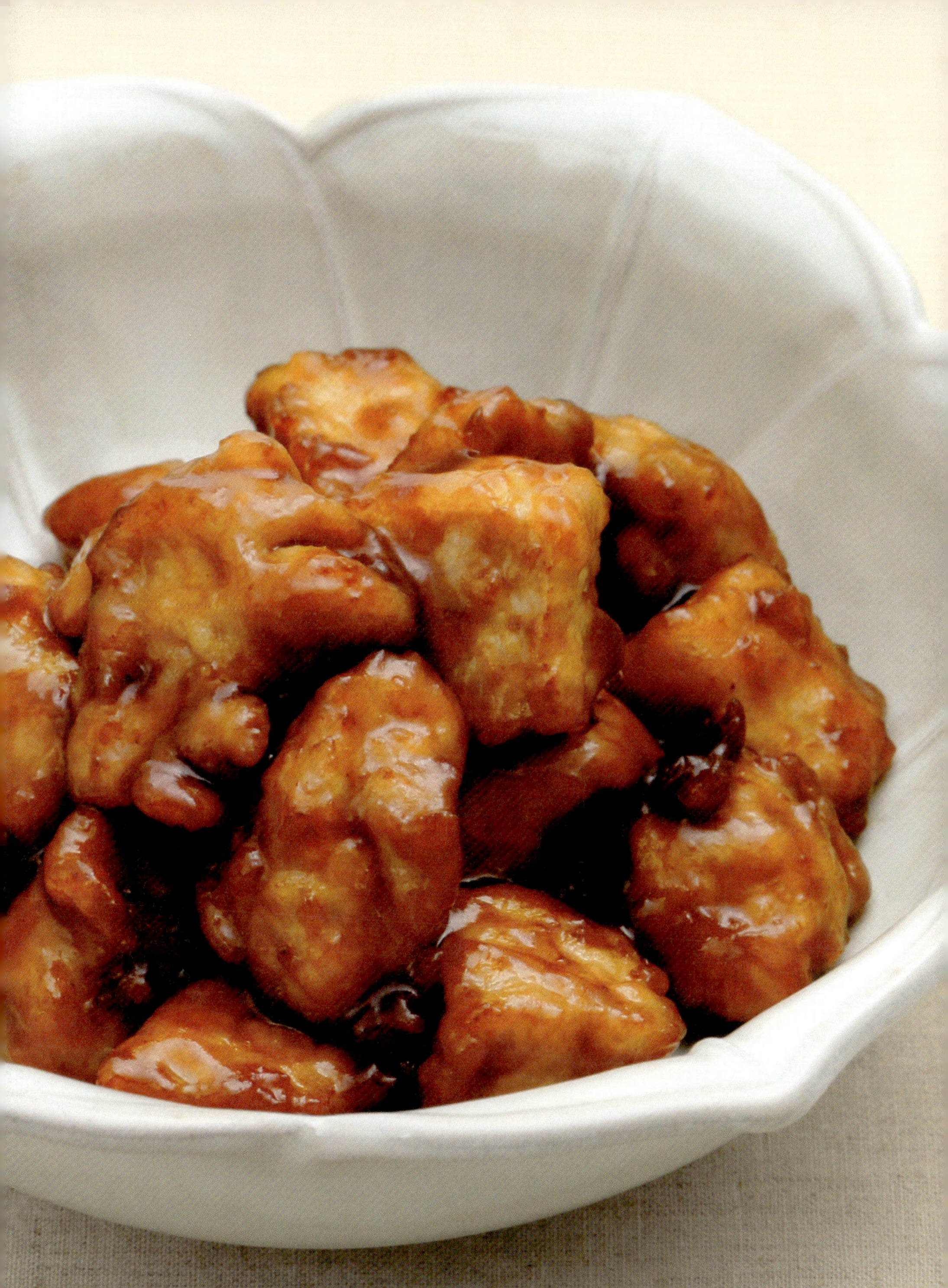

121　黒酢仕立ての酢豚

糖醋醤 カラフル酢豚

目にもうれしいカラフル酢豚は、すっきりさわやか、身体も元気!!

材料

◆肉の下味
豚肉（肩ロースまたはヒレ）…100g
卵…⅓個（全卵）
塩麹…小さじ2
酒…小さじ2
オリーブオイル…小さじ1
片栗粉…大さじ2
こしょう…少々

◆その他材料
玉ネギ…60g
タケノコ（水煮）…40g
ニンジン…40g
ピーマン…35g
糖醋醤…150g
水溶き片栗粉…小さじ1

キャノーラ油（揚げ油）…適量

［準備］

一口大に切った豚肉に塩麹、酒、こしょうをよく揉み込んで、溶いた卵を揉み込み、片栗粉を混ぜ合わせたあと、オリーブオイルを軽く混ぜて30 分おく。

作り方

1 豚肉は中低温の油で揚げる。カットしてみて、8割方火が通っていればOK。野菜は大体同じ大きさに切り、素揚げする。ニンジンは火が通るのに時間がかかるので、早めに投入しておく。

2 糖醋醤と水溶き片栗粉を混ぜておく。

3 **2**をフライパンで中火にかける。煮立ったら揚げた材料を全て入れ、全体にタレが絡まってとろみが出たら完成。

糖醋醤 黒酢仕立ての酢豚

黒酢と糖醋醤のマイルドな味を生かして、豚肉だけで勝負の潔さ。

材料

◆肉の下味
豚肉（肩ロースまたはヒレ）…200g
卵…½個（全卵）
塩麹…大さじ1⅓
酒…大さじ1⅓
オリーブオイル…小さじ2
片栗粉…大さじ3
こしょう…少々

◆その他材料
糖醋醤…大さじ3
黒酢…大さじ1⅓
酒…大さじ1
醤油…小さじ½
水溶き片栗粉…小さじ1
砂糖…大さじ1

キャノーラ油（揚げ油）…適量

［準備］

一口大に切った豚肉に塩麹、酒、こしょうをよく揉み込んで、溶いた卵を揉み込み、片栗粉を混ぜ合わせたあと、オリーブオイルを軽く混ぜて30 分おく。

作り方

1 豚肉は中低温の油で揚げる。カットしてみて、8割方火が通っていればOK。

2 糖醋醤、黒酢、酒、醤油、水溶き片栗粉、砂糖を混ぜておく。

3 **2**をフライパンで中火にかける。煮立ったら豚肉を入れて、全体が絡まってとろみが出たら完成。

◇バルサミコ酢を黒酢に加えても美味しい。その場合、黒酢大さじ1、バルサミコ酢大さじ⅓が目安。

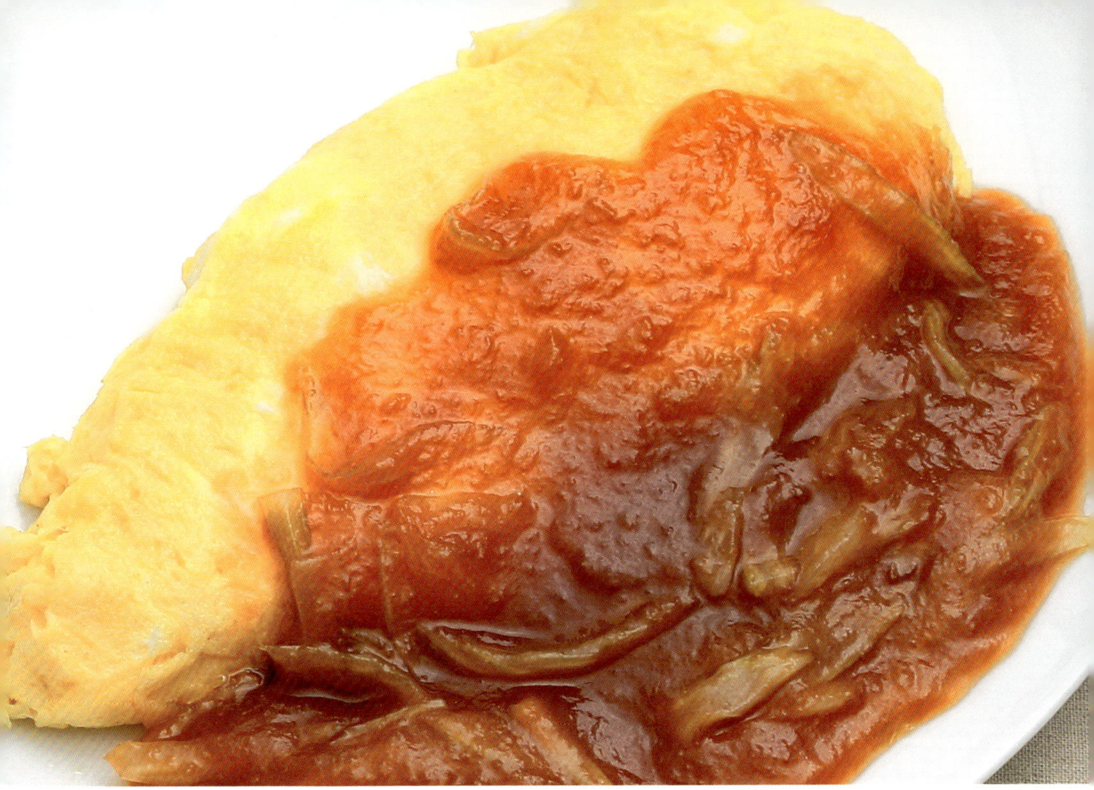

糖醋醤

糖《タン》醋《ツー》醤《ジャン》のセロリソースオムレツ

洋風のオムレツにも糖醋醤が合うんです。
セロリのシャキシャキ感を楽しんで。

材料

卵…4個
セロリ…60g
糖醋醤…60g
水溶き片栗粉…小さじ1
オリーブオイル…大さじ2
塩、こしょう…各適量

作り方

1 セロリは薄くスライスする。

2 糖醋醤には水溶き片栗粉を混ぜておく。

3 卵を溶いて塩、こしょうを加え混ぜる。フライパンにオリーブオイル大さじ1½をひき、オムレツを作り、皿に盛る。

4 残りのオリーブオイルをひき、セロリを中火で炒めて**2**を加える。煮立ってセロリが軽くしんなりしたらオムレツにかけて完成。

糖醋醤 サツマイモと根菜の黒酢鶏

酢豚の豚肉の代わりに鶏肉を使ってアレンジ。

材料

◆肉の下味
鶏もも肉…200g
卵…½個(全卵)
塩麹…大さじ1
酒…大さじ1
オリーブオイル…小さじ2
片栗粉…大さじ2
こしょう…少々

◆その他材料
サツマイモ…100g
ゴボウ…80g
タケノコ(水煮)…80g
糖醋醤…大さじ4
黒酢…大さじ2
酒…大さじ2
水溶き片栗粉…小さじ2
醤油…小さじ1
砂糖…大さじ1⅓

キャノーラ油(揚げ油)…適量

［準備］

●一口大に切った鶏肉に塩麹、酒、こしょうをよく揉み込んで、溶いた卵を揉み込み、片栗粉を混ぜ合わせたあと、オリーブオイルを軽く混ぜて30分おく。

●ゴボウは味がしみやすいよう包丁の背で叩いてから切り、酢水に4〜5分さらし、水気をきっておく。

作り方

1 鶏肉は中低温の油で揚げる。

2 サツマイモは皮を少し残して鶏肉と同じくらいに切る。タケノコはサツマイモと同じ程度の大きさに切る。野菜を切ったら素揚げする。

3 糖醋醤、水溶き片栗粉、黒酢、酒、醤油、砂糖を混ぜておく。

4 **3**をフライパンで中火にかける。煮立ったら鶏肉と野菜を入れ、全体が絡まったら完成。

◇バルサミコ酢を黒酢に加えても美味しい。その場合、黒酢大さじ1、バルサミコ酢大さじ1が目安。

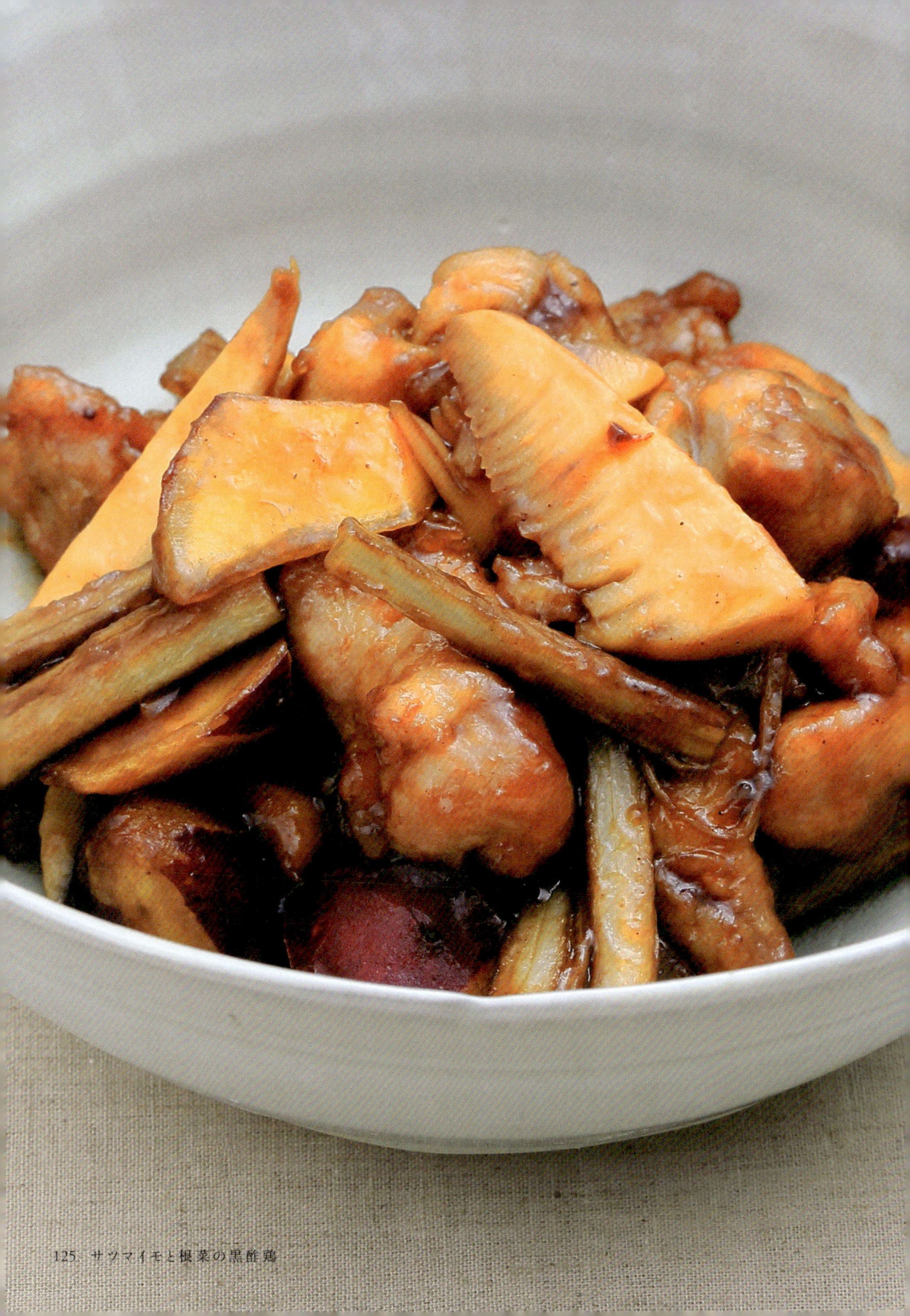

125 サツマイモと根菜の黒酢鶏

コラム 4

心も身体も健康に、美しくなる食事とは

——白金劉安で提供させていただいている食事——

現代の日本における生活習慣病（肥満・糖尿病・高脂血症・高血圧etc.）の原因は、主に食生活にあるとされています。

そこで、白金劉安では、現代社会における食生活のため、約３０００年にわたり実証されてきた、臨床中医（漢方）学における食餌療法（食養生による疾病の予防・治療および健康管理）の正しい理解と実践を目指しています。

本当に美味しい食事とは、少々手間がかかっても、安全で身体に優しく、身体に美味しくあるべきです。お客様の中に出産間近でこれ以上血糖値が上がったら、妊娠高血圧症候群（妊娠中毒症）の危険があるという女性がいらっしゃいました。後日、「外食なので覚悟していたけれど、お食事のあと、全く血糖値が上がっていなかったです！」との感激の言葉をいただきました。

「食養生における疾病の予防・治療の研究」においては、現代中国を代表する劉大器先生の指導により臨床中医学の裏付けに基づき、紀元前2世紀前漢時代の典籍に記されている湯（漢方食養スープ）をはじめ、5色二十数種の健康野菜、鹿・豚・牛のアキレス腱、鮫の頭部・鮫の内皮など各種コラーゲン部位、フカヒレ、天然スッポンを中心にしたお料理を皆様にご提供させていただいております。

料理に使用しておりますオイルの98％は抗酸化作用のあるオリーブオイルとごま油。あとの2％は、酸化しにくいキャノーラ油と最高品質のカメリアラードです。

また、白金劉安に足をお運びいただいておりますお客様の70％が女性で、そのほとんどの姫様（お客様）達が「美肌」に興味があるとおっしゃっています。まずは、美麗美肌になった後、ダイエットして痩身になりたい！というご意見がほとんどです。

ご来店される多くの姫様達から判で押したように「どうしたら、ご主人のような〝すべすべした肌〟になるのですか？　毎日フカヒレを召し上がっているからですか？」「よくお使いになる食材は？」との、ご質問を受けます。

もちろん、たまにはフカヒレも食べますが、普段の食事でいつも食べているわけではあり

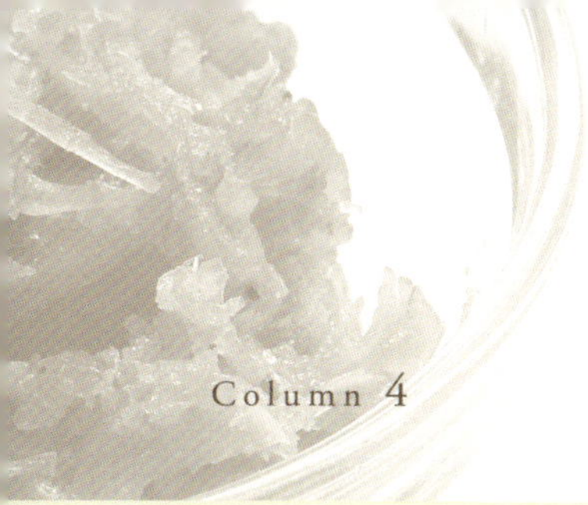

Column 4

ません。

　それよりもまず、食材を購入する際、気を付けていることがあります。肉類・魚類・根菜類等を購入する際にはなるべく〝皮や骨の付いた食材〟を選ぶようにしています。それから、よく使う食材としては、ごま（白ごま・黒ごま・金ごま）・ニンニク・ショウガ・ネギ（青ネギ・白ネギ）・玉ネギ（赤玉ネギ含む）・ニンジン・葉付き大根・タケノコ・レンコン・ゴボウ・ブロッコリー・アスパラガス・トマト・ホウレン草・小松菜・白菜・サヤインゲン・アボカド・大葉／三つ葉／ニラ（この3種は自家用ミニ菜園で無農薬栽培）・海藻（もずく／ワカメ／昆布）・乾物（ひじき／シイタケ／切り干し大根）などです。この中でも特によく使う食材は、ごま・ニンニク・ショウガ・ネギ・玉ネギ・もずく・ひじき・シイタケなどです。

　旨味分の手助けをしたり、塩分の使用を抑える「酢」は、少なくとも皆さんの10倍から20倍は使っていると思います。

　また、調味料・油は次のような種類や規格のものを使っています。

・酢…黒酢・純米酢・リンゴ酢・バルサミコ酢など。
・みりん…もち米・米麹で6ヶ月以上熟成させた本みりん。
・酒…米・米麹だけで造った純米酒、これは2ℓで千円前後の低廉な純米酒。
・醤油…有機栽培大豆、小麦、塩で造った本醸造醤油。
・油…基本的に抗酸化油のオリーブオイルとごま油。揚げ物などには、酸化を防ぐキャノーラ油を使いっきりで。
・砂糖…さとうきび生産農家を少しでも支援するためと、天然ミネラル分が含まれているので、奄美諸島産さとうきびで造られた〝さとうきび糖〟などのなるべく精製していないもの。黒砂糖など。
・塩…添加物塩以外の塩種を用途に応じて使用。

　なお、「料理用酢」「料理用みりん」「料理

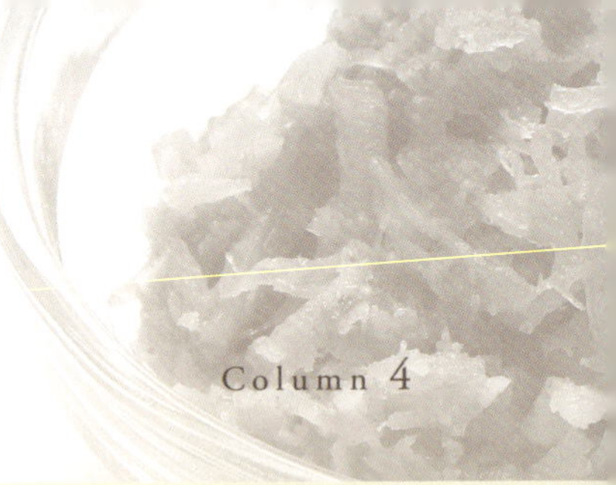

Column 4

用酒」などと呼ばれる料理用調味料の多くに食品添加物として調味料（アミノ酸など）が使用されているので、これらは一切使っていません。

ここで皆様にご提案がございます。姫様達がお使いになる基礎化粧品・ファンデーション等、化粧品にかけるお金のわずか1割でもいいですから、自家製調味料にお金をまわしてください。そして少しだけ手間をかけて調理をしてください。それが心も身体も健康に美しくなる秘訣です！

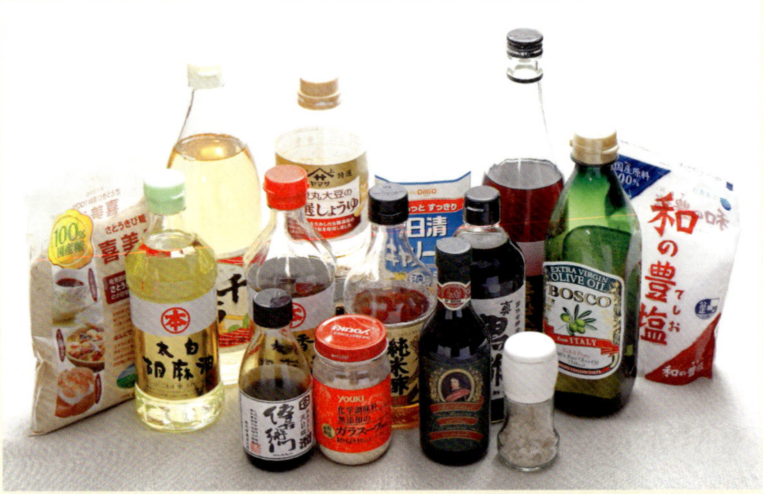

私が普段使っている調味料。

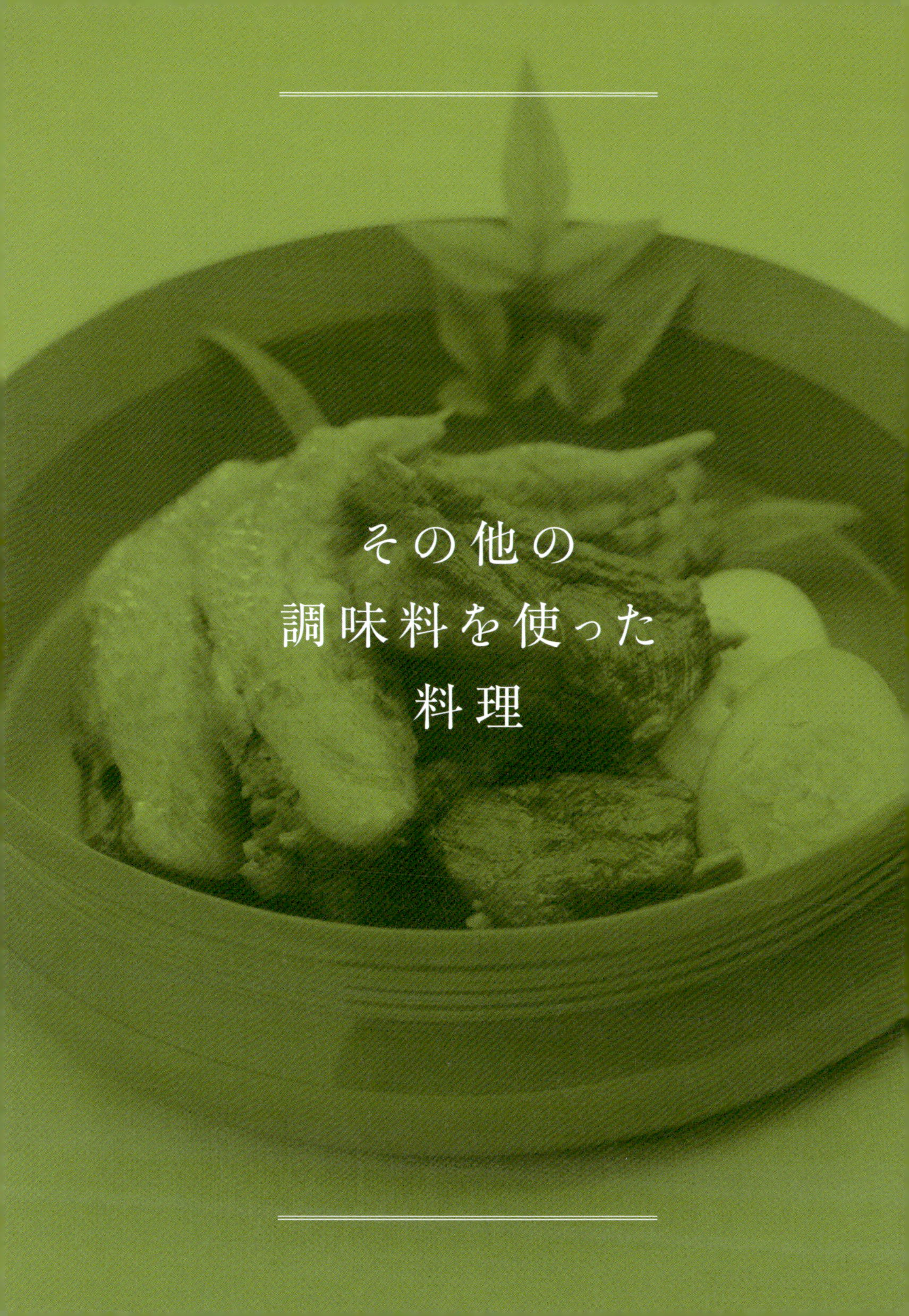

その他の調味料を使った料理

甜醤油

雲《ウン》白《パイ》肉《ロー》

本来は豚もも肉や豚バラ肉のブロックを使うこの料理。
薄切り肉ならすぐできる!

材料

◆タレの材料

甜醤油…大さじ1強
ニンニク(すり下ろし)…10g
醤油…大さじ1
酢…小さじ1〜2
薬膳辣油…小さじ2

◆その他材料

豚肉(しゃぶしゃぶ用)…200g
※豚もも肉のスライス、
あるいは切り落とし肉でも可
キュウリ…適量

作り方

1　キュウリはピーラーで薄くスライスする。タレの材料をよく混ぜておく。

2　鍋に分量外の水と酒少々を入れて、湯が沸いたら赤みがなくなるまで豚肉を茹でる。茹で過ぎると肉の旨味が抜けてパサパサになるので注意。

3　茹で上がった豚肉を常温に冷ましてから、キュウリと盛ったら完成。タレをかけて頂く。

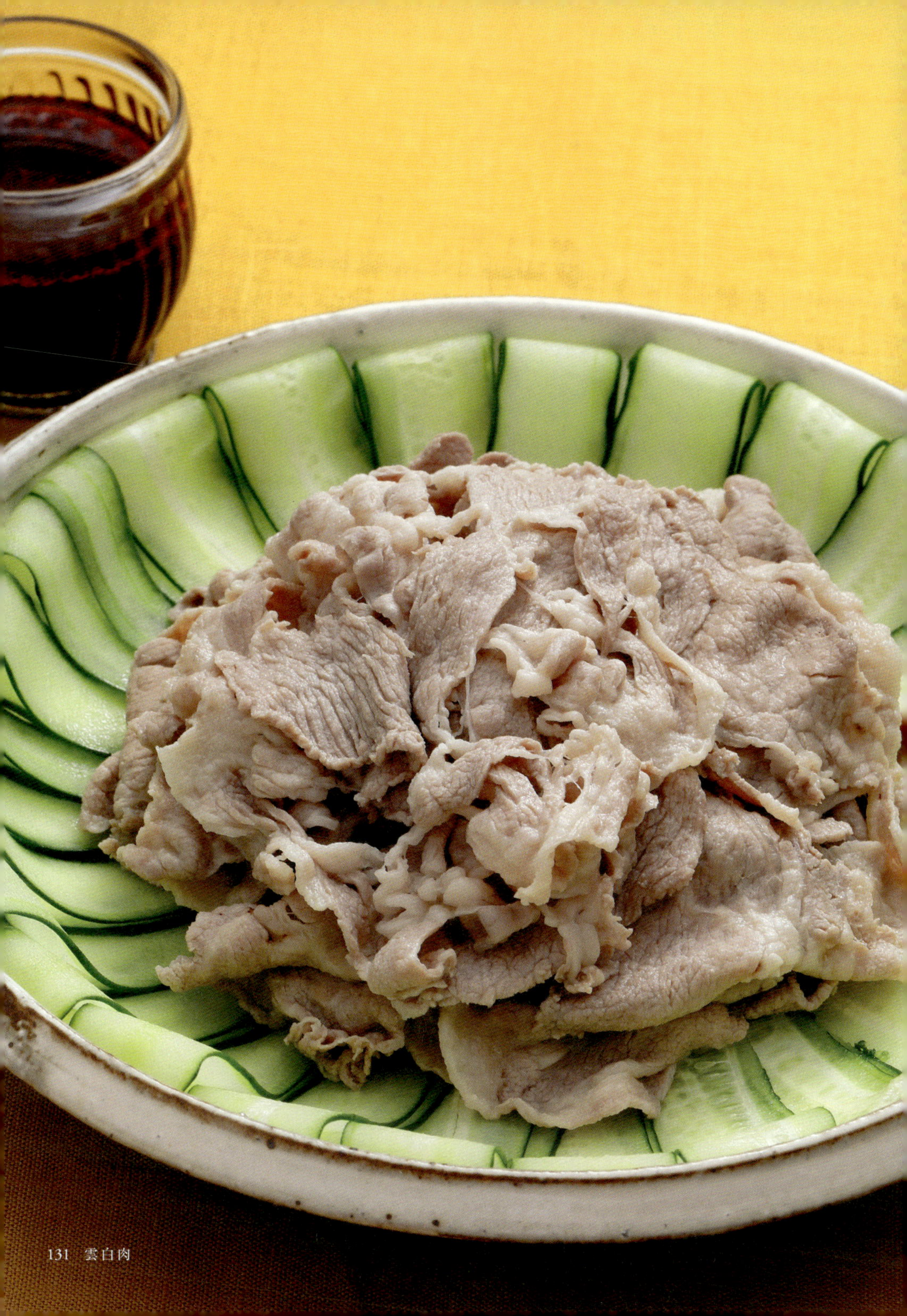

131　雲白肉

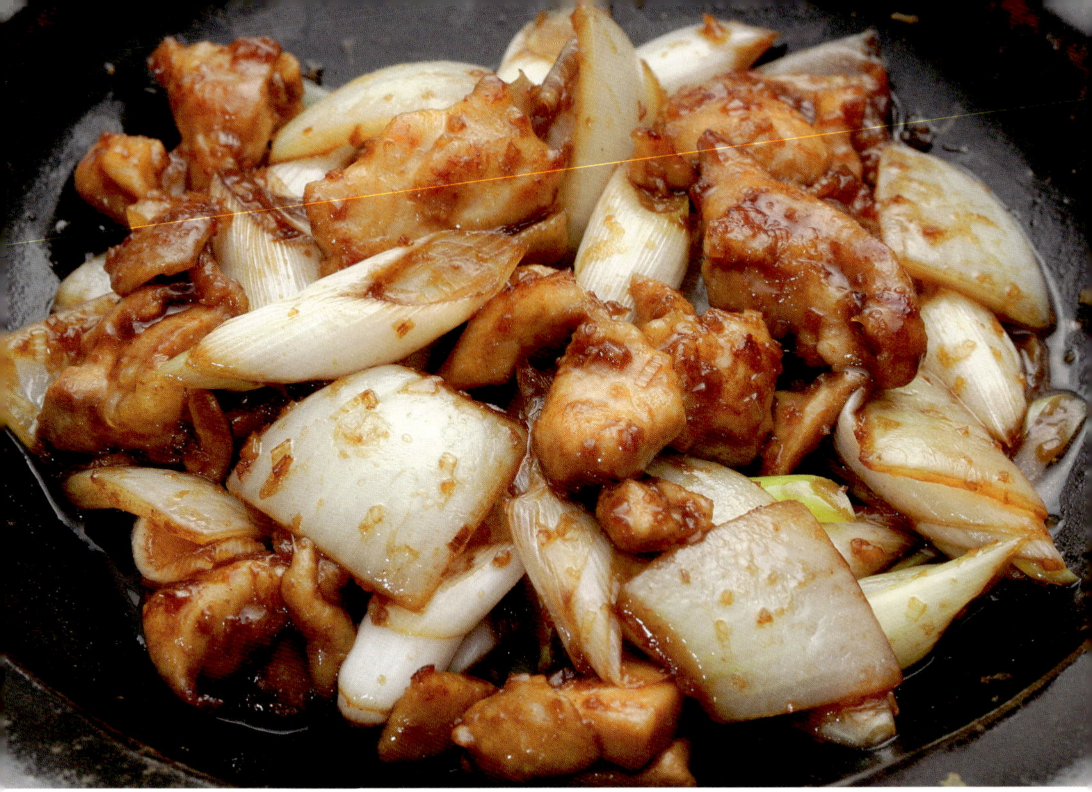

甜醤油

甜《テン》醤《ジャン》油《ユ》の鶏肉ネギネギ炒め

甜醤油とネギネギ素材で免疫機能もアップする鶏肉の炒め物。

材料

◆肉の下味

鶏もも肉…200g
塩麹…小さじ2
酒…小さじ2
オリーブオイル…小さじ1
片栗粉…大さじ1
こしょう…少々

◆その他材料

玉ネギ…100g
長ネギ（斜め切り）…100g
長ネギ（みじん切り）…10g
ニンニク（みじん切り）…10g
ショウガ（みじん切り）…10g
酢…小さじ1
甜醤油…大さじ2
オリーブオイル…小さじ2
塩、こしょう…各適量

［準備］

一口大に切った鶏肉に塩麹、酒、こしょうをよく揉み込んで、片栗粉を混ぜ合わせたあと、オリーブオイルを軽く混ぜて30分おく。

作り方

1　玉ネギは大きめの一口大に、長ネギ（100g）は1.5cm程度に斜め切りにする。ニンニク、ショウガ、長ネギ（10g）はみじん切りにする。

2　フライパンにオリーブオイル小さじ1をひき、鶏肉を中火で炒めて、8割方火が通ったら一旦取り出す。

3　残りのオリーブオイルをひき、ニンニク、ショウガ、長ネギ（みじん切り）を炒めたら、長ネギ（斜め切り）と玉ネギを加える。軽く火が通ったら、鶏肉を戻して炒める。

4　全体に火が通ったら、甜醤油を加え、塩、こしょうで味を調え、最後に酢を入れ、手早くあおったら完成。

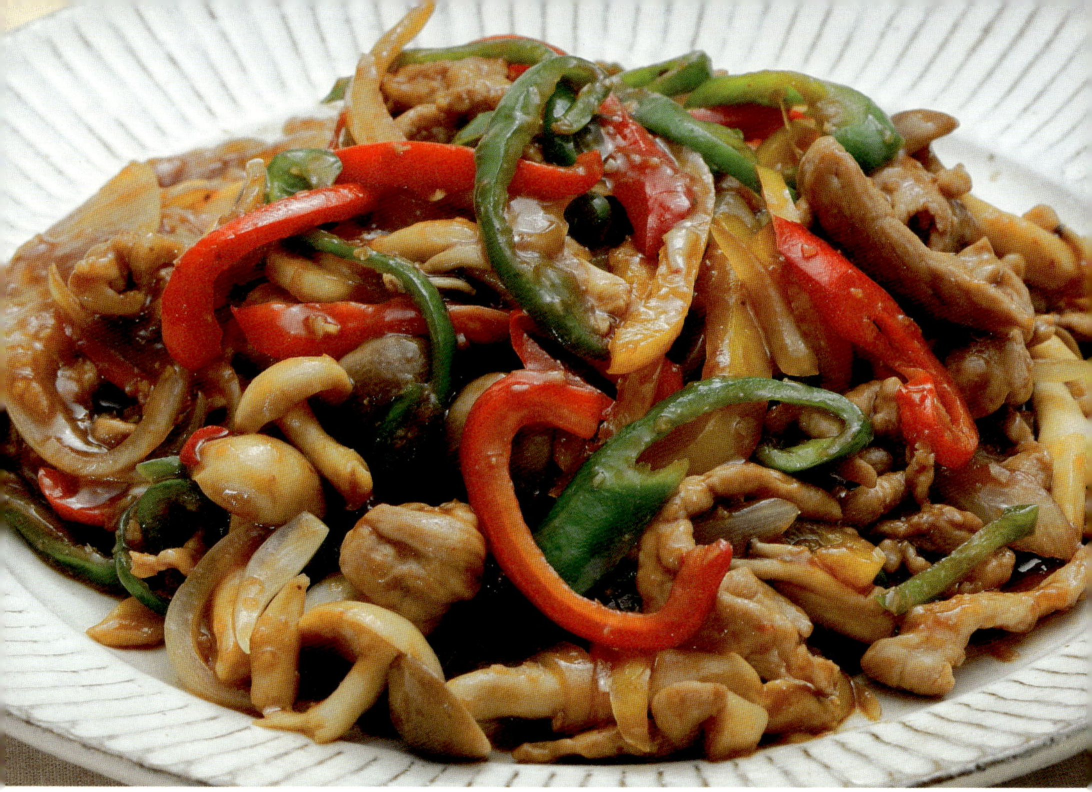

甜醤油

豚肉の甜醤油《テンジャンユ》炒め

豚肩ロースと6種の野菜キノコの甜醤油炒め。

材料

◆肉の下味

豚肉（肩ロース）…120g
塩麹…小さじ2
酒…小さじ1
オリーブオイル…小さじ1
片栗粉…大さじ1
こしょう…少々

◆その他材料

玉ネギ…100g
シメジ…40g
ブナピー…40g
ピーマン…40g
赤パプリカ…35g
黄パプリカ…35g
長ネギ（みじん切り）…10g
ニンニク（みじん切り）…10g
ショウガ（みじん切り）…10g
豆板醤…小さじ½ or 小さじ1
毛湯（スープ）…40cc
水溶き片栗粉…小さじ1〜2
酢…小さじ1
甜醤油…大さじ1〜2
オリーブオイル…小さじ2
塩、こしょう…各適量

［準備］

細切りにした豚肉に塩麹、酒、こしょうをよく揉み込んで、片栗粉を混ぜ合わせたあと、オリーブオイルを軽く混ぜて30分おく。

作り方

1 毛湯に甜醤油、水溶き片栗粉を混ぜておく。ニンニク、ショウガ、長ネギはみじん切りにする。野菜は細切りにしておく。シメジ、ブナピーは手で割いておく。

2 フライパンにオリーブオイル小さじ1をひき、豚肉を中火で炒めて、8割方火が通ったら一旦取り出す。

3 残りのオリーブオイルをひき、豆板醤を加え、香りが出たら、ニンニク、ショウガ、長ネギを炒める。続いて玉ネギ、ピーマン類、キノコ類の順に加えて炒める。

4 豚肉を戻し、**1**の毛湯を入れ、強火でさっとあおる。塩、こしょうで味を調え、最後に酢を入れ、汁気がなくなったら完成。

葱《ツォン》油《ユー》

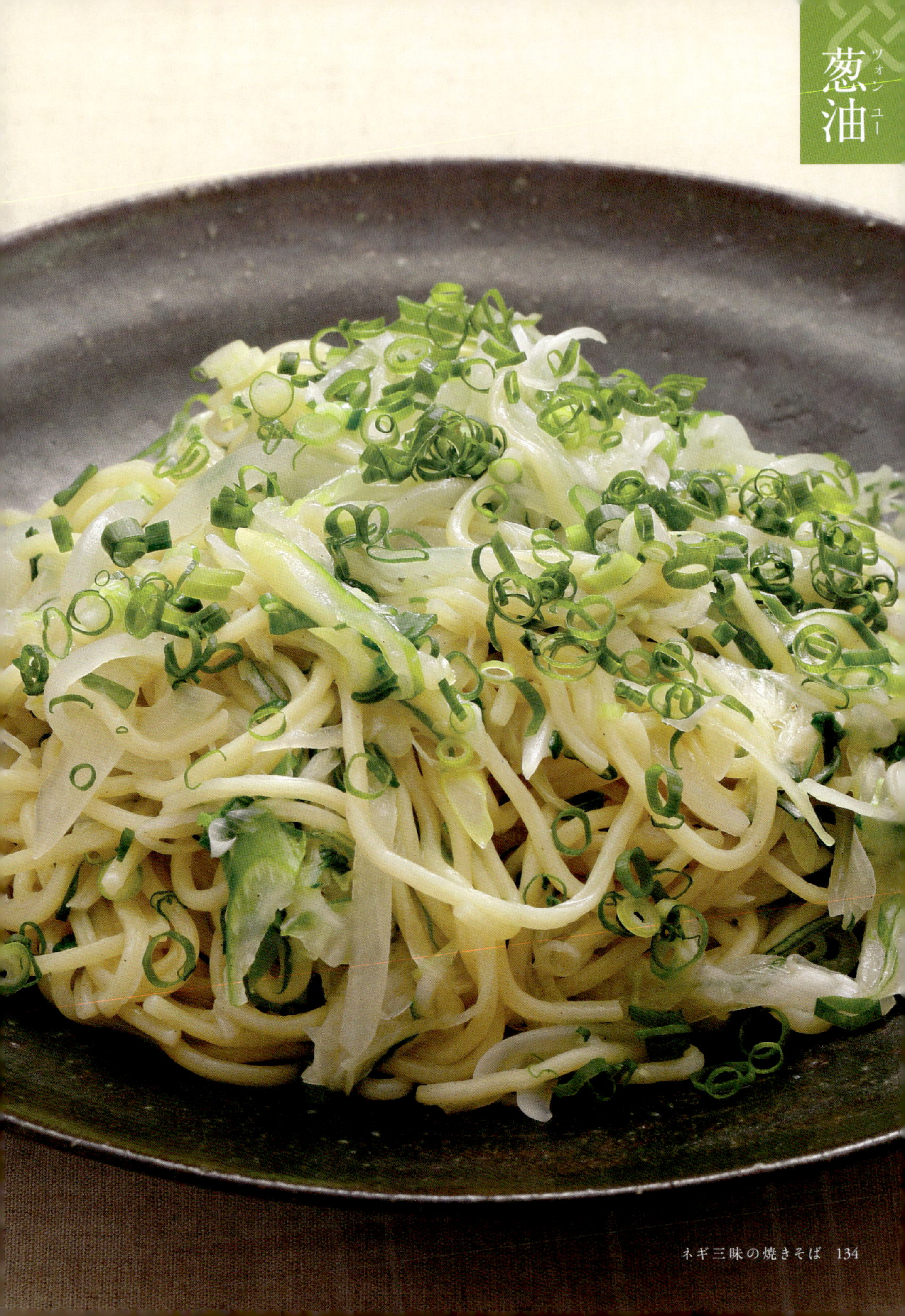

ネギ三昧の焼きそば　134

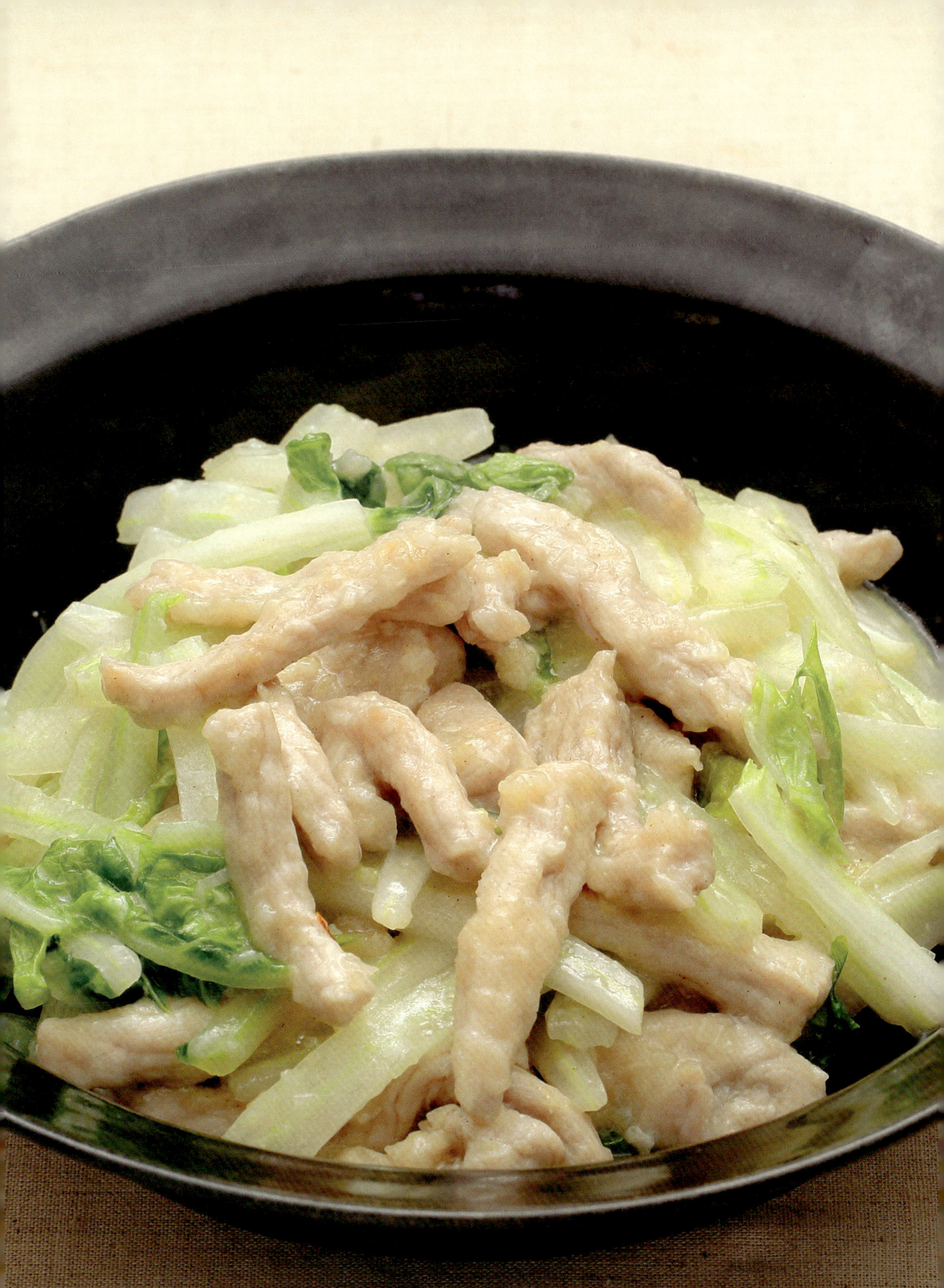

135　豚肉と白菜の葱油炒め

葱油

ネギ三味の焼きそば

3種のネギと葱油で仕上げた、免疫力アップのスーパー焼きそば。

材料

焼きそば麺…340g（2袋）
玉ネギ…100g
長ネギ…100g
万能ネギ…100g
ショウガ（みじん切り）…5g
毛湯（スープ）…160cc
葱油…大さじ2
花椒粉…適量
塩、こしょう…各適量

作り方

1　ショウガはみじん切りに、玉ネギ、長ネギは薄切りにし、万能ネギは小口切りにする。
2　フライパンに葱油を入れ、ショウガを入れて香りが出るまで中火で炒める。
3　玉ネギ、長ネギの順に炒め、麺を入れ、すぐに毛湯を入れて麺をほぐしながら炒める。
4　万能ネギを半分入れ、塩、こしょうで味を調えたら残りの万能ネギを入れ、軽くあおり完成。食べる直前に花椒粉をかける。

葱油

豚肉と白菜の葱《ツォン》油《ユー》炒め

豚肉と白菜のハーモニーが醸し出す、上品な葱油の炒め物。

材料

◆肉の下味
豚もも肉（薄切り）…120g
※切り落としでも可
塩麹…小さじ½
酒…小さじ1
葱油…大さじ1
片栗粉…大さじ1
こしょう…少々

◆その他材料
白菜…180g
長ネギ（みじん切り）…10g
ショウガ（みじん切り）…5g
塩麹…小さじ2
毛湯（スープ）…大さじ1
葱油…大さじ1½
酒…大さじ1
酢…小さじ1
水溶き片栗粉…小さじ½～小さじ1
こしょう…適量

［準備］

細切りにした豚肉に塩麹、酒、こしょうをよく揉み込んで、片栗粉を混ぜ合わせたあと、葱油を軽く混ぜて30分おく。

作り方

1　毛湯に酒、塩麹、水溶き片栗粉を混ぜる。長ネギ、ショウガはみじん切りにする。白菜は1cm幅の短冊切りにし、芯と葉を分けておく。
2　フライパンに葱油大さじ½をひき、豚肉を炒め、8割方火が通ったら一旦取り出す。
3　残りの葱油をひき、ショウガと長ネギを炒め、香りが出たら白菜を芯、葉の順に加え炒める。
4　豚肉を戻し、**1**の毛湯を入れ、強火でさっとあおる。汁気が飛んだらこしょうと酢で味を調えて完成。

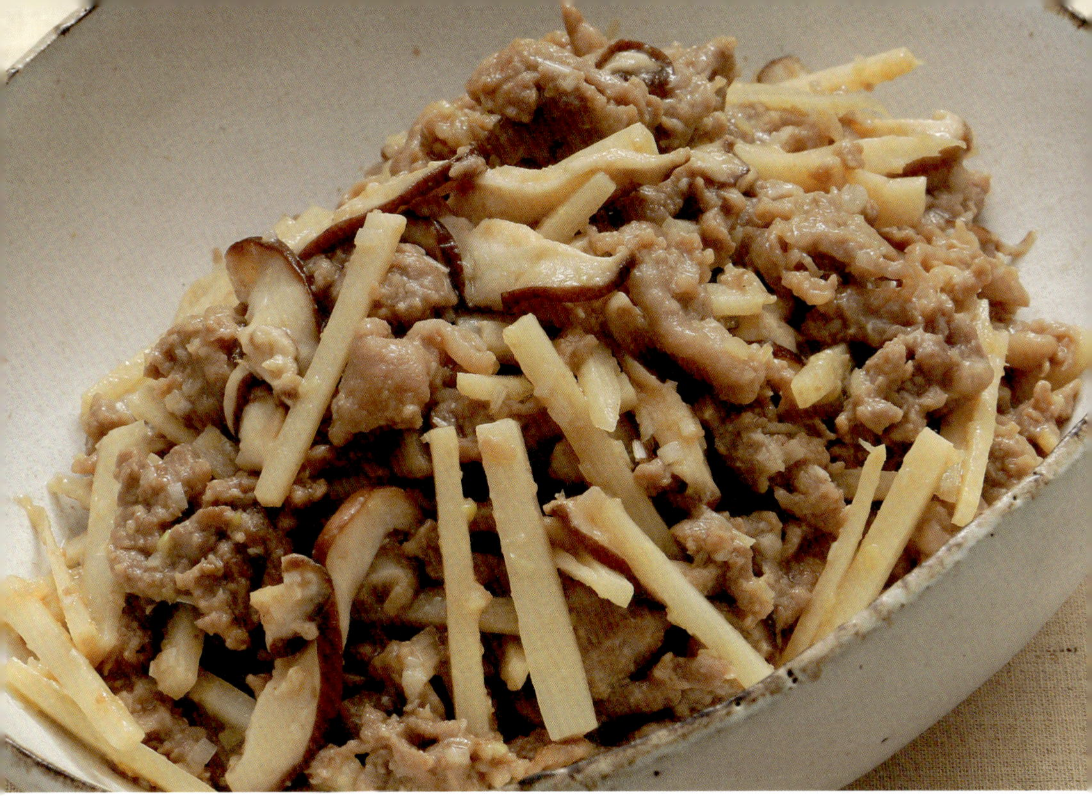

葱油

牛肉とタケノコの葱《ツォン》油《ユー》炒め

葱油が奏でる、牛肉・タケノコ・シイタケのマリアージュ。

材料

◆肉の下味

牛もも肉…120g
塩麹…小さじ½
酒…小さじ1
醤油…小さじ½
葱油…大さじ1
片栗粉…大さじ1½
こしょう…少々

◆その他材料

タケノコ（水煮）…60g
シイタケ…60g
長ネギ
（みじん切り）…30g
ショウガ
（みじん切り）…5g
毛湯（スープ）…大さじ1
塩麹…小さじ½
酒…大さじ1
醤油…小さじ1
酢…小さじ1
葱油…大さじ2
砂糖…小さじ1
こしょう…適量

［準備］

細切りにした牛肉に塩麹、酒、醤油、こしょうをよく揉み込んで、片栗粉を混ぜ合わせたあと、葱油を軽く混ぜて30分おく。

作り方

1　毛湯に塩麹、酒、醤油、砂糖を混ぜる。長ネギ、ショウガはみじん切りにする。シイタケはスライスし、タケノコは千切りにする。
2　フライパンに葱油大さじ1をひき、牛肉を炒めて、8割方火が通ったら一旦取り出す。
3　残りの葱油をひき、ショウガと長ネギ10gを炒め、香りが出たらシイタケ、タケノコを炒める。
4　牛肉を戻し、**1**の毛湯を入れ、強火でさっとあおる。汁気が飛んだら残りの長ネギを入れ、こしょうと酢で味を調えて完成。

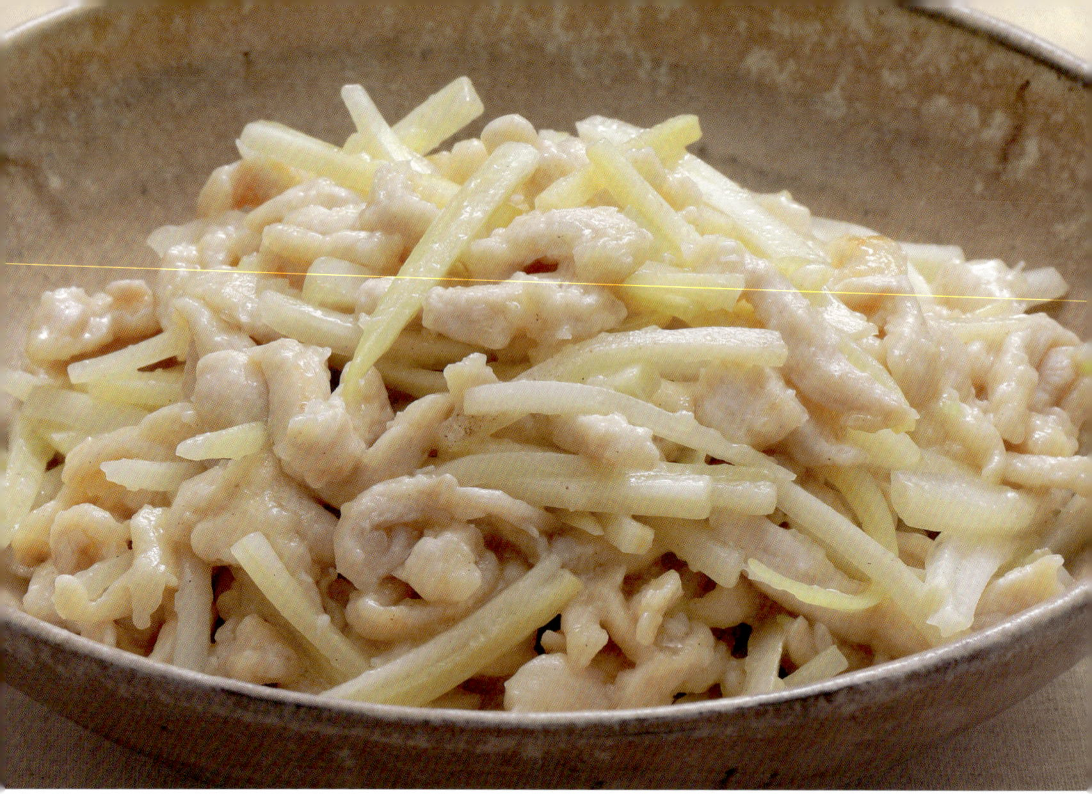

葱油

鶏肉とセロリの葱《ツォン》油《ユー》炒め

葱油を使うことで、セロリの香りが際立つ逸品。

材料

◆肉の下味

鶏胸肉…120g
塩麹…小さじ½
酒…小さじ1
葱油…大さじ1
片栗粉…大さじ1
こしょう…少々

◆その他材料

セロリ…80g
長ネギ（みじん切り）…10g
ショウガ（みじん切り）…5g
塩麹…小さじ2
毛湯（スープ）…大さじ1
酒…大さじ1
酢…小さじ1
水溶き片栗粉…小さじ½
葱油…大さじ1
こしょう…適量

［準備］

細切りにした鶏肉に、塩麹、酒、こしょうをよく揉み込んで、片栗粉を混ぜ合わせたあと、葱油を軽く混ぜて30分おく。

作り方

1 毛湯に酒、塩麹、水溶き片栗粉を混ぜる。ショウガ、長ネギはみじん切りにする。セロリは千切りにする。
2 フライパンに葱油大さじ½をひき、鶏肉を炒めて、8割方火が通ったら一旦取り出す。
3 残りの葱油をひき、ショウガと長ネギを炒め、香りが出たらセロリをさっと炒める。
4 鶏肉を戻し、**1**の毛湯を入れ強火でさっとあおる。汁気が飛んだらこしょうと酢で味を調えて完成。

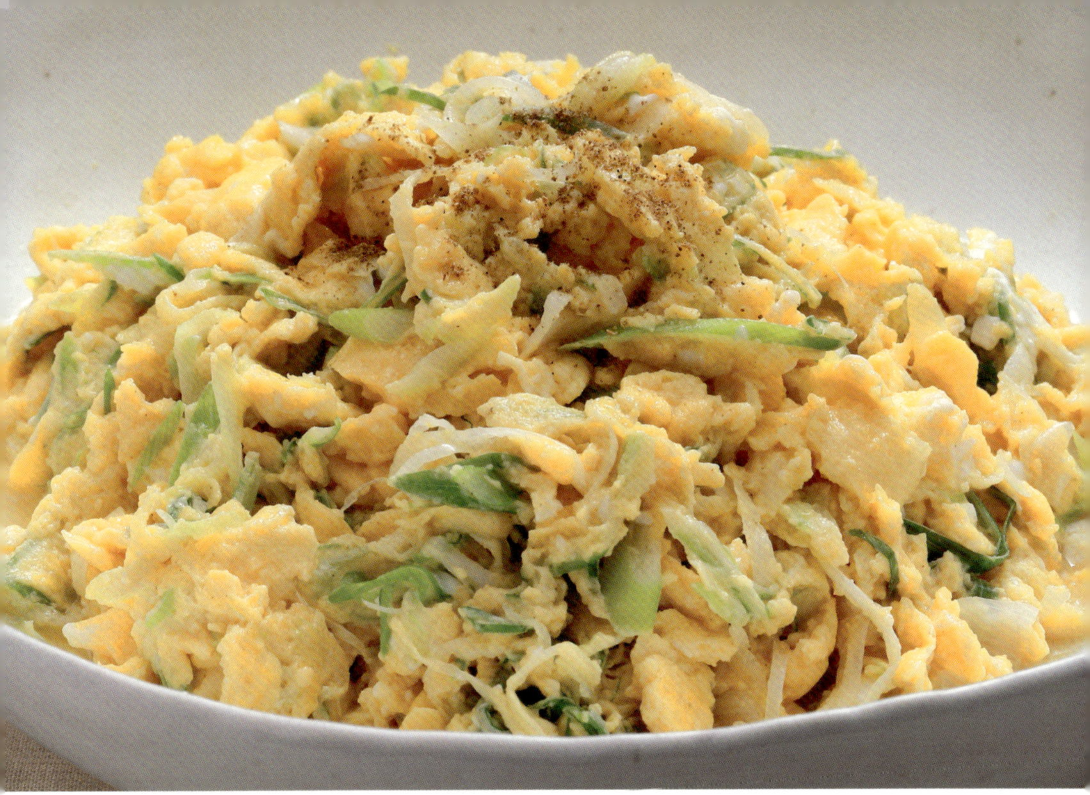

葱油

葱《ツォン》油《ユー》の卵炒め

葱油×ネギで卵炒めを。すぐできて朝食にもお勧め。

材料

卵…4個
長ネギ…100g
葱油…大さじ2
塩、こしょう…各適量
花椒粉…適量（お好み）

作り方

1　卵を溶きほぐしてから、塩、こしょうを加える。長ネギは斜め薄切りにする。

2　フライパンに葱油をひき、長ネギが軽くしんなりするまで中火で炒める。

3　卵を加え、素早く炒めて、お好みの固さに仕上げて完成。花椒粉をかけて頂く。

毛湯 美麗美肌のスープ

コラーゲンたっぷりの鶏皮と、食物繊維が豊富なワカメが
たくさん入ったスキンケアスープ。

材料

ワカメ
（生・もしくは塩抜きしたもの）
…120g
鶏皮（茹でたもの）…120g
長ネギ…100g
ショウガ（すり下ろし）…適量
毛湯（スープ）…600cc
酢…小さじ2
塩、こしょう…各適量

［準備］

1　鶏皮を流水で3～4分洗う。
2　鍋に分量外の水、長ネギの青い部分、ショウガの皮を入れて、湯が沸いたら鶏皮を入れて2～3分茹でる。
3　鶏皮が手で触れる程度に冷めたら取り出して小さく切る。

作り方

1　毛湯を沸かす。長ネギは斜めに薄くスライスする。ショウガはすり下ろす。
2　ワカメ、鶏皮、ショウガを入れて、ワカメに火が通ればOK。
3　塩、こしょうで味を調えて、酢を回し入れ、長ネギを入れて完成。

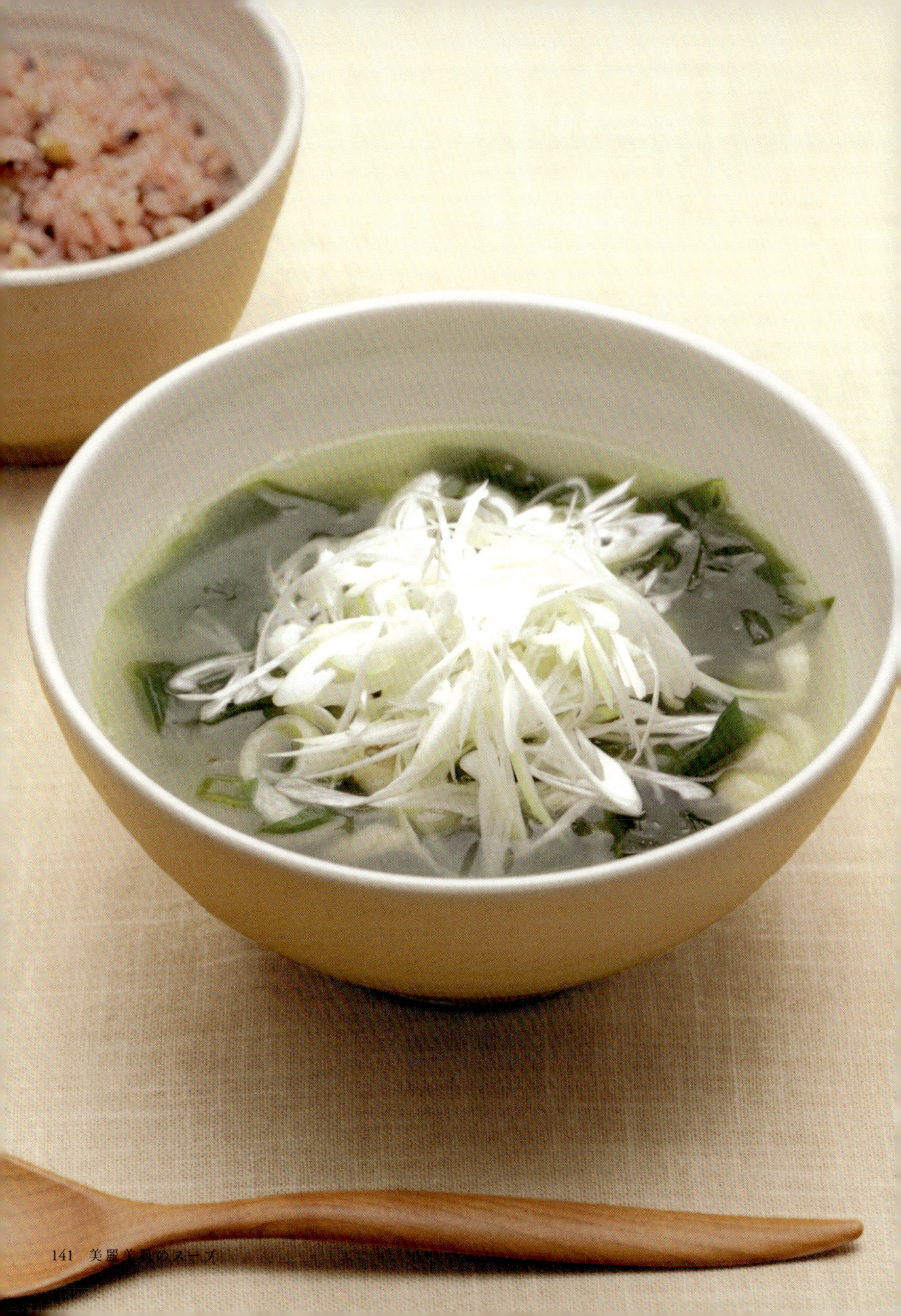

滷水 鶏手羽と豚スペアリブの滷《ルー》水《スイ》三昧

加熱しても、冷めていても美味しい、
コラーゲンたっぷりの滷水三昧！

材料（4〜6人分）

鶏手羽先…10〜15本
鶏手羽元…10〜15本
豚スペアリブ…10〜15本
卵…6〜10個
長ネギ…丸1本
ショウガ（皮付き）…½個
滷水…1500cc
ごま油（乾燥予防）…適量

［準備］

●茹で卵を作り、殻をむいて一晩滷水に漬けておく。

●水をはったボウルに豚スペアリブを入れ、ちょろちょろと水を流し、豚肉から血が出なくなったら取り出す。鶏手羽元、手羽先も流水で軽く洗っておく。

●鍋に湯を沸かし、豚スペアリブを入れて、再沸騰したらあくを取りながら鶏手羽元・手羽先を入れる。再々沸騰したら肉を取り出し流水で洗う。

作り方

1　長ネギは青い部分も含めて5cm程度のぶつ切りに、ショウガはよく洗って皮付きのまま4〜5mm幅に切る。大きめの鍋に滷水、長ネギ、ショウガを入れ沸かす。

2　**1**に準備しておいた豚スペアリブと茹で卵を入れる。

3　再度沸いたら弱火にして15分ほどコトコト煮込む。

4　準備しておいた手羽元と手羽先を入れて、再々沸騰したら、さらに30分煮込んで火を止める。

5　鍋に入れたまま常温に冷まして完成。冷める時、具材にさらに味が入る。好みで、豆板醤と酢、からしと酢などを混ぜたタレと頂いても美味しい。

※毛湯を作るのに使用した手羽先を使ってもよい。その場合、作り方**4**の滷水で煮込む時間は約10分。
※乾燥予防にお好みで、肉と卵を滷水から取り出したあとに刷毛で軽くごま油を塗っておく。
※残った滷水は目の細かい網などで残留物をこしたあと、沸騰寸前まで火にかける。自然冷却し密閉容器に移し替えて保存する。
※鶏レバー、豚レバー、豚足、牛すじ、ラムなど、お好みの肉を煮ても良い。

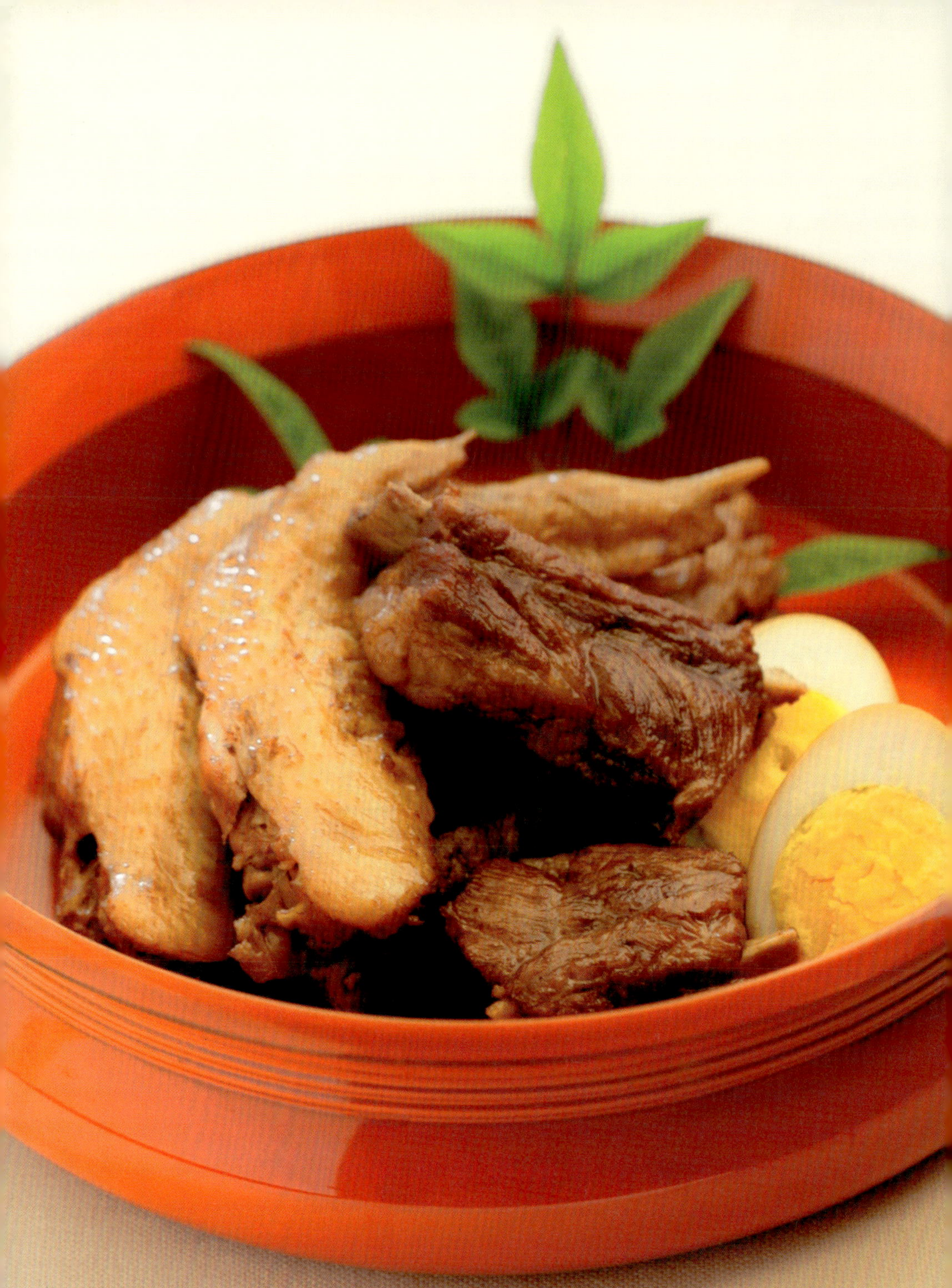

143　鶏手羽と豚スペアリブの滷水三昧

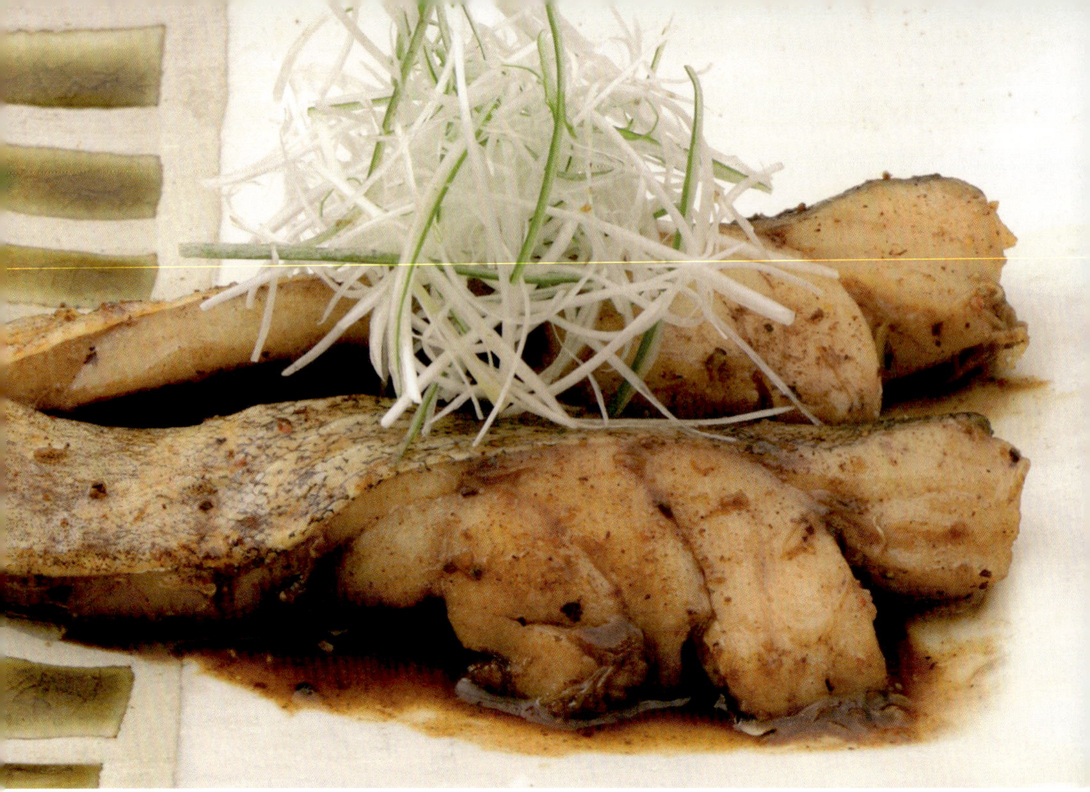

滷水

鱈《たら》の滷水《ルースイ》煮

鱈の代わりに鰆《さわら》、鰤《ぶり》、太刀魚《たちうお》、鯵《あじ》、秋刀魚《さんま》など、季節の魚で作っても。

材料

鱈…2切れ
ショウガ(すり下ろし)…10g
滷水…大さじ4
水…大さじ4
酒…大さじ2
豆豉辣醤…小さじ1

［準備］

●鱈は冷蔵庫から出して常温にしておく。
●鱈を流水で洗い、キッチンペーパーなどで水気をしっかりとっておく。

作り方

1 フライパンに材料を全て入れ、ふたをして強火にかける。
2 煮立ったら弱火にして、汁をスプーンで鱈にかけながら煮る。ひっくり返してさらに汁をかけ、ふたをして5～6分ほど蒸し煮にする。
3 身がふっくらしたら鱈を取り出す。
4 残った汁で好みの濃さに煮詰めてタレを作ったら完成。皿に盛った鱈にタレをかけて頂く。なお、タレが煮詰まり過ぎたら、水か酒を足し、薄ければ滷水を足して調整する。

※残った煮汁はコラーゲンが豊富なので、ご飯にかけたり、煮こごりとして食べてもよい。

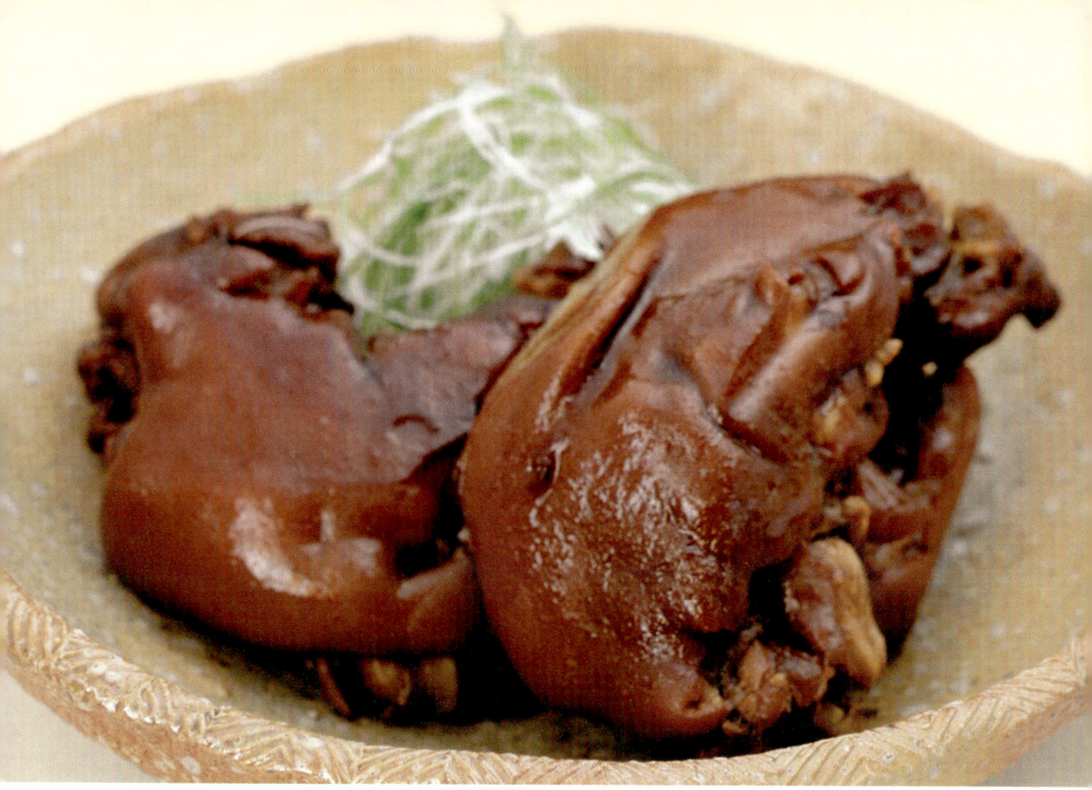

滷水 コラーゲン豚足煮込み

コラーゲンを多く含む豚足を、
滷水で煮込んだ最強の美肌煮込み。

材料

豚足…適量
長ネギ…丸1本
ショウガ(皮付き)…20g
滷水…1000cc

［準備］

1　生・もしくは冷凍の豚足は、水洗いした後、沸騰したお湯で3〜4分茹でる(毛がある場合は骨抜きなどで丁寧に抜いておく)。
2　爪の間に包丁を入れ、縦半分に切る。

※下処理をしてある豚足はそのまま使用する。

作り方

1　長ネギは青い部分も含め、5cmくらいのぶつ切りに、ショウガはよく洗って皮付きのままスライスする。
2　鍋に全ての材料を入れ、火にかける。沸いたら中弱火にして、全部で30〜40分煮たら火を止める。
3　鍋に入れたまま常温に冷ましたら完成(冷める時、豚足にさらに味が入る)。

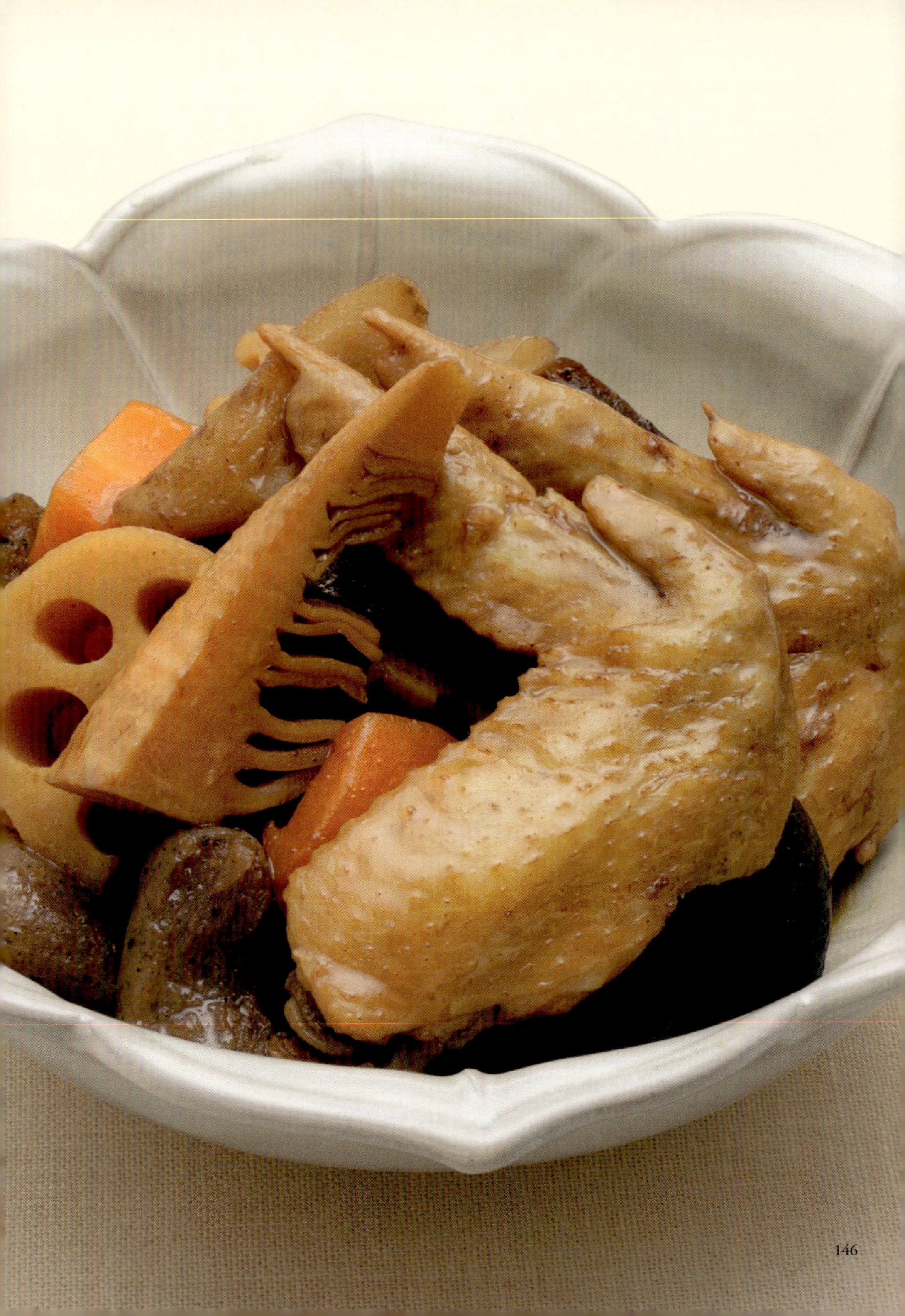

滷水

根菜コラーゲンの七《なな》目《もく》煮《に》

体の中からきれいになれる、デトックス効果の高い
根菜×コラーゲンたっぷりの鶏手羽先煮込み。

材料

鶏手羽先…4〜6本
こんにゃく…200g
レンコン…140g
タケノコ（水煮）…140g
ニンジン…120g
ゴボウ…120g
干しシイタケ…2〜4個
滷水…具がひたひたになるくらい
（鍋の大きさと具の量により増減）

［準備］

●鶏手羽先を、熱湯から軽く茹で、流水で洗う。
●こんにゃくは下茹でしておく。
●ゴボウ、レンコンは大きめに切って酢水に4〜5分さらす。
●干しシイタケは水で戻しておく。

作り方

1　こんにゃくは一口大にちぎり、ニンジン、タケノコは大きめに切る。
2　こんにゃく、ニンジン、ゴボウ、レンコン、タケノコ、干しシイタケを鍋に入れ、滷水をひたひたに入れて強火にかける。
3　沸騰したら中弱火にし、10分くらい煮込んだら鶏手羽先を入れ、さらに15分ほど煮込み、ニンジンがやわらかくなったら完成。

◇生のシイタケを3日〜1週間天日に干して完全に乾かすと、栄養価の高い干しシイタケができる。

七《チー》香《シャン》粉《フン》

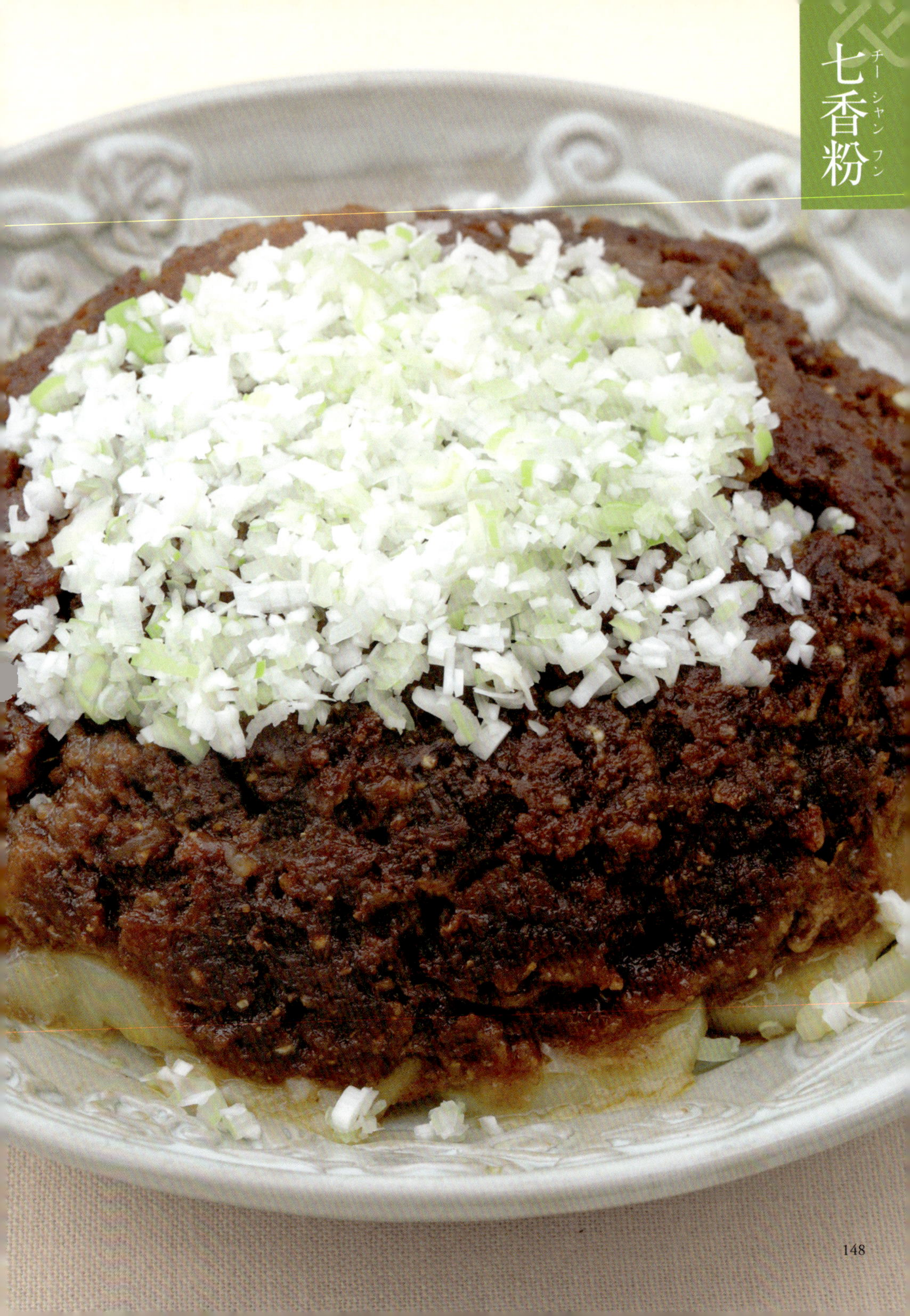

七香粉

七香米粉《チーシャンミーフン》

胃腸機能を強化し、食欲を増進してくれる
七香粉を使った蒸し料理。

材料

◆肉の下味

豚肉(切り落としまたは
ショウガ焼き用)…300g
(牛肉切り落としなどでも可)

ショウガ(みじん切り)…30g

甜麺醤…大さじ3

豆板醤…大さじ1

醤油…大さじ4

酒…大さじ3

みりん…大さじ3

砂糖…大さじ1

◆その他材料

もち米…100g

ジャガイモ…200～300g
(皿の大きさにより量は調整)

長ネギ(みじん切り)…20g

七香粉…大さじ1
(市販の五香粉でも可)

[準備]

- ショウガ、長ネギはみじん切りにする。
- 豚肉に酒をよく揉み込み、ショウガ、甜麺醤、豆板醤、醤油、みりん、砂糖を混ぜて30分ほどおく。
- もち米は、よく洗ってからザルにあけ、十分に水気をきっておく。

作り方

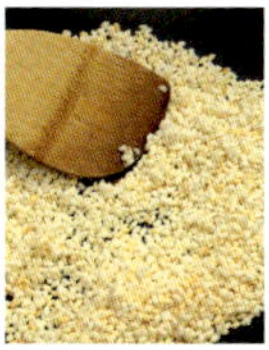

1

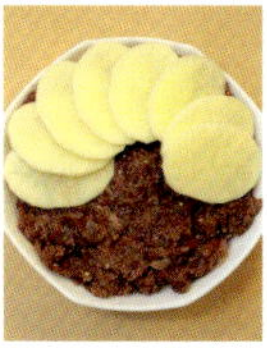

5

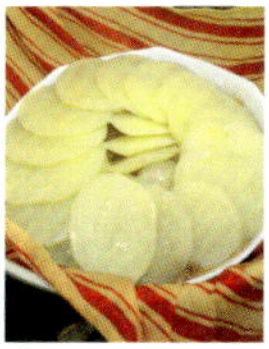

6

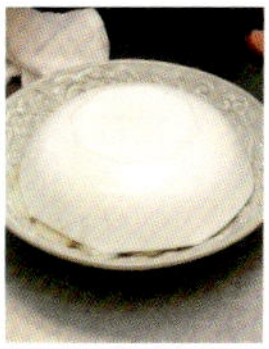

7

1 フライパンにもち米を入れ、黄金色になるまでから炒りする。絶対に焦がさないこと。弱火で15～20分ほど根気よく炒る。

2 ジャガイモは4～5mm位の厚さにスライスする。長ネギはみじん切りにする。

3 もち米が冷めたらミルで挽く(すり鉢であたってもよい)。粗い粉にしたら七香粉を入れ、よくかき混ぜておく。

4 豚肉に、**3**を入れてよく揉み込む。

5 深めの器に**4**を入れ、その上にふたをするようにスライスしたジャガイモを敷く。並べ終えたら軽く手のひらで押さえる。

6 **5**を蒸し器に入れ、やや強火にかけ、蒸気が上がってから30分蒸す。

7 蒸し上がったら一回り大きめの皿をかぶせ、そのままひっくり返す。

8 最後にみじん切りにした長ネギをかけて完成。

※豚肉と牛肉を半々にした七香米粉も美味しい。

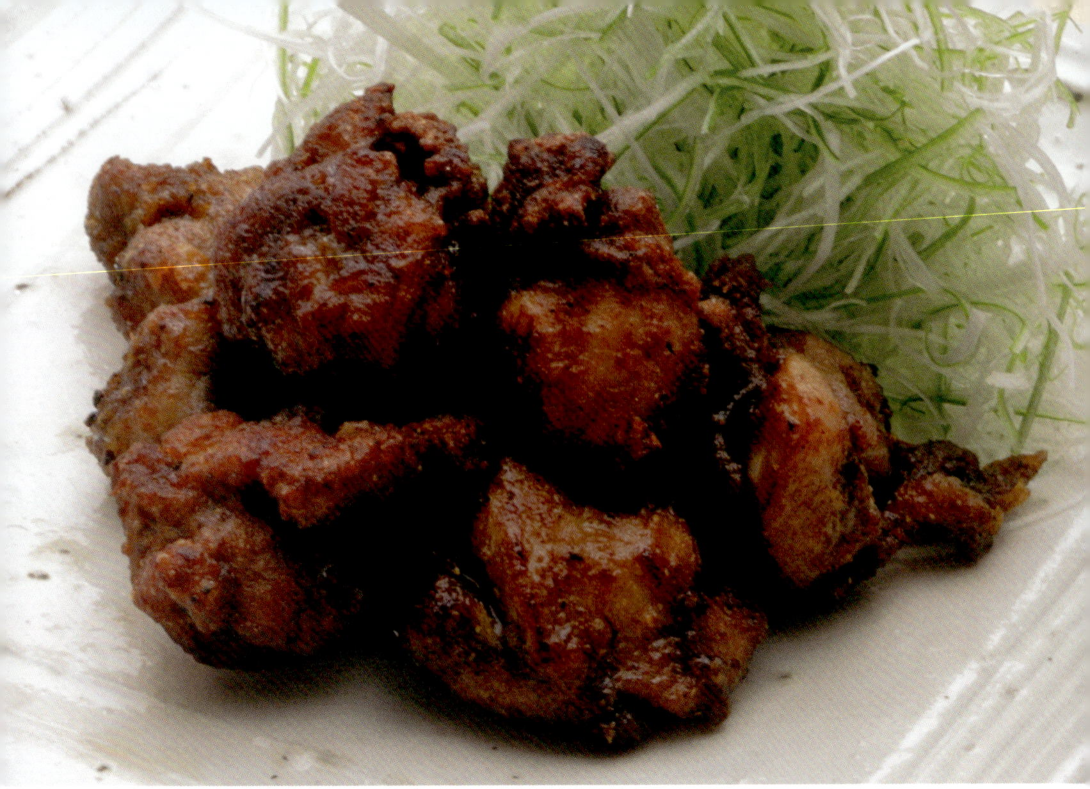

七香粉

七香粉《チーシャンフン》のからあげ

お弁当にも大人気のからあげは、七香粉で下味をつけて風味アップ！

材料

◆肉の下味
鶏もも肉（からあげ用）…300g
ニンニク（すり下ろし）…10g
塩麹…大さじ1½
豆豉辣醬…小さじ1（お好み）
醤油…小さじ1½
酒…大さじ1
七香粉…大さじ1

◆その他材料
卵…½個（全卵）
片栗粉…大さじ4〜5

キャノーラ油（揚げ油）…適量

［準備］

鶏肉に塩麹、酒、醤油をよく揉み込み、ニンニク、豆豉辣醬、七香粉を混ぜて30分ほどおく。

作り方

1　鶏肉に卵を揉み込んで、揚げる直前に片栗粉をまぶす。

2　鶏肉を中低温の油で揚げる。菜箸で肉を掴んだときにジジジ……と細かい振動が伝わるようになったら高温にして素早く肉を取り出して完成。揚げかすが残ると油が悪くなるので、その都度網でひろっていく。

中華料理こぼれ話

私たちの身近に溢れる中華料理。実は料理の名前の由来にも、おもしろいものがたくさんあるのです。ここではそのいくつかをご紹介しましょう。

●担々麺（担担麺）
担とは「かつぐ」（＝担ぐ）を意味し、「蒸した麺」と「調味料（香味油、醤油、花椒粉、ザーサイなど）」を入れたかごを天秤棒に担いで売り歩いていたことに由来します。中国古来の担々麺は、拌麺（バンメン）と呼ばれる汁のない和え麺でした。

●棒々鶏（棒棒鶏）
今日の鶏肉の多くは肉質の軟らかいブロイラーですが、古来より鶏は放し飼いが主流で、運動量が多く硬い肉質になりがちでした。そこで、食べるときに「棒で叩いて肉質を軟らかくし調理した」という説と「1人が骨付きの鶏肉の上に包丁をのせ、もう一人が木棒で包丁の背を叩いて正確に薄切りにして調理した」という説があります。

●麻婆豆腐
清代同治元（1862）年、四川省成都北郊外の萬福橋で開業した「陳興盛飯舗」の「焼豆腐」が原点。ご主人である陳さんの奥さんの顔にはあばた（＝麻）があったので、人々は陳のおばさん（＝婆）のことを陳麻婆（＝チンマーボ）と呼んでいました。彼女が作る「豆腐の煮込み料理（焼豆腐）」は麻（＝しびれる）、辣（＝辛い）、燙（＝熱い）などの特徴をもち格別な風味があったので、他店の料理と区別するため、「麻婆豆腐」と呼ばれるようになったそうです。

●福禄寿《ふくろくじゅ》（＝幸福・富貴・長寿）**メニュー**
春節（旧正月）にお金が儲かり商売繁盛を祈願することを、広東語で「発財好市（ファッチョイホウシ―）」と表現します。この発音を縁起料理にしたのが「髪菜蠔豉（ファッチョイホウシ―）」と呼ばれる干し牡蠣を使った料理です。この干し牡蠣を作るには生牡蠣を茹でますが、その茹で汁を煮詰めて調味したのが今日のオイスターソースです。

コラム 5

私の魚・肉・野菜の食べ方

前項でなるべく〝皮、骨の付いた食材〟がよいと申しましたが、刺身は別にして、サバ・サンマ・イワシ・ブリ・サケ・キンキ・ヒラメ・タラ等は皮付き（魚皮にはコラーゲン質が豊富）を買い、煮付け・焼き物・味噌漬け・鍋物などに料理します。

煮魚や焼き魚の皮を外す方をよく見かけますが、もったいないですね。この皮の部分に旨味とコラーゲンが詰まっているので、是非召し上がってください。

また、魚売り場の隅の方に「魚のアラ」がありますが、これも良く利用します。特にアラの煮付けなどは、一晩冷蔵庫に入れておくとコラーゲン質により煮汁が煮こごりになるので、これも全部いただきます。

煮汁などを全部いただくと、塩分の過剰摂取になるのでは、とのご指摘を受けることがありますが、調理の際に醤油の使用量を半分にしており、減らした分お気に入りの黒酢・純米酢・バルサミコ酢など酢を利用することにより、塩分使用量を通常の半分近く減らしているので問題ありません。

さらにうれしいのは、酢に含まれている〝酢酸〟等により、「血糖値の上昇抑制・疲労回復・便秘症改善・食欲増進・カルシウムの吸収促進」の効果があることです。ほかにも酢を利用した、もずく酢やわかめ酢などの海藻類も頻繁に食卓にのります。

肉類については、鶏皮・鶏手羽先・鶏手羽元・鶏皮付きモモ肉・豚足・皮付き豚肉・スペアリブ・ラムチョップ・牛スジなど、なるべくコラーゲン質の多い部位を使用しています。これらの食材を調理する場合にも同様、黒酢・純米酢・バルサミコ酢などの酢を必ず利用し、肉の煮込み料理にはリコピンいっぱいのトマトを多用しています。もちろん他の部位、レバー・もつ・ヒレ肉なども使用します。

根菜類は皮目に栄養素が多く含まれているので、皮付きで調理します。また、5色の野菜（赤・黄・緑・黒・白色）と根茎・茎・葉・実など地中から地上のものまで万遍なく使う様にしています。あらゆる野菜の煮付けも食卓の常連です。

また「自家製干しキノコ」も良く使用しま

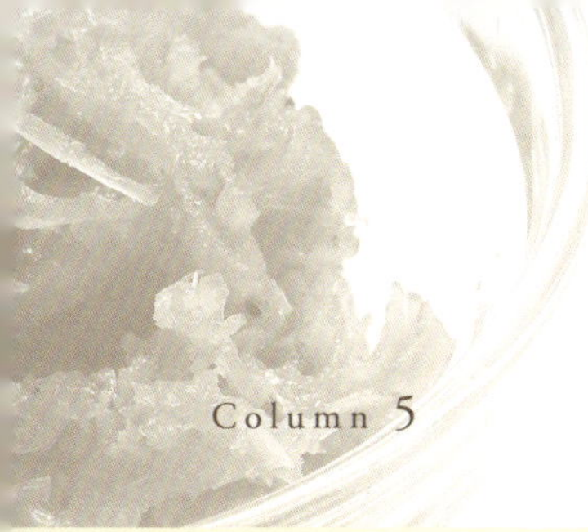

Column 5

す。作り方は簡単。生シイタケ・マイタケ・シメジなどをザルにあけ、夏場は3〜4日・冬場で1週間くらいの日数をかけ天日（太陽）に干します。そうすることでビタミン・ミネラル分が倍増します。干しキノコは、煮物に鍋料理にと、戻し汁ごと使用しています。市販の干しシイタケ、切り干し大根、ひじきなどの多くが温風等での人工乾燥なので、購入後に袋から取り出し、ザルなどにあけて夏場で2日、冬場で4日程度天日干しすることでビタミン・ミネラル分が増加します。

近代医学・栄養学で、ビタミンの概念が明確になったのはわずか100年前ですが、2000年前の漢方の考え方では、健康管理をする上で必要なのは「5色の野菜を万遍なく」「根茎から葉や実まで全てを食する」ことです。また「精製した白い穀物」より「色の付いた穀物（胚芽などは除去しない）」を食した方が良いとあります。

けれども、たとえば大根。悲しいことに、なぜかスーパーにあるほとんどの大根は葉の部分を落としてあります。大根の葉にはビタミンC・カルシウム・鉄分など栄養素が豊富に含まれているのに……。もったいない！　もったいない！

流通側は、大根葉を落とした方が嵩張らないし軽量になる。消費者も大根葉は料理方法が良く解らないので家に持ち帰っても、葉を落としてゴミ箱へ。

ここでは大根葉の名誉のために、栄養素がいっぱい詰まった「絶品！　大根葉の美肌料理」を紹介します。これからは、声高々に「葉を付けた大根を売り場に並べてください！」の大合唱を生産者と流通・販売者の皆さんへ届けましょう！

絶品！ 大根葉の美肌料理

◆材料

大根葉・ごま（すりごまか芝麻醤）・ジャコ・おかか・ニンニク・オリーブオイル・ごま油・酒・黒酢または米酢・醤油・砂糖・塩（ほんの少々）・豆板醤・万能ネギ……以上適宜

◆作り方

1　オリーブオイルをひき、ニンニクのみじん切りを入れて中弱火に。豆板醤はお好みで。

2　香りが出てきたら、5〜7mm位にザク切りした大根葉の茎部分から先に炒める。

3　やや炒まってきたらごま、ジャコ、酒、残りの大根葉（葉の部分）を入れさらに炒める。

4　大根葉がしんなりしてきたら酢、醤油、砂糖、塩で味を調える。

5　おかか、万能ネギを加えてザックリ混ぜ合わせたら仕上げにごま油を適量回し入れて完成。

※焼き海苔と一緒に食べるとより「健康美容効果」が得られます。

※ご飯は胚芽玄米入りご飯や雑穀入りご飯をお薦めします。

おわりに

「はじめに」で、私たちの健康を維持する為にもっとも重要なのは、「日々の食事の管理」と記しました。

しかし、食事を管理しようにも、その元となる食品に問題があるのです。

本書にてご説明したように、生鮮食料品を除いたレトルト・缶詰などの加工食品、冷凍食品、混合調味料、漬物・梅干し等も含む惣菜売り場などで販売されている食品の多くに、調味料（アミノ酸など）、乳化剤、膨張剤、着色料など様々な食品添加物が使われているのが実態です。

「国が認可している添加物なので何ら問題ない。ましてや身体に悪いものを国が認可するわけがない」との意見をかなり多く耳にしますが、私は近年のこの様な食品添加物万能主義の風潮を大変危惧しています。

皆様には是非、自分の身体は自分で守っていただきたいと思います。そして、食事をきちんと管理することは、美しく健康で長生きすることにも通じます。私が劉安にいらっしゃるお客様方に「すべすべした肌」と褒めていただけるのは、日々の食事の積み重ねがあるからこそです。

そのためにも、本書で紹介した、ひと手間かければどなたにでも簡単に手作りできる安心・安全な醤（ジャン＝ソース）のレシピで「手作りのナチュラルな美味しさ」を多くの方々に実感していただき、日々の健康管理に役立てていただければ幸いです。

最後に本書出版の機会をいただいた新潮社の石井昂さん、郡司裕子さん。現場でお付き合いいただいた川端優子さん。貴重な資料提供とご意見・アドバイスをいただいた劉大器先生、日比野佐和子先生、辻調理師専門学校・松本秀夫先生。器のご提供をいただいた奈良・赤膚焼の尾西楽斎さん、京都・柳庵 初瀬川さん。フル回転でお手伝いいただいた村上マオさん。休日出勤で長期にわたり手伝ってくれた増島・西崎両君、ご協力いただいた皆様に心より感謝申し上げます。

2013年秋　　感謝　那須正則

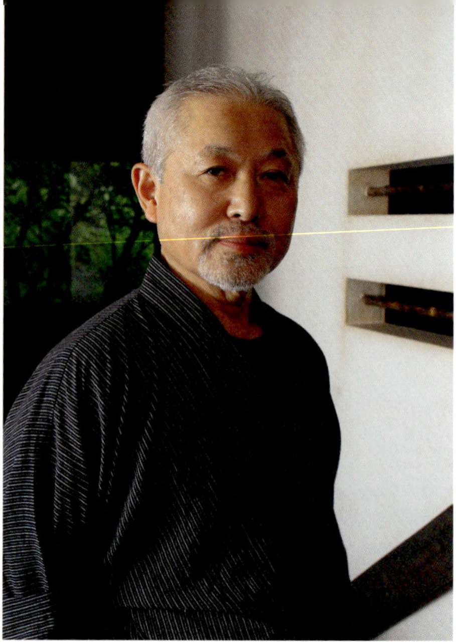

那須正則《なす・まさのり》

1950年広島県生まれ。食養生・美肌料理プロデューサー、「食文化サロン　白金劉安」店主。1988年世界で初のレトルトによる「薬膳粥シリーズ」を発表。現代社会における食生活の改善に資するため、臨床中医（漢方）学における食餌療法――食養生による疾病の予防・治療および健康管理――の正しい理解と実践方法を、漢方医学の視点から広く普及啓発すると共に、近代医学・栄養学との連携による「食養生と健康管理」及び「養生茶・養生醋」に関する研究と発展に努めている。

「食文化サロン　白金劉安」学術顧問

劉大器《リュウ・ダーチー》

1949年中国・陝西省生まれ。国立中国経典栄養学研究所所長、西安迎賓館内長安帝神病院院長を歴任。現在、中国臨床漢方研究機構代表委員、国家衛生部中医薬管理局顧問、「食文化サロン　白金劉安」学術顧問。世界唯一の六診・十治によるオーダーメード医療のシステムの運用、及び臨床中医学に基づく食養生法においては、中国を代表する研究家。著書に『薬膳』（主婦の友社）、『死諌之医』（扶桑社）、『漢方―日本人の誤解を解く』（講談社）などがある。

日比野佐和子《ひびの・さわこ》

兵庫県生まれ。医学博士、日本抗加齢医学会専門医、世界アンチエイジング学会学術顧問日本代表、「食文化サロン　白金劉安」学術顧問。ルイ・パストゥール医学研究センター基礎研究部アンチエイジング医科学研究室室長を経て、現在Rサイエンスクリニック広尾院長、大阪大学大学院医学系研究科臨床遺伝子治療学特任准教授を兼務。その真摯なカウンセリングと診療で、多くの患者から信頼されると共に、研究分野においても国際的に活躍している。

主な参考文献

- 劉大器／主編『中国栄養学典籍』陝西科学技術出版社
- 劉大器／主編『中国古典食譜』　陝西旅游出版社
- 中医研究院・広州中医学院／主編『漢方医学大辞典』人民衛生出版社・雄渾社
- 朱建忠『経典 川菜』中国紡績出版社
- 欧陽甫中／編著『中華名食 四川』萬理機構・飲食天地出版社
- 『川菜烹飪辞典』重慶出版社
- 『四川 著名美食』四川科学技術出版社
- 増尾清『家庭でできる食品添加物・農薬を落とす方法―食材の選び方、下ごしらえ、食べ方の工夫まで』PHP研究所
- 安部司『食品の裏側―みんな大好きな食品添加物』東洋経済新報社
- 渡辺雄二『食品添加物の危険度がわかる事典―天然・合成のすべてをチェック』ベストセラーズ
- 渡辺雄二『早引き・カンタン・採点できる―食品添加物毒性判定事典』メタモル出版
- 岡野国勝『拼盤―中国料理の前菜』柴田書店
- 松本秀夫・辻調理師専門学校中国料理研究室『新版 プロのためのわかりやすい中国料理』柴田書店
- 劉大器『漢方―日本人の誤解を解く』講談社
- 劉大器『死諌之医』扶桑社
- 劉大器『薬膳』主婦の友社

（敬称略・順不同）

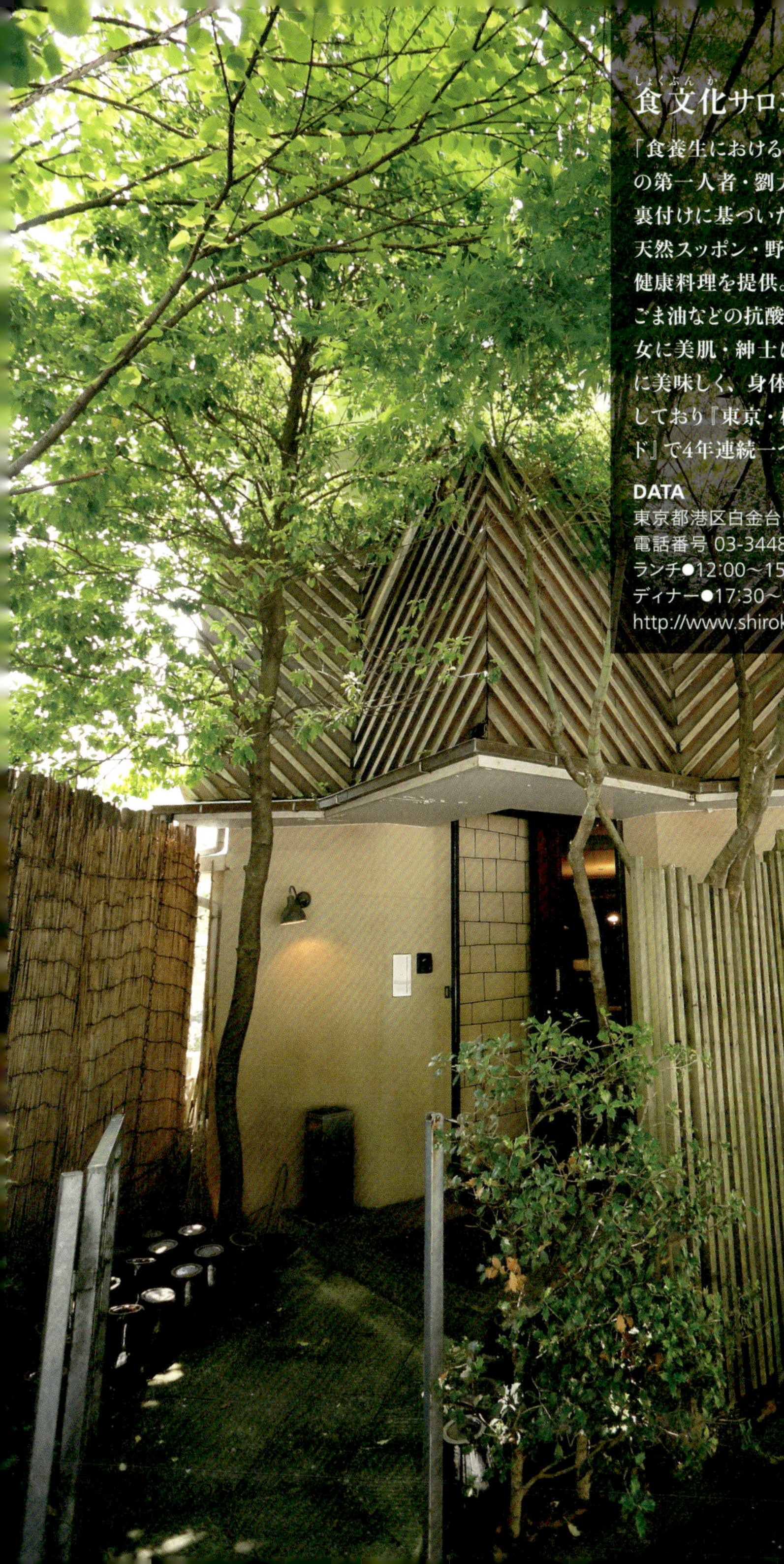

食文化《しょくぶんか》サロン　白金劉安《しろかねりゅうあん》

「食養生における疾病の予防・改善」研究の第一人者・劉大器先生の臨床中医学の裏付けに基づいた漢方食養湯とフカヒレ・天然スッポン・野菜料理を中心にした美肌健康料理を提供。調理にはオリーブオイル・ごま油などの抗酸化油を使用し、まさに「淑女に美肌・紳士に活力」をモットーに〝口に美味しく、身体に美味しい〟料理を実践しており『東京・横浜・湘南ミシュランガイド』で4年連続一つ星を獲得しています。

DATA

東京都港区白金台5丁目13番35号
電話番号 03-3448-1978　月曜定休
ランチ●12:00～15:00（L.O.14:30）
ディナー●17:30～23:00（L.O.21:00）
http://www.shirokane-ryuan.com

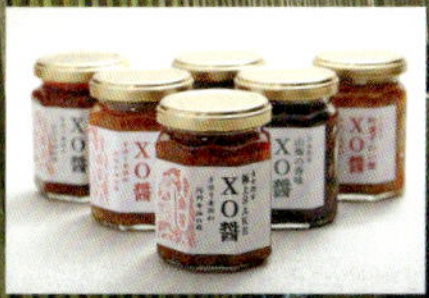

「極品 SAKE XO醤」¥1800（税別）、「山海の美味XO醤」¥1600（税別）、「ズワイ蟹のコラーゲンXO醤」¥2800（税別）など、白金劉安オリジナル醤は、一部購入も可能です。詳しくは店舗にお問い合わせ下さい。

食材別索引

本書に掲載した料理の食材別索引です。
食材から献立を考えたい場合にご使用ください。

魚貝類・海藻

肉類

野菜・キノコ類

ご飯・麺

卵・チーズ

その他

この作品は、書下ろしです。

デザイン　大野リサ
料理製作協力　村上マオ
編集協力　小池洋子
撮影協力
赤膚焼　尾西楽斎
（P052・065・066・067・073・078上・082・083・090・091・093・107・121・125・146・148）
柳菴　初瀬川
（P062・063・078下・101・117・143）
UTUWA
CIPOLLA

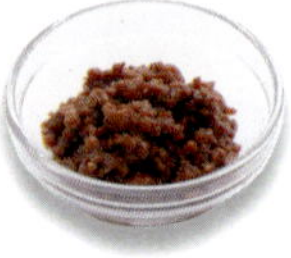

醬《ジャン》から手作《てづく》り！
「白金劉安《しろかねりゅうあん》」の美肌料理《びはだりょうり》

発行　2013年10月30日

著者　那須正則《なすまさのり》
発行者　佐藤隆信
発行所　株式会社新潮社
住所　〒162-8711 東京都新宿区矢来町71
電話　編集部　03-3266-5611
　　　読者係　03-3266-5111
http://www.shinchosha.co.jp

印刷所　大日本印刷株式会社
製本所　大口製本印刷株式会社

乱丁・落丁本は、ご面倒ですが小社読者係宛お送り下さい。
送料は小社負担にてお取替えいたします。

ISBN 978-4-10-334831-3 C0077
価格はカバーに表示してあります。